BASTEI
LÜBBE

Susan Kushner Resnick

Dunkle Tage der Seele

Aus dem Amerikanischen von
Inga-Brita Thiele

BASTEI LÜBBE

BASTEI LÜBBE TASCHENBUCH
Band 61 481

1. Auflage: Februar 2002

Vollständige Taschenbuchausgabe

Die Namen einiger Personen wurden
aus persönlichkeitsrechtlichen Gründen geändert

Bastei Lübbe Taschenbücher ist ein Imprint der Verlagsgruppe Lübbe

Deutsche Erstveröffentlichung
Titel der englischen Originalausgabe: SLEEPLESS DAYS

Titelbild: New Eyes
Einbandgestaltung: Gisela Kullowatz
Satz: hanseatenSatz-bremen, Bremen
Druck und Verarbeitung: Cox & Wyman, Ltd.
Printed in Great Britain
ISBN 3-404-61481-X

Für Max, der auf mich gewartet hat, für Carrie, die nie zugelassen hat, dass ich aufhörte, ihre Mama zu sein, und für David, der mir in schlaflosen Nächten die Hand hielt und das Vertrauen bewahrte, dass ich mich die schlaflosen Tage über aufrecht halten würde.

Die einzigen körperlichen Schmerzen, die ich je erlebt habe – von Zahnbehandlungen und einem entzündeten Finger einmal abgesehen – waren die, als ich das Baby bekam, und ich hätte lieber jede Woche ein Baby bekommen, als so zu leiden, wie ich seelisch litt.

Charlotte Perkins Gilman, Verfasserin der Erzählung »Die gelbe Tapete« in ihrer 1926 niedergeschriebenen und 1935 veröffentlichten Autobiografie
The Living of Charlotte Perkins Gilman

DANKSAGUNGEN

Ohne meiner Teilname am Magisterprogramm für Kreatives Schreiben – Sparte Sachliteratur – des *Goucher Colleges* wäre diese Geschichte nie aufgeschrieben worden. Besonderer Dank gebührt meinen Mentorinnen: Lauren Slater, die mir vom ersten Tag an versicherte, dass ich über meine Erlebnisse ein Buch schreiben könne, und deren Scharfblick mir geholfen hat herauszukristallisieren, was ich zu sagen versuchte, Julie Checkoway dafür, dass sie mich auf Unstimmigkeiten hingewiesen und mir beigebracht hat, die Hintergründe zu beleuchten, und Jane Bernstein dafür, dass sie mich dazu gebracht hat, immer eng an der Wahrheit zu bleiben. Dank auch an Larry Bielawski für die Einrichtung des Goucher-Programms.

Bei Laura Yorke, meiner Lektorin, werde ich für immer in der Schuld stehen ob ihrer Begeisterung für das Projekt, ihrer Fähigkeit, auf den Kern der einzelnen Kapitel zu kommen, und ihrer Qualitäten nicht nur als Wortdrechslerin, sondern auch als Psychologin und Freundin. Meine Agentin Kim Witherspoon war mir eine enorme Hilfe dabei, dieses Buch trotz allen Durcheinanders im Verlagswesen auf den Weg zu bringen und dabeizubleiben. Meiner Therapeutin Kate Heineman werde ich ewig dankbar dafür sein, dass ich mich bei ihr ausweinen durfte und sie mir symbolisch eine Schulter zur Verfügung gestellt hat, an die ich mich während meiner Genesung lehnen konnte.

Außerdem danke ich allen Mitgliedern der Organisationen *Postpartum Support International, Depression After Delivery* und *Marcé Society,* die mir bei den Recherchen geholfen und mich in meinen Bemühungen unterstützt haben, die postpartale Depression mehr ins Licht der Öffentlichkeit zu rücken.

Und zu guter Letzt: Dieses Buch würde sich nicht in Ihren Händen befinden, wenn meine Eltern nicht gewesen wären. Als ich acht Jahre alt war, sagte meine Mutter Doris mir bereits voraus, dass ich eines Tages eine Schriftstellerin sein würde, und sie hat mich seitdem Jahr für Jahr ermutigt. Mein Vater Russ hat mich durch Wort und Tat gelehrt, in meinem Streben nie nachzulassen. Danke, Leute! Schaut, was ich zustande gebracht habe!

EINLEITUNG

Es geht vorbei. Das las ich in allen Büchern und hörte ich immer wieder von meiner Therapeutin. Das versicherten mir die freundlichen Frauen, die Selbsthilfegruppen für junge Mütter leiteten und meine verzweifelten Anrufe liebenswürdig entgegennahmen. Es geht vorbei. Sie werden es überstehen. Machen Sie sich keine Sorgen. Und Sie sind auch nicht im Begriff, verrückt zu werden.

Natürlich hatten sie Recht. Die Krankheit ging vorbei und jetzt geht es mir gut. Ich bin nicht verrückt geworden, aber eine Weile war ich davon überzeugt, auf dem besten Wege dahin zu sein. Ich tat so, als würde ich ein normales Leben führen: Zog mich morgens an, chauffierte meine Kinder herum und fütterte sie dreimal täglich, ließ die verdreckte Airedale-Terrierhündin rein und raus, wenn sie bellte. Aber in meinem Inneren war etwas nicht in Ordnung.

Wie bei einer durchgeknallten elektrischen Anlage, deren Lämpchen flackern oder gar nicht angehen oder viel zu grell leuchten, schien in meinem Gehirn nichts zuverlässig zu funktionieren. All meine Gefühle und Stimmungen, Gedanken und Reaktionen waren unangemessen und übersteigert. Ich weinte, wo ein Stirnrunzeln ausgereicht hätte, zitterte, wenn ich hätte schlafen sollen, und fühlte mich betäubt, während die Liebe zu meinem Baby mich hätte berauschen sollen. Vor 100 Jahren hätte man das als Nervenschwäche oder Puerpuralkrankheit bezeichnet, um die Mitte des 20. Jahrhunderts als Nervenzusammenbruch. Heute lautet die offizielle Bezeichnung für dieses schreckliche erste Jahr nach der Geburt meines Babys: Wochenbettdepression oder postpartale Depression, kurz PPD.

Die postpartale Depression überwältigte mich, als Max, mein zweites Kind, bereits vier Monate alt war, obwohl sie sich schon seit dem Tag seiner Geburt angebahnt hatte. Sie begann mit so schlimmen Schlafstörungen, dass ich zwischen den Stillzeiten stundenlang wach im Bett lag, während mir die kostbaren Häppchen Schlaf, die stillenden Müttern zuteil werden, unwiderbringlich entgingen. Als nächstes kamen Panikattacken, Angst, mit mir oder meinen Kindern allein zu sein, Gleichgültigkeit dem süßen kleinen Max gegenüber und schließlich panische Furcht, dass ich mich umbringen würde, falls mir die Kontrolle über mein Leben noch weiter entglitte. Da war ein dauerndes Gefühl der Anspannung, das durch kein Bad, keinen langen Spaziergang, kein Glas Wein zu lindern war. Ich nahm ab, meine Stimmungsschwankungen zu.

An manchen Tagen fühlte ich mich ganz normal und war überzeugt, dass ich es hinter mir hätte, doch meist litt ich rund um die Uhr Qualen. Ich zählte die Stunden und Minuten, bis mein Mann nach Hause kommen würde, um mir die Kinder abzunehmen und den langen Tag zu beenden, an dem ich die fähige Mutter gespielt hatte, obwohl ich wusste, dass ich eine potenzielle Gefahr war. Dann zählte ich die Stunden, bis ich ins Bett gehen konnte, voll verzweifelter Sorge, dass ich wieder nicht würde schlafen können. Schließlich zählte ich die Minuten, die auf der Anzeige meines alten Radioweckers aus den 70er Jahren umklappten, bis das Tageslicht mir anzeigte, dass ich meine Versuche, den Schlaf herbeizuzwingen, aufgeben könne.

Solange ich im Treibsand der postpartalen Depression feststeckte, glaubte ich nicht an die eindringlichen Genesungsversprechen, die ich zu lesen und zu hören bekam. Ich glaubte sie nicht, weil ich keinen Beweis dafür besaß, dass eine andere, die es genauso schlimm erwischt hatte wie mich, die Depression tatsächlich überwunden hatte. Ich versuchte, Beweismaterial dafür zu finden, dass andere, deren Tage ebenso überschattet waren wie meine, sie überlebt hatten. Ich nahm diese Suche mit den Überresten von Energie in Angriff, die mir blieben, nachdem ich mich in den Tagen, die monatelang auf schlaflose Nächte folgten, um zwei Kinder, zwei Haustiere und ein Haus gekümmert hatte. Schlaflose Tage nannte ich sie; Tage, die mir wie Nächte vorkamen – dieselbe Nebelhaftigkeit und Überempfindlichkeit, dasselbe Gefühl von Desorientierung und Einsamkeit, als ob man in tiefster Nacht aus dem Fenster auf Straßenlaternen und Mondschein blickt. Ich suchte nach Überlebenden, die mir sagen könnten, wie die Geschichte ausgehen würde.

Als mir schließlich klar wurde, dass ich professionelle Hilfe brauchte, setzte ich meiner Therapeutin zu, mir die Bekanntschaft einer Frau zu vermitteln, die das andere Ende des PPD-Tunnels schon erreicht hatte. Sie hat mir nie einen Namen genannt, wahrscheinlich weil die meisten Frauen, die eine PPD hinter sich haben, diese auch *weit* hinter sich lassen wollen. Sie wollen nicht an ihre düstersten Tage erinnert werden, indem sie mit jemandem sprechen, der sich mitten in der Depression befindet, und sie wollen ihre schwer errungene seelische Gesundheit nicht dadurch gefährden, sich die Panik einer seelisch kranken Fremden anzuhören, die wieder und wieder fragt, wann die Wirkung der Medikamente einsetzt und was es bedeutet, dass ihre Finger immerzu zittern?

Ich fand keine Unterstützung bei Selbsthilfegruppen, weil ich der PPD zur falschen Jahreszeit zum Opfer gefallen war. Am kränksten war ich im Juli und August des ersten Lebensjahrs meines Sohns, als die Selbsthilfegruppen gerade Sommerpause machten. Als sie ihre Arbeit im September wieder aufnahmen, traf ich dort keine Veteraninnen, von denen ich hätte lernen können, sondern nur Neulinge, die genauso schlimm oder noch schlimmer dran waren als ich.

Ich suchte nach Büchern, die mir hätten helfen können. Irgendeine Frau, so dachte ich, muss doch über ihre Erfahrungen mit PPD geschrieben haben. Irgendwo zwischen zwei Hochglanz-Buchdeckeln mussten die tröstenden Worte zu finden sein, die ich ersehnte; irgendeine Frau musste mir doch zeigen können, dass sie ebensolche Qualen erlitten hatte wie ich und es ihr doch gelungen war, sich selbst zu befreien. Aber ich konnte kein solches Buch finden, weil es in den Regalen keines gab. Alle Bücher über PPD, die ich entdeckte, waren von »Fachleuten« geschrieben, Sozialarbeiterinnen, Psychiaterinnen oder Journalistinnen, die sämtliche Fakten über Ursachen und Behandlung der PPD auflisteten und dazu noch Tipps gaben, wie man die Wäsche und die Kinderbetreuung bewältigen könne, bis es einem wieder besser ging. Kaum eine davon hatte selbst eine PPD durchgemacht und sogar die, bei denen das der Fall gewesen war, schrieben nicht im Detail über ihre Leiden.

Stattdessen gaben diese Autoren und Autorinnen Anekdoten von namenlosen Frauen zum Besten: *Lisa B., 34, hatte Angst, dass sie ihr Baby aus dem Fenster werfen würde* oder *Paula R., 27, war noch nie im Leben depressiv gewesen.* Zwar verrieten mir diese Informationsschnipsel, dass offenbar viele meiner Symptome auch bci anderen auftraten, aber sie waren keine ausreichende Hilfe. Ich wollte die ganze Geschichtc einer Frau wie mir, die nichts ahnend ihrem Job als Mutter nachging, bis sie plötzlich in die Hölle stürzte. Einer wirklichen Frau mit einem Gesicht und einem Nachnamen und einer Spüle voll klebriger Frühstücksschüsselchen. Einer Frau, die mir einen Beweis – keine zusammenmontierte Geschichte und keine Statistiken, sondern den Beweis – liefern konnte, dass ich damit nicht allein war und dass meine Qual ein Ende haben würde.

Am nächsten kam ich diesem Beweis in einem großen Buchladen mit einem Café in einer Ecke und Hunderten von Büchern über Mutterschaft und psychische Erkrankungen. Ich hatte mich entschlossen, cin Buch mit babyrosa Einband zu kaufen, das einen klinischen Überblick über die PPD bot. Ich klemmte es zwischen Ellbogen und Achselhöhle, während ich Max in seinem Sportwagen nach vorn zur Kasse schob. Ich ließ das Buch auf die Theke plumpsen, wo eine grau gelockte Kassiererin in Jeans es aufhob und betrachtete, anstatt es in eine Tüte zu packen.

»Ich wünschte, so etwas hätte es schon gegeben, als ich meinen Sohn bekam«, sagte sie.

»Waren Sie nach der Geburt Ihres Kindes depressiv?«, fragte ich, schockiert, dass jemand in ihrem Alter diese Qualen durchgemacht haben sollte. Eine Depression, so scheint es, ist gleichbedeutend mit völliger Ich-Bezogenheit.

»Oh, ja«, sagte sie, während sie immer noch den Buchdeckel studierte. »Es war wirklich schlimm. Aber damals hatten sie noch keinen Namen dafür. Niemand wusste, was los war. Ich musste einfach warten, bis es vorbei war.«

»Aber es ging vorbei?«

Sie lächelte. »Es wird besser«, sagte sie und ihr Ton, ihre Lachfalten, ihre offensichtliche Fähigkeit, in der Welt zurechtzukommen, trösteten mich. Ich sah meinen Sohn an, der neben mir in seinem Sportwagen schlief. Ich hatte ihn einmal geliebt, leidenschaftlich, bevor all meine Gefühle ausgelöscht wurden. Jetzt versorgte ich ihn bloß noch, freundlich, aber unpersönlich, wie eine bezahlte Angestellte in einem Waisenhaus früherer Zeiten. Ich fragte mich, ob ich je wieder eine Bindung zu ihm spüren würde.

»Und was haben Sie heute für eine Beziehung zu Ihrem Sohn?«, fragte ich die Frau.

»Oh, wir sind die besten Freunde. Er ist im College. Wir telefonieren andauernd miteinander.«

Diese Frau im Buchladen war mir eine größere Hilfe als das Buch, das ich dort kaufte. Durch das Gespräch mit ihr kam ich der Solidarität mit einer ebenfalls Betroffenen noch am nächsten. Ich dachte noch oft an sie während der nächsten Monate, in denen ich immer kränker und schließlich wieder gesund wurde. Ich stellte sie mir vor, wie sie mit ihrem Sohn telefonierte, sich nach den Semesterprüfungen erkundigte oder ob er zum Erntedankfest nach Hause käme. Oder ich stellte mir vor, wie sie zusammen am Frühstückstisch saßen und über einen alten Witz lachten, wie es Mütter und Söhne, die sich gut verstehen, gelegentlich tun. In jenen Tagen schien es mir unmöglich, dass ich den Punkt, an dem sie war, jemals erreichen könnte.

Ich dachte, ich würde sterben. Ich hatte das Gefühl, dass Max, dieses seidige Bündel aus Lächeln und Glucksen, das alle anderen so süß fanden, mir meine geistige Gesundheit, meine Kraft und jedes bisschen Freude, das ich erwartet hatte, geraubt hätte. Ich hasste ihn, wenn er lächelte, *hasste ihn,* weil ich selbst meine Gesichtsmuskeln nicht unter Kontrolle zu haben schien. *Wie kann er es wagen, so glücklich zu sein,* dachte mein geschädigtes Hirn, *wo es mir so schlecht geht. Wie kann er es wagen, mich mit seinen strahlenden Augen und seinem Grinsen zu verhöhnen.* Seine Wangen rundeten sich und seine Fäustchen entwickelten genug Kraft, um seine Rassel triumphierend zu schütteln, während ich dank meiner Appetit- und Schlaflosigkeit dahinsiechte.

Es gibt drei Schweregrade psychischer Störungen nach einer Entbindung. Der »Babyblues«, auch Heultage genannt, von dem bis zu 80 Prozent aller Gebärenden betroffen sind, äußert sich in Weinerlichkeit, Reizbarkeit und Niedergeschlagenheit. Er setzt in den Tagen nach der Entbindung ein, klingt aber normalerweise innerhalb von zwei bis drei Wochen wieder ab. Er ist zwar nicht angenehm – ich litt nach meinem ersten Kind etwa eine Woche lang daran –, aber letzlich nicht schlimmer als ein übler Anfall des prämenstruellen Syndroms.

Am anderen Ende des Spektrums befindet sich die Wochenbett- oder Post-Partum-Psychose, die zum Glück nur eine von 1000 Frauen trifft. Sie tritt plötzlich innerhalb der ersten Wochen nach der Entbindung auf und äußert sich in erschreckenden Symptomen wie Wahnvorstellungen, Halluzinationen und Plänen, sich selbst und das Baby umzubringen. Ich brauche wohl kaum darauf hinzuweisen, dass dies eine äußerst ernst zu nehmende Erkrankung ist. Wenn Sie irgendwelche Symptome der Wochenbettpsychose an sich beobachten, lassen Sie dieses Buch bitte sofort fallen und begeben Sie sich in ein Krankenhaus. Nichts von dem, was Sie fühlen, ist Ihre Schuld. Sobald Sie sich Hilfe holen, sind Sie und Ihr Baby in Sicherheit und es wird Ihnen bald wieder besser gehen.

Zwischen dem geringfügigeren Ärgernis des Babyblues und der ernsten Bedrohung einer Wochenbettpsychose ist die postpartale Depression angesiedelt. Schätzungsweise 13 Prozent aller jungen Mütter rutschen irgendwann im Jahr nach der Entbindung in diese klinische Depression ab. Das sind allein in den USA über 400 000 Frauen im Jahr. Die Depression kann wenige Stunden nach der Entbindung einsetzen, aber auch noch, wenn das Baby schon elf Monate alt ist. Sie äußert sich in Schlafstörungen, Stimmungsschwankungen, Nervosität und Ängsten, Furcht, die Kontrolle zu verlieren, bizarren Gedanken, dem Baby etwas anzutun, die man niemals ausführen würde, die einen aber dennoch zu Tode erschrecken, Selbstmordgedanken und einem allgemeinen Gefühl der Überforderung, des Abgeschnittenseins von allen, die man liebt, und dem verzweifelten Wunsch nach Bemutterung. Die zärtlichen und fürsorglichen Gefühle, die man erwartet oder vor Einsetzen der Depression auch empfunden hat, sind die meiste Zeit wie weggeblasen. Man hat das Gefühl, sein altes Ich nicht mehr finden zu können, obwohl man merkt, dass es weg ist, und sich daran erinnern kann, wie es einmal war.

Von den depressiven Symptomen abgesehen, kann die

PPD auch in Form einer Angst- oder Zwangsneurose auftreten. Oder als Kombination aus allem – wie in meinem Fall. Bei einer postpartalen Angstneurose tritt ein Gefühl von drohendem Verhängnis an die Stelle der Depression. Man verspürt den größten Teil des Tages die körperlichen Symptome einer Panikattacke – das Gefühl, man bekäme gleich einen Herzanfall, fiele in Ohnmacht oder müsse ersticken. Zu einer postpartalen Zwangsneurose gehören immer wiederkehrende, beunruhigende Gedanken, die man sich nicht ausreden kann. Alle drei Spielarten der PPD können mit einer Kombination von Psychopharmaka (Antidepressiva, Schlafmitteln und angstlösenden Medikamenten) und Psychotherapie behandelt werden.

Nicht jede der betroffenen Frauen braucht Medikamente, um wieder gesund zu werden, doch bei jeder vierten geht die Depression ohne Medikamente nicht weg, was erklären könnte, warum so viele Frauen, vor allem aus der Generation unserer Mütter, zu einer dauerhaften Selbstmedikation aus Valium und Martinis griffen.

Obwohl man die PPD bis vor 30 Jahren nicht als solche diagnostizierte, ist sie oft die erste von vielen Depressionen, die eine Frau im Laufe ihres Lebens durchmacht. Eine Frau, die schon einmal an PPD erkrankt ist, hat ein wesentlich höheres Risiko, im späteren Leben wieder depressiv zu werden. Die Dichterin Anne Sexton, die lange immer wieder in psychiatrischen Kliniken behandelt wurde, bevor sie mit 46 Jahren Selbstmord beging, wurde zuerst mit PPD in eine Nervenklinik eingeliefert. Wahrscheinlich haben nicht erkannte und unbehandelte Wochenbettdepressionen auch bei vielen anderen Frauen ihrer Generation Jahre chronischer Depressionen und Angstneurosen nach sich gezogen.

Etwa 75 Prozent der von PPD Betroffenen überwinden die Depression innerhalb eines Jahres auch ohne Unterstützung durch Psychopharmaka, wenn sie die Kraft und Geduld aufbringen abzuwarten, bis sich ihre Hormone wieder auf einem normalen Level einpegeln. Aber wie eine ebenfalls an PPD erkrankte Freundin von mir sagte, als sie von dieser Statistik hörte: »Das ist ein ganz gottverdammt langes Wartejahr.«

Die PPD ist weder neu noch selten. Wenn ich jemandem erzählte, dass ich an diesem Buch schrieb, löste das bei Frauen stets starke Reaktionen aus. Jeder meiner Bekannten kannte eine Frau, die an dieser Krankheit gelitten hatte. »Wenn du dafür noch Interviews brauchst, sprich mit meiner Schwester«, sagten sie. Oder: »Eine Freundin von mir hat das gehabt und es war schrecklich mitanzusehen, was sie durchgemacht hat.« Frauen, die älter sind als ich, sprachen meist über sich selbst – immer mit einem nervösen Lachen. »Oh«, kicher, kicher, »die Geschichte meines Lebens!« Oder: »Kann man das 15 Jahre später immer noch haben?« Prust, schnaub.

Ich bekam regelrechte Horrorgeschichten über postpartale Depressionen und Psychosen zu hören. Ein Pärchen, das bei uns zum Essen war, erzählte mir von der Frau eines berühmten Künstlers, die tagelang im dunklen Haus mit ihrem Baby im Arm schaukelte, während ihr Mann beruflich außer Landes war. Bis er schließlich in Panik geriet, weil sie nicht ans Telefon ging, nach Hause flog und sie in eine psychiatrische Klinik einweisen ließ. Eine Frau, deren Kinder inzwischen erwachsen sind, erzählte mir, dass ihr Mann sie im offenen Kamin zusammengerollt fand, bevor sie mit PPD ins Krankenhaus eingeliefert wurde.

Schon Hippokrates berichtete 460 v. Chr. von psychischen Erkrankungen im Wochenbett und stellte die Theorie auf, sie würden durch Blut verursacht, das sich »in den Brüsten der Frau« staut oder durch nachgeburtliche Absonderungen, die zu Kopfe stiegen, anstatt ausgeschieden zu werden. Seine Hypothese blieb rund 2000 Jahre lang unangefochten. 1436 diktierte Margery Kempe, Analphabetin und Mutter von 14 Kindern, die Geschichte ihres Lebens. Im Eröffnungskapitel erzählt sie, wie sie nach der Geburt ihres ersten Kindes »wahnsinnig wurde«, »am Leben verzweifelte und dachte, dass ich nicht überleben würde«. 1838 führte ein Franzose namens Jean Etienne Dominique Esquirol die ersten wissenschaftlichen Untersuchungen psychischer Wochenbetterkrankungen durch und bewies, dass das seelische Leiden tatsächlich real war. Ein Jahr darauf schlug der Wissenschaftler M. J. MacCormack Opium zur Behandlung des damals als »puerpurale Geisteskrankheit« bezeichneten Leidens vor. 1847 befürwortete J. MacDonald den Einsatz von Opium und indischem Hanf anstelle von Aderlass und Ruhigstellung für PPD-Patientinnen. 1858 schließlich stellte Louis Victor Marcé als Erster die Verbindung zwischen PPD und den Fortpflanzungsorganen her. Die Krankheit wurde ernst genommen und so gut behandelt, wie es der damalige Stand der Wissenschaft erlaubte, bis 1926 zwei Forscher erklärten, psychische Erkrankungen im Wochenbett unterschieden sich in nichts von anderen Geisteskrankheiten. Es gelang ihnen, das Wort *postpartal* aus den psychiatrischen Fachbüchern zu eliminieren.

Der verstorbene James A. Hamilton, der in den späten 60er Jahren des 20. Jahrhunderts begann, das Phänomen postpartaler psychischer Erkrankungen zu untersuchen, und zu einem der weltweit angesehensten Forscher auf diesem Gebiet wurde, nannte dies die »Große Postpartum-Suppression«. Er beklagte, die Jahre, die darauf folgten, seien »durch das sinnlose Leiden Tausender Betroffener, durch Blut und Tränen vieler tausend Mütter und ihrer Babys befleckt«. Wissenschaftliche Fortschritte auf dem Gebiet der PPD verschwanden wie Eiskästen und Stummfilme in der Versenkung, bis 1980 eine internationale Forschergruppe die Marcé-Gesellschaft gründete, deren Ziel es ist, Wissen über diese Krankheit zu verbreiten beziehungsweise auszutauschen sowie an Vorbeugungsmaßnahmen und Behandlungsmethoden zu arbeiten. Doch selbst angesichts dieses wieder erwachten Interesses an der PPD nahm der amerikanische Psychiaterverband die Erkrankung erst 1994 in seine Bibel, das *Diagnostic and Statistical Manual of Mental Disorders* (Diagnostisches und statistisches Handbuch psychischer Störungen), auf.

PPD wird bis heute fehldiagnostiziert. Als ich mit meiner Liste offensichtlicher PPD-Symptome zu meinem Hausarzt kam, erklärte er mir, wenn auch mit etwas anderen Worten, ich litte an Hausfrauen-Ängsten und bräuchte nur ein bisschen Urlaub. Wahrscheinlich hätte er noch hinzugefügt, ich müsste mal wieder richtig durchgebumst werden, wenn er nicht so bemüht gewesen wäre, einen einfühlsamen Eindruck zu machen.

Nach meiner Genesung suchte ich mir einen anderen Internisten. Als ich ihm erzählte, mein früherer Arzt habe meine PPD nicht diagnostiziert, obwohl sie mir praktisch in Großbuchstaben auf die Stirn geschrieben stand, antwortete er: »Ein Glück, dass ich das nicht war. Uns entgeht allen mal was.« Bei einer anderen Gelegenheit offenbarte dieser zweite Arzt, ein namhafter Internist an einem Bostoner Lehrkrankenhaus, seine völlige Unkenntnis der PPD, indem er mutmaßte, ein chronischer Schnupfen, Fieber und Mattigkeit zwei Jahre nach Geburt meines Babys hingen mit dieser Krankheit zusammen. »Vielleicht ist es diese postpartale Sache«, sagte er, als er keine Ursache für meine körperlichen Symptome finden konnte. »Vielleicht sollten Sie zu einem Therapeuten gehen.«

Die Fehldiagnosen lassen sich nicht eindeutig beziffern. Aber eine kürzlich von der Organisation *Postpartum Support International* bei PPD-Patientinnen durchgeführte Umfrage ergab, dass die Symptome der Frauen von Medizinern häufig nicht erkannt oder nicht korrekt als PPD diagnostiziert werden. Selbst so genannte Autoritäten für gesundheitliche Fragen junger Mütter irren sich hier oft. Eine große amerikanische Elternzeitschrift führte ihre Leser neulich in die Irre, indem sie in einer Ratgeberkolumne PPD als Ursache der Ängste einer Mutter ausschloss. In einem angeblich vom Ehemann eingesandten Brief schrieb dieser, seine Frau fürchte ständig, dass sie ihrem drei Monate alten Baby etwas antun könne, und wolle nicht mit ihm allein sein. Der ärztliche Berater der Zeitschrift antwortete, die Frau leide vermutlich an einer Zwangsneurose, die »nicht mit einer Wochenbettdepression verwechselt werden sollte«. Dabei sind solche Zwangsvorstellungen und Ängste, seinem Baby etwas anzutun, typische Symptome der PPD und sollten als solche behandelt werden.

Es gibt keine Entschuldigung dafür, dass Ärzte die Symptome einer PPD fälschlich als »normale« Depression oder Zeichen einer Persönlichkeitsstörung diagnostizieren. Natürlich sind bei Menschen mit jeder Art von Depression ähnliche Symptome wie Schlafstörungen, Ängste und Selbstmordgedanken zu beobachten. Aber das Krankheitsbild der PPD – die genaue Kombination, das zeitliche Auftreten und die Entwicklung dieser Symptome – ist unverwechselbar.

Die Fachleute, die sich mit der PPD beschäftigen, sehen die Ursache der Krankheit derzeit in einer Kombination biologischer und psychologischer Faktoren. Früher suchte man die Schuld mal mehr auf der einen, mal auf der anderen Seite, doch heute »lautet die definitive Entscheidung, dass es an allem liegt«, sagt Jane Honikman, Vorsitzende von *Postpartum Support International.* Eine andere führende Forscherin auf dem Gebiet, die Psychotherapeutin Jeanne Driscoll, fasst die Unsicherheit hinsichtlich der Ursachen mit folgenden Worten zusammen: »Der Stand des Wissens ist der Zustand der Verwirrung.«

Auf der biologischen Seite hält man Hormonstörungen für eine Ursache der PPD. Nach Ausstoßung der Nachgeburt fällt der während der Schwangerschaft enorm angestiegene Hormonpegel drastisch ab. Man geht davon aus, dass die Hormone die Neurotransmitter im Gehirn beeinflussen, die dafür zuständig sind, unsere Stimmungen zu regulieren und unser seelisches Gleichgewicht zu bewahren. Daher, so lautet die Theorie, kann ein durcheinander geratener Hormonhaushalt zu seelischer Unausgeglichenheit führen.

Es gibt jedoch keinen eindeutigen Beweis, dass die Hormone die einzigen Schuldigen sind. Andere Untersuchungsergebnisse deuten darauf hin, dass es psychologische Auslöser gibt, so etwa eine sehr auf Kontrolle bedachte Persönlichkeit, frühere Fehlgeburten, Totgeburten oder Abtreibungen, ein traumatisches oder enttäuschendes Geburtserlebnis, Todesfälle in der Familie,

Armut oder überhaupt finanzielle Probleme, Umzug, Eheprobleme, ein krankes oder von Koliken geplagtes Baby. Manche Fachleute sehen die Ursache der PPD darin, dass unsere Gesellschaft von Müttern erwartet, einfach da weiterzumachen, wo sie in dem Augenblick, als die Wehen einsetzten, aufgehört haben. Man findet diese Erkrankung selten in Kulturen, die einen allgemein üblichen Zeitraum – meist 40 Tage – der Erholung und Unterstützung für frisch Entbundene festgesetzt haben. Wieder andere sagen, frühere Depressionen – ob bei der Frau selbst oder in ihrer Familie – seien der größte Risikofaktor für eine PPD. Aber warum eine solche Vorgeschichte eine Frau anfälliger für PPD macht, ist wiederum ungeklärt. Ist eine solche Neigung in den Botenstoffen des Gehirns oder den Hormonen codiert? Oder wird sie durch Misshandlung, Vernachlässigung oder einfach schlechte Rollenvorbilder seitens psychisch kranker Eltern verursacht?

Driscoll und ihre Kollegin, die Psychiaterin Deborah Sichel, glauben, dass in der PPD eine lebenslange Depressivität zum Ausbruch kommt. Sie sind der Ansicht, dass die meisten Frauen, die an postpartalen psychischen Störungen erkranken, schon vorher an Depressionen, Zwängen oder Ängsten gelitten haben, auch wenn sich viele von ihnen darüber gar nicht im Klaren waren. Wenn dann die hormonellen Umstellungen nach einer Geburt den Organismus überlasten, bricht die Depression hervor wie Wasser aus geborstenen Rohrleitungen.

Ich habe keine Ahnung, ob meine PPD meiner Vorgeschichte, meinen Hormonen oder meiner Stressbelastung zuzuschreiben war. Auf einem Fragebogen würde ich alle drei Punkte ankreuzen. Obwohl ich es bis kurz vor meiner Genesung nicht zugeben konnte, habe ich den größten Teil meines Lebens an einer leichten Depression gelitten.

Außerdem liegt bei mir, wie bei vielen PPD-Betroffenen, die Neigung zu Depressionen in der Familie. Meine Eltern litten beide daran, ganz zu schweigen von einem Großvater und, wie ich vermute, einer Tante. Die Entwicklungsgeschichte meiner Krankheit und die Symptome, an denen ich litt, waren ziemlich typisch. Wie viele Betroffene war ich eine Zweitgebärende ohne vorherige PPD. Ich war während meiner Schwangerschaft nicht depressiv, ein Umstand, der ganz oben auf der Liste der Faktoren steht, die zu PPD führen. Doch dafür kamen bei mir viele andere auslösende Faktoren zusammen.

Ich hatte zwischen meinen beiden erfolgreich ausgetragenen Schwangerschaften zwei Fehlgeburten und meine Trauer darüber nicht völlig bewältigt. Meine Schwiegermutter litt an einer tödlichen Krebserkrankung an den Eierstöcken, was für die ganze Familie eine große seelische Belastung bedeutete. Ich hatte nach Max' Geburt keine bezahlte Hilfe bei der Kinderbetreuung oder im Haushalt. Und obwohl mir mein Mann eine enorme Hilfe war (Studien zeigen, dass verständnislose Ehemänner und Eheprobleme bei PPD-Patientinnen sehr häufig sind), konnte ich nicht 100-prozentig damit rechnen, von meiner übrigen Familie unterstützt zu werden. Außerdem sah ich eine neue Belastung auf mich zukommen: Meine Arbeit wiederaufzunehmen und Max in Tagesbetreuung zu geben, einen Schritt, den ich bei meinem ersten Kind nicht unternommen hatte. Jeder dieser Umstände oder alle zusammen können dazu geführt haben, dass ich PPD bekam.

Nach der Diagnose wollte ich sie nicht wahrhaben, redete mir ein, ich könnte mich selbst heilen, wenn ich mir nur mehr Mühe gäbe oder körperlich trainierte oder meine innere Einstellung änderte oder mich meinen Gefühlen stellte oder das Arbeiten aufschöbe oder etwas Schlaf bekäme. Ich war verzweifelt bemüht, das Problem loszuwerden, ohne zu Medikamenten greifen zu müssen. Wie viele Menschen dachte ich, Antidepressiva seien nur etwas für jene, die zu schwach oder zu faul sind, um ihre Probleme selbst zu lösen. Mein Irrtum bestand darin zu glauben, dass ich Kontrolle über mein Gehirn hätte. Ich dachte, bloß weil Denken und Logik dort ihren Ursprung haben, läge es auch in meiner Macht, die blockierten Leitungen im Gefühls- und Stimmungssektor wieder frei zu bekommen. Ich versuchte, mein Gehirn mithilfe meines Gehirns zu reparieren, was, wie sich herausstellte, genauso aussichtslos ist, wie eine kollabierte Lunge durch tiefes Einatmen kurieren zu wollen.

Als irgendein Teil meines Hirns schließlich einsah, dass ich mir das, was mit mir passierte, weder selbst eingebrockt hatte, noch es allein wieder auslöffeln konnte, und als ein anderer Teil erkannte, dass meine PPD kein Charakterfehler war, sondern eine körperliche Erkrankung, die nun einmal zufällig das Körpergewebe zwischen meinen Ohren befallen hatte, griff ich doch nach den Medikamenten. Ich begann, lila- und pfirsichfarbene Antidepressiva zu nehmen, die wie glänzender Kupferdraht die Schwachstellen in meinem Kopf verbanden. Ich fühlte mich wieder geistig gesund. Ich fühle mich heute geistig gesünder als je zuvor in meinem Leben. Es war das Beste, was ich je für mich selbst getan habe.

Es ging mir immer besser, zuerst ruckweise Schrittchen für Schrittchen, dann in einer gleichmäßigen Aufwärtsbewegung. Ich kehrte auf meinen Posten als gute, liebevolle Mutter zurück. Mein Sohn kehrte auf meinen Schoß zurück. Mein Mann kehrte an seine Arbeit zurück, wenn auch nicht ohne Narben vom Miterleben meines Verfalls. Selbst jetzt, da ich dies schreibe, zwei Jahre nach meiner Genesung, kann er fremde Babys nicht auf den Arm nehmen. Er sagt, es erinnert ihn zu sehr an die Monate, als ich krank war und er sich plötzlich allein um alles kümmern musste. Meine Tochter, die überhaupt keine Reaktion auf meine Depression zeigte, bis sie vorüber war, bekam ihre normale Familie zurück. Und ich bekam mich zurück.

Wie sich herausgestellt hat, trifft das alte Klischee tatsächlich zu: »Was dich nicht umbringt, macht dich stark.« Ich bin glücklicher und stabiler, als ich es je in meinem Leben gewesen bin. Ich akzeptiere heute, dass es so etwas wie Kontrolle nicht gibt. Nachdem ich – bildlich gesprochen – ein Leben lang in Vorbereitung auf etwaige Schwierigkeiten die Fäuste geballt hatte, ließ mich mein Körper trotzdem im Stich. Mein Gehirn, das eine Organ, das ich glaubte unter Kontrolle zu haben, streikte genauso, wie es Herz oder Leber tun können. Und auch meine Genesung hatte nichts mit überlegener Selbstbeherrschung zu tun. Das Verdienst gebührt den Psychopharmaka und intelligenten Fachleuten. Jetzt, da ich weiß, dass Probleme einen hinterrücks erwischen können, ganz gleich, wie abwehrbereit man seine Fäuste hält, mache ich mir selten die Mühe, sie überhaupt noch zu ballen. Ich weiß nicht, ob ich diese buddhistisch angehauchte Weltsicht dem Durchleben einer höllischen Erfahrung verdanke oder der niedrigen Antidepressiva-Dosis, die nach wie vor die Ängste überdeckt, die mein Leben früher beherrschten. Ich vermute, es ist eine

Kombination beider Faktoren, und ich bin tatsächlich froh, den beiden begegnet zu sein.

Ich habe akzeptiert, was mir passiert ist: Ich habe den Verstand verloren – eine kurze Zeit lang. Vorübergehend.

Auch Ihre postpartale Depression oder die Ihrer Frau oder Schwester oder Tochter oder besten Freundin wird vorbeigehen. Vielleicht gelingt es Ihnen sogar durch das, was Sie von mir über ihre Auslöser und ihre Behandlung erfahren werden, sie ganz abzuwenden. Aber eins sollen Sie wissen: Sie sind nicht allein. Solange Sie dieses Buch in Händen halten, ist es, als ob mein Arm um Ihre Schulter läge. Ich bin dort gewesen, wo Sie jetzt sind, und bald werden Sie dort sein, wo ich jetzt bin: zurück in der Welt, in Ihr Baby verliebt, geistig und körperlich gesund und glücklich. Ich verspreche es. Es geht wirklich vorbei. Ich bin der Beweis.

1

Ich weine nie. Deshalb ist es ungewöhnlich, dass ich eine Träne im Mundwinkel schmecke, als ich in der Nacht vor der Geburt meines Sohns neben meiner schlafenden dreijährigen Tochter liege. Ich sehe sie an, erinnere mich an die Abenteuer, die wir, erstes Kind und Erstgebärende, zusammen bestanden haben, den Lernprozess, den wir zusammen durchgemacht haben. Wir sind sehr gut in unseren Jobs. Sie hat Koliken und Trotzanfälle vermieden. Ich schreie und klapse, verziehe und vernachlässige nicht. Trotzdem habe ich, wie jede Frau, die ehrlich genug ist, es zuzugeben, das Mutterdasein zuweilen frustrierend und einengend gefunden. Aber ich habe nie an meiner Fähigkeit gezweifelt, meine Sache gut zu machen. Mutter zu sein ist das Erste, was ich je mit solchem Selbstvertrauen getan habe, das Erste, was mir je so selbstverständlich zugeflogen ist.

In anderen Bereichen meines Lebens – was meine Arbeit als Journalistin, meine Rolle als Ehefrau, Freundin, Tochter betrifft, selbst meine Fähigkeit, das Haus sauber genug zu halten – bin ich unsicher. Ich verwende den größten Teil meiner Energie darauf, an mir zu zweifeln und mich selbst zu tadeln, sodass kaum Reserven bleiben, um im Leben etwas zustande zu bringen. In meinem Kopf tobt eine dauernde Schlacht, mein ureigener Bürgerkrieg. Ständig attackiert eine Seite die andere wegen meines, wie ich es sehe, dauernden Versagens.

Später wird mir klar werden, dass meine ununterbrochenen Selbstanklagen Symptom einer unterschwelligen Depression sind – einer so genannten Dysthymie –, an der ich mein ganzes Leben lang gelitten habe. Aber ich werde noch eine Menge dazulernen, bis ich die postpartale Depression hinter mir habe, und noch einiges andere an mir ändern. Auch mein Selbstvertrauen als Mutter wird ins Wanken geraten. Letztlich werde ich mich in den meisten Bereichen meines Lebens viel selbstsicherer fühlen, dafür aber sehr viel unsicherer, was meine mütterlichen Fähigkeiten angeht.

Aber jetzt in diesem Augenblick, wenige Stunden, bevor sich mein Sohn aus meinem Körper kämpfen wird, zweifle ich nicht daran, dass ich zwei Kindern eine ebenso gute Mutter sein werde, wie ich es dem einen war. Trotzdem werde ich unsere Zweisamkeit vermissen. An dunklen Winternachmittagen spielte Carrie auf dem Teppich, baute Zoos aus Plastiktieren und Holzklötzen, während ich im Sessel saß und die Zeitung las. An Sonntagvormittagen zeichnete ich ihr große, schwarze Kreise und zog Schlangenlinien hindurch, damit sie die Zwischenräume bunt ausmalen konnte. Wir schütteten ganze Hände voll gezuckerter Frühstücksflocken aus dem Karton, wenn ihr Vater nicht da war, um es zu sehen, und teilen eine Begeisterung für Bücher, die ihm fremd ist. Doch morgen stößt ein neuer Mitspieler dazu. Bestenfalls wird er uns um die Freuden unserer Zweisamkeit bringen. Schlimmstenfalls wird er solche Konflikte auslösen, dass keine von uns je wieder so zufrieden sein wird.

Ich fahre mit dem Fingerrücken über Carries rundliche Wange und schmiege mein Kinn in ihr Haar. Die Tränen überraschen mich. Aber es gibt eine Erklärung für das Ausmaß meines Kummers. Manchmal weiß der Körper früher als irgendwer sonst, was auf uns zukommt.

Am nächsten Morgen – meine Mutter schläft auf der Ausziehcouch, Carrie liegt ruhig und friedlich in ihrem Bett – fahren Dave und ich durch die Dunkelheit zum Krankenhaus. Zu Beginn dieser Schwangerschaft war ich noch grundsätzlich gegen jede künstliche Geburtseinleitung aus anderen als medizinischen Gründen. Solche Termingeburten, auf die Zeitplanung des Babysitters oder eine Geschäftsreise des Ehemanns abgestimmt oder eigens angesetzt, um sich der Hilfe des begehrtesten Arztes einer gynäkologischen Gemeinschaftspraxis zu versichern, erschienen mir wie Betrug. Außerdem vertrugen sie sich nicht mit meiner Einstellung zur Geburt als einem natürlichen, spirituellen Ereignis. Es gab nur eine richtige Methode, fand ich, und zwar die, darauf zu warten, dass Gott den Muttermund aufkurbelt und das Baby herauspurzelt. Geburtstage waren vorherbestimmte Ereignisse, nichts, was man in Abhängigkeit von einem freien Platz im Terminkalender des Arztes festsetzen sollte.

Ich kann es jetzt zwar noch nicht erkennen, aber ich bin eine überaus engstirnige Frau. Außerdem bin ich selbstgerecht, maße mir im Stillen Urteile über andere und mich selbst an, was persönliche Entscheidungen wie das Stillen oder die Einnahme von Antidepressiva angeht. Die postpartale Depression wird mich von dieser starren Denkweise kurieren. Die Krankheit wird eine verhärtete Frau packen, zerbrechen und aus flexibleren Materialien wieder zusammensetzen. Aber in diesem Augenblick bin ich noch in meiner unbeweglichen kleinen Welt verschanzt, in der jedes Ereignis durch eine schwarze oder weiße Linse betrachtet, jeder Mensch gehasst oder geliebt wird, jede Entscheidung entweder richtig oder falsch ist.

Diese hier ist falsch, denke ich, als ich mich anschicke, die Geburt meines Babys künstlich einleiten zu lassen. Aber es muss heraus. Ich fühle mich immer noch schuldig und schwach, weil ich nicht in der Lage bin durchzuhalten, bis Mutter Natur den Startknopf drückt. Aber ich kann die Unsicherheit, ob dieses Baby gesund zur Welt kommt, nicht länger ertragen.

Vor dieser Schwangerschaft habe ich zwei andere Babys verloren. Es waren frühe Fehlgeburten – eine in der achten und eine in der fünften Woche –, aber doch der Verlust von Kindern, die ich mir bereits glücklich und erwachsen vorgestellt hatte. Das Erste, das im August hätte zur Welt kommen sollen, betrauerte ich wochenlang mit Tränen. Beim zweiten, das den gleichen Geburtstag wie Carrie hätte haben können, sparte ich mir das Trauern. Es tat zu weh, mich noch einmal von einem Baby zu verabschieden, das ich nie im Arm halten würde. Und ich hatte keine Energie mehr übrig, um mich dem Verlust zu stellen. Der mögliche Tod meiner Schwiegermutter, der uns bedrohte, bis sie schließlich starb, als Max zwei war, zehrte an meinen emotionalen Reserven.

Kurz nachdem der zweite Fötus aus mir herausgeblutet war, stellte ein Fertilitätsspezialist fest, dass ich nicht genügend Progesteron produzierte, um ein Kind auszutragen. Während der ersten zwölf Wochen von Max' Dasein führte ich also zweimal täglich Progesteronkapseln in meine Vagina ein, um nicht auch ihn zu verlieren. Nachdem die Gefahr einer Fehlgeburt gebannt war, begann ich mir Sorgen um das Wiederauftreten einer anderen Schwangerschaftskomplikation zu machen: vorzeitige Wehen, wie ich sie während Carries Aufenthalt in meinem Bauch erlebt hatte – Kontraktionen der Gebärmutter, bevor das Baby geburtsreif ist. Nachdem ich sie mit Hilfe von Medikamenten und Bettruhe noch einige Wochen zurückgehalten hatte, kam meine Tochter drei Wochen zu früh zur Welt – dürr, aber gesund.

Als ich vor zehn Wochen die ersten Vorwehen spürte, hatten mich die Mediziner an die kurze Leine gelegt, um eine problematische Frühgeburt zu vermeiden. Ich sollte meine Aktivitäten darauf beschränken, nur gerade lange genug zu stehen, um ein schnelles Abendessen zuzubereiten und Carrie zum Kindergarten zu fahren. Eigentlich sollte ich nicht herumlaufen, wenn ich irgendwelche Krämpfe spürte, aber einmal die Woche mogelte ich und durchstreifte jeden einzelnen Gang eines kleinen Gemischtwarenladens.

Doch bis auf die bedrohlichen Wehen verhielt sich meine Gebärmutter während und nach diesen Einschränkungen ruhig. In der 38. Woche bekam ich Senkwehen: Echte Kontraktionen im Abstand von fünf Minuten, die in dem Augenblick, als ich über die Schwelle des Krankenhauses trat, aufhörten. Ich lief von morgens fünf bis acht durch die Gänge und flehte meinen Körper an, die Wehen wieder einsetzen zu lassen und mir die Peinlichkeit und Enttäuschung zu ersparen, ohne Baby nach Hause zu gehen, während meine ganze Familie am Telefon auf Nachricht von der Geburt wartete.

Diese ganze Wartezeit hindurch verfolgte mich der Gedanke, ich könne mein Baby mit B-Streptokokken anstecken, durch eine Infektion im Geburtskanal, die für die Mutter harmlos ist, beim Baby aber Meningitis oder andere lebensbedrohliche Erkrankungen auslösen kann. Selbst vor Einsetzen der eigentlichen Wehen können die Bakterien durch einen eventuellen Riss der Fruchtblase zum Baby aufsteigen. Dieses Problem war bei mir festgestellt worden, als ich mit meiner Tochter schwanger war. Wenn diese Infektion einmal bei einer Frau diagnostiziert wurde, gilt sie danach lebenslang als Trägerin und bei jeder Entbindung als Risikopatientin. Wann immer ich in diesen letzten Wochen, die Max in meinem Bauch verbrachte, Feuchtigkeit in meinem Slip spürte, redete ich mir ein, die Fruchtblase hätte ein Leck und die aufsteigenden Bakterien wären dabei, ihn langsam umzubringen.

Als Dr. Laly Haines anbot, mich von meinen Qualen zu erlösen und die Geburt eine Woche vor dem errechneten Termin einzuleiten, warf ich meine selbstgerechte Haltung über Bord. Dr. Haines, eine quirlige Frau Anfang 30, die mir mit ihrer Weisheit und ihrer Fähigkeit, mich zu behandeln, als wäre ich ihre lang vermisste beste Freundin, immer ein Gefühl von Sicherheit gab, kam eines Nachmittags im Februar mit einem schwarzen, ledergebundenen Buch ins Untersuchungszimmer. Sie erklärte mir, welches ihr nächster freier Tag sei, ein Tag, der ihr passte, nicht mir. Es war nicht so, dass ich einen Tag ausgewählt hätte, der mir günstig schien. *Ich* war nicht die, die das Schicksal herausforderte. *Sie* hatte den Geburtstag meines Sohns gewählt. Den Sechsten. Heute.

Wir kommen um sieben im Krankenhaus an, unterschreiben in der Aufnahme einige Papiere und warten dann auf einer Couch in der nagelneuen Eingangshalle mit Atrium und gläsernen Aufzügen. Es dauert 20 Minuten, bis uns jemand abholen kommt, kostbare Minuten des miteinander Alleinseins in diesem öffentlichen Raum. Dave schiebt die Finger unter seine Brille, um sich die müden Augen zu reiben, und ich sacke in mich zusammen, sodass mein gewaltiger, von einem ausgeblichenen, schwarz karierten Flanell-Umstandshemd bedeckter Bauch in die Luft ragt wie die Kommandobrücke eines U-Boots. Wir beobachten die Krankenschwestern mit Autoschlüsseln in der Hand und die mit großen Kaffeebechern bewaffneten Assistenzärzte auf ihrem Weg zum oder vom Dienst. Sie lenken uns ab und regen uns dazu an, das Spiel »Wer sind sie und wie sieht ihr Leben aus?« zu spielen. »Sie hasst alle Ärzte«, sage ich von einer Krankenschwester, »und nach Schichtende geht sie nach Hause und fesselt ihren Mann.« »In der Schule war er der Klassentrottel«, sagt Dave über einen Arzt, »und zum Ausgleich fährt er jetzt einen BMW«. Keine Schmerzen, kein Mitschreiben der Wehenabstände, nur leises Lachen und Ungeduld.

Das hatten wir beim vorigen Mal nicht. Damals setzten die Wehen auf natürliche Weise ein. Im einen Augenblick saßen wir an einem Donnerstagabend noch vor dem Fernseher und sahen uns eine Comedy-Serie an, im nächsten klammerte ich mich vor Schmerzen wimmernd an den Handtuchhalter. Ich schrie auf dem Weg zum Krankenhaus, schrie in der Aufnahme, schrie, als ich dachte, das Baby würde aus mir herauspurzeln, noch bevor Dave das Auto geparkt hätte. Aber diesmal, während unsere Tochter zu Hause auf ihr Geschwisterchen wartet und unser Sohn die letzten Momente seines Fischlebens in meinem Gebärmutteraquarium verlebt, sind wir manierlich und beherrscht.

Wir sind schließlich keine Anfänger. Wir glauben zu wissen, was uns bevorsteht, und sind uns sicher, damit fertigzuwerden. Dave sieht genau wie ich keine Probleme auf uns zukommen.

»Es wird genauso sein wie mit uns dreien, nur mit einem zusätzlichen Baby«, sagt er. »Nichts anderes als bisher.«

Endlich nähert sich eine Krankenschwester. Sie fragt mich, ob sie mich erst zum Entbindungsraum bringen und dann wiederkommen kann, um Dave zu holen. Diese Trennung gefällt mir nicht, aber ich folge ihr in ein sanft beleuchtetes Zimmer mit einem Babybettchen aus durchsichtigem Kunststoff in einer Ecke und einem Schaukelstuhl in der anderen. Sie setzt sich auf das Bett in der Raummitte und klopft auf den Platz neben ihrem in weißes Polyester gehüllten Oberschenkel, um mich zum Sitzen aufzufordern. Ich gehorche, obwohl ich mich frage, was dieses intime Tête-à-tête mit meinem Entbindungstermin zu tun hat. Ich will endlich zur Sache kommen: mich ausziehen, einen Kittel umbinden, mir Blut abnehmen lassen, im Labor erzeugte Hormone bekommen und einen Sohn aus mir herauspressen. Ich möchte nicht plaudern, was sie zu spüren scheint.

»Wir bitten jede Patientin um dieses Gespräch«, erklärt sie. »Es dauert nur einen Augenblick.«

Sie fragt nach meinem errechneten Termin und meiner Schwangerschaftsvorgeschichte, Fakten, die sie problemlos aus der Akte hätte entnehmen könnte, die sie in der Hand hält, bevor sie zum eigentlichen Grund dieses Gesprächs unter vier Augen kommt: »Haben Sie in Ihrer Beziehung jemals Angst, dass Ihr Mann Sie verletzen könnte?«

»Nein«, antworte ich, ein Teil von mir schockiert, dass sie so etwas von meinem liebevollen Ehemann glauben kann, während die Sozialreformerin in mir froh ist, dass das Krankenhaus dieses System eingerichtet hat, um Frauen zu schützen, die eine solche Frage bejahen könnten. Sie machen sich Sorgen, dass die Mutter mit dem Baby nach Hause gehen und sie beide in Gefahr bringen könnte, als ob dies die einzige Gefahr wäre, die den beiden droht. Hätte die Schwester die umgekehrte Frage gestellt: »Sind Sie in Ihrer Beziehung sicher, dass Ihr Mann Sie beschützen wird?«, so hätte ich Ja gesagt und ich hätte Recht gehabt.

Jetzt, da die ungemütliche Frage zur Zufriedenheit beantwortet ist, hellt sich ihr Gesicht auf und sie reicht mir einen Baumwollkittel.

»Ich gehe und hole Ihren Mann«, sagt sie. »Barb wird Sie als Entbindungsschwester betreuen.«

»Nicht Sie?«, frage ich. Ich habe mir Gedanken darüber gemacht, ob die Krankenschwester, die mich während des größten Teils der Wehen betreuen wird, nett sein wird. Manche sagen, eine gute oder schlechte Entbindungsschwester könne entscheidend für das Geburtserlebnis sein. Diese hier macht einen freundlichen Eindruck. Ich würde sie gern behalten.

»Nein, ich kümmere mich nur um die Aufnahme«, sagt sie mit einem Lächeln. »Sie können sich im Badezimmer umziehen.«

Barb, die uns erzählt, dass sie geschieden ist und ihren bevorstehenden Urlaub in Florida verbringen wird, ist so kalt und streng wie das Wetter, dem sie entfliehen will. Sie ist groß und dünn mit wasserstoffblondem Haar, das auf Höhe ihrer Wangenknochen stumpf abgeschnitten ist. Weil die Geburt eingeleitet wird und ich außerdem während der Wehen Antibiotika gegen die Streptokokken bekommen muss, bereitet sie meine Hand für die Infusion vor.

»Ich hab noch nie eine Infusion bekommen«, sage ich zu ihr. »Ich bin nervös.«

Sie rammt die Nadel mit dem Plastikschlauch in meine Haut, ohne mich anzusehen. Als die Infusion läuft und ich an einen Wehenschreiber angeschlossen bin, kommt Dr. Haines, um die Fruchtblase zu öffnen. Dazu stochert sie mit einem weißen Plastikstab, der wie eine Stricknadel aussieht, in mir herum, drückt und dreht ihn gegen die zähe Membran, bis ich schließlich fühle, wie heiße Flüssigkeit über meine Beine und meinen Po fließt. Wie jemand mit einer Blasenschwäche fühle ich sie nicht kommen und habe auch keine Möglichkeit, sie aufzuhalten. Es scheint mir endlos. Das Fruchtwasser strömt und strömt aus mir heraus und ich bekomme Panik, weil mir klar wird, dass ich kein Mitspracherecht über das habe, was mein Körper tut.

Kurz nachdem Barb und die Ärztin aus dem Zimmer gegangen sind, setzen jäh und heftig die Wehen ein. Barb steht am Schwesternzimmer und unterhält sich, während ich ins Kissen schreie und um Schmerzmittel bettele.

»Es ist noch zu früh«, sagt sie ungehalten, während sie auf den vom Wehenschreiber ausgespuckten Papierstreifen schaut, der die Wehenabstände anzeigt. »Sie müssen noch warten.«

Als sie wieder aus dem Zimmer geht, bitte ich Dave, sie zu überreden, Dr. Haines zu rufen. Mein Mann ist klein und adrett mit einem Gesicht, das seiner eigenen Meinung nach an einen Rabbi erinnert. Sein grau meliertes Haar wird von Monat zu Monat grauer, seine meerblauen Augen verbergen sich hinter starken Brillengläsern. Er ist ein Mensch, den jeder gern hat. Sein Wesen – nett, aufrichtig, lustig und ohne jede Bitterkeit – wirkt anziehend auf seine Mitmenschen. Ich glaube nicht, dass er je einen Feind gehabt hat oder haben wird. Manchmal behaupte ich im Scherz, er sei eine neue Seele, frei von Altlasten früherer Leben, die in den meisten von uns Schatten und dunkle Abgründe hinterlassen. Er ist so stark, selbstsicher und gelassen, wie ich fahrig und emotional bin, was vermutlich der Grund ist, warum wir so gut miteinander auskommen. Es ist auch äußerst hilfsbereit; beispielsweise geht er mitten in der Nacht runter, um mir Wasser zu holen, wenn ich Durst habe, und hört sich meine Sorgen an, wann immer ich ihn um ein offenes Ohr bitte, ohne deshalb je meine Selbstständigkeit in Frage zu stellen. Natürlich hat er auch ein paar Fehler, etwa, dass er seinen Ärger nicht offen zeigen kann, extrem schlampig und vielleicht der langsamste Mann auf Erden ist, wenn es ums Anziehen oder Essenmachen geht. Aber zum größten Teil ist er pures Gold. Diese Wesensart macht es ihm so leicht, die gestrenge Krankenschwester zu überreden, meine Ärztin zu rufen, ohne sie dadurch gegen sich aufzubringen.

Dr. Haines steckt einen behandschuhten Finger in mich hinein und weist Barb an, eine Spritze voll Narkosemittel in meine Infusion zu geben. Ich bin nahe dran.

Ich fange an, mich beduselt, benommen und schwach zu fühlen, und nach kurzer Zeit sehe ich alles doppelt. Vom Doppeltsehen wird mir übel, deshalb schließe ich die Augen, halte mich an Daves Hand fest und bitte ihn, mir Bescheid zu sagen, wenn er auf dem Wehenschreiber sieht, dass eine Wehe einsetzt.

»Hier kommt eine«, sagt er immer wieder, wobei seine Stimme aufgeregt und beruhigend zugleich klingt.

»Oh, ja«, nuschele ich. »Das tut weh. Das tut weh. O.k., jetzt wird's besser.«

Ich schreie nicht mehr, weil ich die Schmerzen nicht mehr so unmittelbar fühle. Die Kontraktionen fühlen sich genauso an, aber mein Gehirn registriert sie nicht mehr als Schmerz beziehungsweise gibt keine Signale, irgendwelche Schmerzreaktionen in Gang zu setzen. Das Narkosemittel funktioniert ähnlich wie ein Wattestöpsel im Ohr: Es dringen noch Geräusche durch, aber nicht deutlich genug, um eine Reaktion hervorzurufen.

Die Wirkung des Medikaments hält etwa 90 Minuten an. Als sie nachlässt und der Schmerz und mein Kopf klarer werden, misst Dr. Haines die Öffnungsweite meines Muttermunds und verkündet triumphierend, es sei Zeit zum Pressen. Barb und Dave greifen je einen meiner Oberschenkel und ziehen sie Richtung Kopf, sodass meine Beine so weit wie möglich gespreizt sind. Dr. Haines steht vor meiner Vagina, als wolle sie ein Orchester dirigieren, und befiehlt mir zu pressen. Plötzlich zerreißt der Schleier des Vergessens, den Mutter Natur uns Müttern beschert, um das Überleben der Art zu fördern.

Ich kann mich genauestens an Carries Geburt erinnern, vor allem an das Gefühl, umgekrempelt zu werden wie eine frisch gewaschene Socke, während ich sie ohne medikamentöse Hilfe aus meinem Körper presste. Mir wird klar, dass ich das nicht noch einmal durchstehen kann. *Wie komme ich hier raus?*, denke ich und versuche, einen Plan auszuhecken. *Wie kann ich mich davonschleichen, ohne dass die drei es merken?*

Sie kommandieren mich weiter herum, ungeduldig und mitleidlos wie Trainer beim Basketball, also gehorche ich. Ich presse und presse und tue so, als bemühte ich mich, so sehr ich kann, bis plötzlich ein Kötel aus mir herausrutscht. Das ist mir so peinlich, dass ich ausrufe: »Habe ich gerade gekackt?«, und jemand antwortet

Ja, ich solle mir keine Gedanken darum machen. Dann presse ich mit mehr Einsatz, bis ich etwas reißen fühle. Nicht da, wo ich es erwartet hätte, zwischen Vagina und After, sondern vorne, in der Nähe des Harnleiters. Es kommt mir vor, als würde ich aufplatzen, als ob im Inneren etwas entzweigeht und der Kopf des Babys, wenn er herauskommt, meine Vorderseite immer weiter nach oben aufreißen wird wie einen Reißverschluss.

Endlich kommt das Baby und lässt nur kleinere, vorhersehbare Partien meines Unterleibs zerfleddert zurück. Er ist blau und reglos, von einem Stück Fruchtblase bedeckt. Dave sagt, er sehe aus wie ein Außerirdischer. Er ist entsetzt, weil er denkt, das Baby wäre tot, obwohl er mir das erst Monate später erzählt. Es ist typisch für die Resnicks, dass sie ihren Liebsten alles Schlimme ersparen wollen. In Daves Familie beschützen sich alle gegenseitig vor der Wahrheit. Früher nannte ich das lügen, aber jetzt sehe ich es als eine Form von Liebe.

Sie bringen Max zu einem Brutkasten und malträtieren ihn ein bisschen, damit er anfängt zu atmen, tun ihm Tropfen in die Augen und bringen ihn dann zu mir zurück. Ich fühle keinen magischen Moment der ersten Bindung an mein Kind. Dave weint, und Dr. Haines lobt mich, weil es alles so schnell gegangen ist, aber ich kann nur daran denken, dass ich auf die Toilette muss. Es gibt Fotos von mir, wie ich Max im Arm halte, ins Telefon spreche und lächle, aber ich kann mich nicht erinnern, diese Anrufe getätigt und dieses Lächeln gelächelt zu haben.

Es heißt, ein traumatisches oder unbefriedigendes Geburtserlebnis sei einer der Faktoren, die zu einer postpartalen Depression führen können. Ich hatte Carrie mit Unterstützung einer Hebamme und einer heißen Dusche zur Schmerzlinderung in einem abgedunkelten Geburtsraum zur Welt gebracht. Als der Schmerz und die Angst nachließen, hatte ich das Gefühl, etwas Mutiges und Atemberaubendes geleistet zu haben. Max' Hightech-Geburt war dagegen geprägt von grellem Licht, Infusionsschläuchen, Leitungen, die mich mit dem Wehenschreiber neben dem Bett verbanden, Betäubungsmitteln und einer teilnahmslosen Krankenschwester. Danach fühlte ich mich, als hätte ich einen schweren medizinischen Eingriff hinter mir. Wenn auch dies eine nicht eingeleitete Geburt ohne großen technischen Aufwand gewesen wäre, wäre mir dann die PPD erspart geblieben?

Einige Minuten nach Max' Geburt laden wir meine Reisetasche, meinen Mantel, meine Handtasche und mich in einen Rollstuhl. Max, in eine gestreifte Flanelldecke gewickelt und mit einem passend gestreiften Mützchen auf dem Kopf, liegt in meinem Arm. Ich fühle mich immer noch beduselt und wackelig von den Medikamenten, so als könnte ich jeden Moment zusammenklappen. Ich mache mir Sorgen, ich könnte ihn von meinem Schoß auf den Boden oder in den Aufzugschacht fallen lassen, während wir zu unserem Zimmer auf einem anderen Stockwerk fahren.

Nachdem eine Krankenschwester Max gebadet und gewickelt und dann die Einlage und die Eispackung zwischen meinen Beinen gewechselt hat, fährt Dave nach Hause, um Carrie zu holen. Als er mit ihr zurückkommt, gibt es Geschenke auszupacken. Nach einem kurzen Blick auf das Wesen, das später ihr geliebter Spielkamerad werden wird, reißt sie das Geschenkpapier auf. Mein kleines Mädchen wirkt in meinen Augen plötzlich riesengroß. Sie trägt ein T-Shirt mit der Aufschrift *Ich bin die große Schwester* über ihrem rosa Rollkragenpulli.

Selbst ihre neuen Richard-Scarry-Figürchen wirken erwachsen neben dem grauen Stoffpferd, das sie Max schenkt.

Nachdem sie eine Weile auf dem Bett gespielt und ihren Vater daran erinnert hat, dass man ihr zur Geburt des Babys Eiscreme versprochen hatte, gehen die beiden raus. Mein erster Anfall von zwanghaftem Grübeln setzt ein. Obwohl wir wussten, dass wir unseren Sohn Max nennen würden, sobald wir sein Geschlecht erfuhren (Dave hatte mir schon bei unserer zweiten Verabredung das unumstößliche Versprechen abgenommen, unseren ersten Jungen nach seinem Großvater, dem russischen Obsthändler, zu taufen), bleibt es mir überlassen, einen zweiten Vornamen auszuwählen.

Ich weiß, dass ich einen Namen möchte, der mit J anfängt. Aus einer langen Liste sind Justin, Jacob, Julian und James in die Endausscheidung gekommen. Sie gefallen mir alle, aber jeder hat einen Haken. Obwohl vier seiner Ururgroßväter Jacob beziehungsweise Jakob hießen, finde ich den Namen zu volkstümlich und unoriginell, vor allem in Kombination mit Max. Dave hasst den Namen Justin. Julian ist der zweite Vorname eines anderen Jungen namens Max in unserem kleinen Ort, und James hat eine Silbe zu wenig. Das Standesamt muss den Namen wissen, bevor ich das Krankenhaus in zwei Tagen verlasse, also verbringe ich jeden Moment, den ich die nächsten Tage für mich alleine habe, damit, zwanghaft über diese Frage nachzugrübeln.

Ordnung gibt mir immer das Gefühl, die Dinge im Griff zu haben, wenn ich unsicher oder nervös bin, deshalb räume ich während des ganzen Krankenhausaufenthalts andauernd in meinem Zimmer herum, um dann wieder zu der Namensliste zurückzukehren und sie im Kopf durchzugehen. Ich werfe Verpackungen von Schmerztabletten und Abführmitteln weg, räume schmutzige Babyhemdchen in den Wäschekorb, wechsle die Unterlage auf dem Wickelwagen, schiebe die Blumen, die mir meine Mutter geschickt hat, in die Mitte der Fensterbank, stelle meine Pantoffeln neben das Bett, schlüpfe unter die Laken und rezitiere: Max James, Max Justin, Max Julian, Max Jacob – wieder und wieder, bis jemand anruft oder zu Besuch kommt.

Es ist so wichtig und endgültig, so entscheidend, dass der Name perfekt ist. Aber ich kann mich auf keine Kombination festlegen. Es fällt mir oft schwer, wichtige Entscheidungen zu treffen, und diese Frage des zweiten Vornamens beschäftigt mich seit Monaten, aber sie hat mich noch nie so beherrscht wie jetzt. Meine Gedanken drehen sich im Kreis, Tag und Nacht, bis die Standesbeamtin anruft und ich mich in einem Anfall von Panik für den unverfänglichsten Namen entscheide: Jacob.

Zwanghaftes Grübeln ist nicht das einzige neuartige Symptom nach dieser Geburt. Nach Carries Ankunft gab es Jubel, Trubel, Besucher, eine Traube rosafarbener Ballons, die an einem Stuhl des Krankenzimmers festgebunden wurden. Diesmal fließen von Zeit zu Zeit Tränen. Ich schiebe es auf die Einsamkeit. Da Dave zu Hause auf Carrie aufpassen muss und sie sich im Krankenhaus nach wenigen Minuten langweilt, kommt er nur für ein paar Stunden täglich zu Besuch. Von den vorgeschriebenen Blutdruckmessungen zweimal pro Schicht abgesehen, kümmern sich die Krankenschwestern nicht weiter um mich Zweitgebärende. Meine beste Freundin Kelly kann nicht zu Besuch kommen, weil ein schwerer Schneesturm angekündigt ist und ihr Babysitter ausfällt. Dave sagt mir, der Schneesturm soll so schlimm werden, dass er nicht einmal weiß, ob er mich zum vorgesehenen Entlassungstermin wird abholen können.

Am späten Nachmittag, einen Tag nach Max' Geburt, wandere ich die Gänge der Station auf und ab und suche nach jemandem, der mit mir spricht. Wir dürfen unsere Babys auf dem Gang nicht tragen, also schiebe ich ihn in seinem Plexiglas-Rollbettchen herum. Ich schaue in Zimmer, die voller glücklicher Familienangehöriger sind, und komme an Paaren vorbei, die ihre Babys zusammen auf dem Gang spazieren fahren, wobei der Vater einen Arm um die Mutter gelegt hält und mit der anderen das Wägelchen schiebt. Niemand scheint uns wahrzunehmen, obwohl mir die Tränen in den Augen stehen und mein Gesicht, wie ich glaube, einen flehentlichen Ausdruck trägt. Ich gehe bis zum Ende eines Gangs, stehe am Fenster und sehe den Schnee im Wind vorbeipeitschen. Er bläst einem einsamen Fußgänger unten auf der Straße den Mantel vom Rücken und deckt die Straßen so gründlich zu, dass Bordsteine und Feuerhydranten unsichtbar werden. Ich sehe den schlafenden Max an und versuche zu spüren, wie besonders sich das anfühlen sollte, nur ich und mein neues, neues Baby gegen die ganze Welt. Doch stattdessen habe ich Heimweh und fühle mich so einsam wie schon seit vielen Jahren nicht mehr.

Als kleines Mädchen war ich immer einsam gewesen. In der zweiten Klasse schrieb und illustrierte ich mein erstes Buch. Das Strichmädchen auf dem Umschlag runzelte die Stirn. Darin erzählte ich die Geschichte eines Mädchens, das von seiner ganzen Familie Zurückweisung erfuhr. Alle waren sie zu beschäftigt, um mit ihr zu spielen, bis ihr Vater nach Hause kam und sie auf seinen Schultern in den Park trug. Meine Lehrerin reichte das

Buch zu einem Wettbewerb ein, aber es bekam keinen Preis. Als ich 13 war, fing ich an, Gedichte zu sammeln, die andere Mädchen in der Zeitschrift *Teen* veröffentlichten. Ich klebte sie in ein Buch, das ich aus losen Notizbuchblättern und einer Kordel gebastelt hatte. Auf eine Seite klebte ich ein Gedicht ein, das ich selbst geschrieben hatte, mit blauem Leuchtstift:

»Ich träume und mache alles Schlechte wieder gut. Doch wenn ich in die Wirklichkeit zurückkehre, hat sich nichts verändert. Nur dass ich nach dem Traum mehr Hoffnung und Mut habe, das Schlechte wirklich wieder gut zu machen.«

Meine Eltern schickten mich zu Therapeuten, weil sie mit meiner unerklärlichen Traurigkeit nicht umgehen konnten. Es kam mir wie eine Bestrafung vor, als wollten sie sagen: *Wir konnten dich nicht in Ordnung bringen und du konntest dich nicht in Ordnung bringen, also muss dich jetzt ein Fremder in Ordnung bringen.* Ich hatte nicht das Gefühl, ein normales Kind zu sein. Ich hatte vor allem Angst. Ich hatte dauernd Magenschmerzen. Niemand sonst, den ich kannte, ging zur Therapie. Niemand, den ich kannte, schien so traurig zu sein wie ich. Dann half mir die Therapie, mich besser zu fühlen, was bedeutete, dass ich sie brauchte, wodurch ich mich nur noch verrückter fühlte.

Einige Beziehungen konnten die Einsamkeit vorübergehend vertreiben. Ich war viele Jahre mit einem ebenfalls Depressiven zusammen. Er wusste ebenso wenig wie ich, dass er depressiv war. Die Depression war bei ihm nie diagnostiziert worden – trotz vieler offensichtlicher Symptome, die ich später katalogisierte, als ich mich mit meiner eigenen Depression auseinander setzte. Unsere Beziehung war stürmisch, voller Tränen und

Auseinandersetzungen, Ansprüchen und Wut. Bei diesem Mann fühlte ich mich weniger seltsam, weil er mir so ähnlich war. Aber wir waren zwei negative Pole und zogen uns gegenseitig runter, bis ich ihn verließ.

Ich legte die Einsamkeit schließlich ab wie das dicke Adressbuch des typischen Singles, als ich Dave heiratete. Er scheint ein Loch in mir zugekittet zu haben, das zu lange zu weit offen gestanden hatte. Wir haben eine altmodische Beziehung; unsere Ehe hat etwas von den arrangierten Verbindungen früherer Generationen. Unsere Eltern kannten sich schon als Teenager. Dave und ich lernten uns während der Collegezeit kennen, und nach jahrelanger Bekanntschaft und wochenlanger Romanze war uns klar, dass wir heiraten würden.

In fünf Jahren Ehe haben wir uns nicht durch lange intime Gespräche (was die angeht, ist er ziemlich unbedarft), sondern durch das Zusammenleben besser kennen gelernt: indem wir zusammen ein Haus gekauft, ein Kind nach unseren gemeinsamen Wertvorstellungen erzogen und festgestellt haben, dass uns nichts über einen Abend auf der Couch mit Büchern und Fernsehen, Popcorn und Ginger-Ale geht. Unsere Liebe ist mit der Zeit tiefer und reicher geworden, wie die Farbe von edlem Holz durch jahrelange Berührung immer intensiver wird. Er passt gut auf mich auf. Er ist mein Gefährte, mein Partner in fast allem, nur jetzt nicht, in diesem leeren Gang, in dem ich mit meinem neuen Baby stehe. Hier bin ich praktisch allein, wie ich es auf der dunklen Reise sein werde, die mir bevorsteht.

Am nächsten Morgen kämpfen sich Dave und Carrie zum Krankenhaus durch und helfen mir, unsere neuen Besitztümer einzupacken: die Tragetasche vom Krankenhaus, Eispackungen, Netz-Unterhosen, die groß genug sind, um Eispackungen und riesige Binden aufzunehmen, Tabletten, Broschüren über Kinderpflege, Stofftiere und den Jungen. Als wir nach Hause kommen, finden wir eine mit Alufolie abgedeckte Kasserolle vor der Tür, einen Puteneintopf, den uns eine Nachbarin zum Mittagessen gebracht hat. Wir legen das Baby in den Wipper auf den Küchentisch, wo er residieren wird, bis er richtig sitzen kann, essen unser in der Mikrowelle aufgewärmtes Mittagsmahl und fangen an, seine Beschneidungsfeier zu planen.

Max wird durch eine Zeremonie in den Bund des jüdischen Volks aufgenommen werden, die kaum etwas von ihrer Brutalität verloren hat, seit Abraham sich als Erster mit einem scharfen Stein selbst beschnitt. Es ist ein Übergangsritus, den alle jüdischen Jungen über sich ergehen lassen müssen: Acht Tage nach der Geburt des Kindes lädt man alle nahe stehenden Menschen ein und beauftragt einen Mann oder eine Frau – Mohel genannt –, die Vorhaut des Babys mit einem Skalpell zu entfernen, während sein Großvater das Baby auf einem mit einem guten Tischtuch abgedeckten Kartentisch festhält, bevor man schließlich Fisch und Brötchen serviert.

Bis endlich die Gäste eingeladen sind, das Essen bestellt und der Termin von Mohel und Rabbi bestätigt ist, haben wir wieder Abend. Ich sitze gegen die Kissen gelehnt auf unserem Bett, während ich Max stille. Carrie brauchte fünf Tage, um diese Kunst zu erlernen, aber Max hatte den Bogen schon nach wenigen Versuchen im Krankenhaus heraus. Er liegt auf einem Kissen in meinem Schoß, das Bäuchlein an Mami gelehnt, das Mäulchen sanft an meiner schokobraunen Brustwarze festgesaugt. Sie werden so dunkel, habe ich einmal gelesen, weil der Kontrast zwischen dunkler Brustwarze und heller Haut es dem Baby erleichtert, schon wenige Augenblicke nach der Geburt zu seiner Nahrung zu finden, wie eine Neon-Reklame für Bier, die dem Trinker den Weg zur dunklen Kneipe weist. Ich halte seinen Kopf mit einer Hand, meine Brust mit der anderen und ein gefaltetes Handtuch zwischen die andere Brust und die Innenseite des Arms gedrückt, um die austretende Milch aufzufangen.

Es ist behaglich hier auf meiner blau-gelben Steppdecke mit dem von Matisse inspirierten Muster aus Blumen und Vasen, die ich im vorigen Herbst gekauft, aber nie benutzt habe, weil sie selbst im Winter für meinen überheizten schwangeren Körper zu warm war. Ich sehe auf Max' runde, weiße Wange, seine durchscheinenden Augenlider und die schmatzenden rosa Lippen hinab und dann mich selbst im Spiegel an der gegenüberliegenden Wand an. Ich bin aufgedunsen und blass, matronenhaft in meinem geblümten Still-Nachthemd, aber mir gefällt, was ich sehe: Mein Traum der letzten beiden Jahre ist Wirklichkeit geworden.

Ich fühle mich plötzlich stark, froh und zuversichtlich. Meine schwarz-weiße Weltsicht ist jetzt übersteigert, ein weiteres Zeichen, dass die postpartale Depression schon im Kommen ist. Später, wenn ich erst all meine Lektionen gelernt habe, werde ich die Welt in sanfteren Grautönen sehen. Aber jetzt ist alles leuchtend weiß und ich kann mir wirklich nicht vorstellen, warum es je wieder verblassen sollte.

Endlich halte ich das Glück in Händen, das ich während der Zeit der Fehlgeburten und der angespannten Schwangerschaft und der ganzen Warterei davor und währenddessen herbeigesehnt habe. Ich bin zu Hause. Das Baby ist lebendig, gesund, vollkommen. Alle Ängste und Verluste liegen hinter uns, all der Spaß und das Abenteuer und die Sorglosigkeit der Zukunft vor uns. Ich kann endlich das Leben leben, das ich für mich geplant habe, wozu unter anderem gehört, Max zu einer Tagesmutter zu geben, meine verkümmerte Journalistenkarriere wieder zum Leben zu erwecken, meinen Körper durch Training zu straffen, nach Jahren in Säcken aus weichem Stoff endlich wieder modische Kleidung zu kaufen, Theaterkarten zu bestellen, regelmäßige Babysitter für die Samstagabende zu finden, Familienurlaube am Strand und romantische Wochenenden in den Bergen zu planen. Sobald Max die Nacht durchschläft, sodass ich regelmäßig acht Stunden Schlaf am Stück bekomme, soll das alles losgehen. Drei Monate, höchstens, habe ich mir gesagt. Ich muss nur noch diese drei Monate durchstehen. Ich lächele mir selbst zu, ein müdes, aber zufriedenes Lächeln. Ich hab's geschafft. Es hat alles geklappt.

Am nächsten Morgen ist das Glücksgefühl weg wie ein Weinrausch, der sich zum Kater verflüchtigt. Max ist zu gelb, finden wir, und eilen mit ihm zum Kinderarzt. Gelbsucht ist bei gestillten Kindern häufig, aber im Krankenhaus hatte er sie noch nicht, und ich brauche einen Fachmann, der mir sagt, ob dieser Fall normal ist. Ich kenne eine Mutter, deren Kind seit einer unbehandelten Gelbsucht, die aufs Gehirn geschlagen ist, an zerebraler Kinderlähmung leidet, deshalb nehme ich die Sache ernst. Der tiefe Ockerton seiner Haut, ein deutliches Gelbsuchtsymptom, lässt ihn aussehen, als hätte er einen Monat Karibikurlaub hinter sich.

Der Arzt entscheidet, sein Blut auf Bilirubin untersuchen zu lassen, den Stoff, der anzeigt, ob die Gelbsucht schwer genug ist, um einen Aufenthalt unter Speziallicht notwendig zu machen, oder ob einige Zeit vor einem sonnigen Fenster genügt. Im Untergeschoss des Krankenhauses zwinge ich mich weiterzuatmen, während eine Laborantin eine Nadel in seine winzige, dunkelrote Ferse sticht und dann Blut aus der Wunde in ein Glasröhrchen quetscht, das nicht dicker ist als ein Stück Spaghetti. Die Ergebnisse liegen am oberen Rand des Normalen; deshalb müssen wir alle zwei Tage zur Blutuntersuchung wiederkommen.

Ich mache mir mehr Sorgen, ob er blass genug sein wird, um die Beschneidungsfeier abzuhalten, als um seine Gesundheit. All die Leute, die wir angerufen haben, all der Räucherfisch, den man eine Woche im Voraus bestellen musste. Ich fahre durch den Schneematsch und schleppe seinen Autositz die Gänge hinauf und hinunter, mein Körper unter der Last gebeugt, vom Sprechzimmer des Kinderarztes zur Aufnahme und weiter zum Labor, bis er einen Tag vor der Beschneidung schließlich für gesund erklärt wird. Seine Bräune hat nachgelassen und ein gesundes Rosa beginnt durch das Gelb hindurchzuschimmern. Das sollte reichen.

Ich habe mich seit Monaten vor der Beschneidungsfeier gefürchtet, kann mir nicht vorstellen, so kurz nach der Entbindung schon wieder Nylonstrumpfhosen und hohe Absätze zu tragen, von der Bewirtung der Gäste ganz zu schweigen. Überhaupt habe ich nicht so viel übrig für förmliche Zeremonien. Wie viele Frauen, die eine PPD entwickeln, leide ich seit meiner Kindheit an hochgradiger Ängstlichkeit und Nervosität. Als ich noch ein Kind war, schlug mir das vor allem aufs Verdauungssystem.

Eines Morgens saß ich vor Schulbeginn im Flur vor meinem Schlafzimmer und weinte. Ich war acht Jahre alt. Den Bus hatte ich schon verpasst und meine Mutter bot mir an, mich zu fahren, wieder einmal, aber ich weigerte mich. *Ich muss mich übergeben,* schluchzte ich, *ich kann nicht gehen.* Ich war voller Panik. Ich beugte mich über den weißen Rattan-Papierkorb in meinem Zimmer und würgte. Aber ich übergab mich nie wirklich; das war nur eine Zwangsvorstellung.

Meist hatte ich nur Magenkrämpfe und so schwere Durchfälle, dass ich während meiner Kindheit zweimal ein ganzes Programm von Magen- und Darmuntersuchungen über mich ergehen lassen musste. Ich musste eine dicke, kalkige Flüssigkeit trinken, die auf ihrem Weg durch mein Gedärm auf dem Röntgenschirm sichtbar wurde. Vor der Untersuchung bekam ich einen Einlauf, um den Dickdarm zu leeren. Und die Ergebnisse waren immer negativ. Die Ärzte fanden keine Störungen. Selbst bei Kindern kann eine Depression unbemerkt verlaufen.

Als ich älter wurde, wuchs meine Depression mit. Als ich in der sechsten Klasse war, ging ich einmal mit meinen Freundinnen durch ein Einkaufszentrum und sah eine einsam wirkende Frau aus einem Kartenladen kommen. Sie hatte struppiges graues Haar und trug einen grünen Tweedmantel. Sie war ganz allein. Ihr Anblick machte mich so traurig, berührte etwas so tief in meinem Inneren, dass ich es nicht abschütteln konnte. Ich ging nach Hause und setzte mich auf mein Bett; es war später Nachmittag. Das übrige Haus war dunkel. Meine Eltern hielten ein Nachmittagsschläfchen.

Ich schrieb in mein Tagebuch, zornige, traurige Worte, ein Versuch, die Gefühle aus meinem Körper zu spülen. Aber es funktionierte nicht. Ich war einfach traurig, so traurig, ohne jeden Grund. Ich hatte keine Kontrolle über meine Gefühlsschwankungen, all diesen melodramatischen Kummer und die übertriebenen Ängste, die Menschen mit fehlerhafter Verdrahtung im Gehirn plagen, daher entwickelte ich Gewohnheiten, die mir ein trügerisches Gefühl der Herrschaft über meine Welt gaben. Gewohnheiten wie die, mir meine Ängste von der Seele zu schreiben und Alkohol zu trinken und in geschlossenen Räumen in Türnähe zu sitzen. Ich wusste, dass mir etwas auf den Fersen war, etwas Schlimmes, aber wenn ich ihm immer einen Schritt voraus bleiben konnte, wenn ich die Gefühle, die es hervorrief, vertreiben konnte, würde alles in Ordnung sein. So begann meine Flucht vor dem Zusammenbruch, der mich schließlich doch einholen sollte.

Als Teenager trank ich literweise billigen Weißwein, um die Nervosität zu dämpfen, fing dann an, in den Schlafzimmern meiner Freundinnen Marihuana zu rauchen. Wenn ich nüchtern war, sprudelten die Ängste an die Oberfläche. Bei meiner ersten Verabredung mit einem Jungen schwitzte und zitterte ich auf dem Beifahrersitz seines Autos. Es war ein babyblauer BMW und er war der Muskelmann, den ich zum Schulball eingeladen hatte. Er fuhr mich zum Strand, eine lange Fahrt, und ich klebte vor lauter Schweiß am Sitz fest. Mein Hirn schnatterte stumm drauflos. *Ganz ruhig bleiben. Tief durchatmen. Du hast alles unter Kontrolle. Du kannst immer noch die Tür öffnen und rausspringen. Du kannst das Fenster aufmachen, wenn du dich übergeben musst.*

Ich saß still und atmete flach, wenn sich die Tür des Mathematik-Klassenzimmers schloss. Ich fühlte mich wie in einer Falle. Ich fühlte mich immer wie in einer Falle. *Was, wenn ich hier raus muss? Was, wenn ich auf die Toilette muss? Ich werde mich übergeben.*

Ich wählte einen Beruf, der es mir möglich machte wegzugehen, wann immer ich wollte. Als Zeitungsreporterin konnte ich in der Redaktion kommen und gehen, wie ich wollte, Interviewtermine an Orten vereinbaren, an denen ich mich wohl fühlte, und falls ich nervös wurde, sogar Konferenzen mit der Ausrede verlassen, ich müsse zurück ins Büro, um einen Artikel zu schreiben. Ich lernte, meine Ängste zu verbergen, indem ich mein Umfeld unter Kontrolle hielt. Ein lebenslang angehäuftes Sammelsurium von Tricks verhinderte, dass sie mich allzu oft einholten.

Beerdigungen und Hochzeiten sind am schlimmsten. In solchen Situationen sind Panikattacken praktisch unvermeidlich. Ich habe eine Theorie dazu entwickelt: Ich bin immer schon übermäßig emotional gewesen, sage ich mir, und ich habe gelernt, meine überwältigenden Gefühle zu bändigen, indem ich sie tief in mein Inneres verbanne. Beerdigungen und Hochzeiten sind so gefühlsgeladene Anlässe und ich habe solche Angst davor, starke Emotionen zu erleben – dies ist schließlich der absolute Kontrollverlust, denn wer weiß, wie tief die Gefühle gehen, bevor sie aufhören –, dass die Anstrengung, diese Gefühle niederzuhalten, Schweißausbrüche, Bauchgrimmen, Herzklopfen, Ohnmachtsgefühle und Panik auslöst. Ich verspüre immer den Drang, aus dem Raum zu laufen. Ich bin noch nie von einer Beerdigung oder Hochzeit weggelaufen, bevor sie vorbei war, aber ich versuche immer, so nah wie möglich an einem Ausgang zu sitzen – für alle Fälle.

Ich habe Angst, dass mich dieser Fluchtdrang auch bei der Beschneidung meines Sohns überkommen wird, und frage mich, ob ich ihm nachgeben werde. Bei der Beschneidungsfeier meines eigenen Kindes kann ich nicht davonlaufen und mich auf der Toilette verstecken, bis ich mich wieder beruhigt habe.

Die Nervosität fängt schon an, als der Mohel, ein weißhaariger Mann, der mir beim Reden auf den Busen starrt, mit uns in Max' Zimmer die Zeremonie durchspricht. Ich wandere in dem kleinen Zimmer umher, beschäftige mich mit dem Baby, versuche auf das zu achten, was er uns über die Gebete erzählt, die wir hersagen sollen. Als Dave das Baby mit nach unten nimmt, um auf die übrigen Gäste zu warten, renne ich ins Bad. Ich öffne das Fenster, lege mein Kinn aufs Fensterbrett und atme die kalte Luft in langen, zitternden Atemzügen ein, bis die Panik nachlässt. Heißt das, dass die nächste Panikattacke schlimmer wird oder dass ich es hinter mich gebracht habe, frage ich mich, während ich meine Oberlippe trocken tupfe und mir die Haare bürste.

Ich kehre in die Küche zurück und setze mich an den Tisch. Ich fühle mich immer noch zittrig, wie ein Autofahrer nach einem Beinahzusammenstoß mit einem Sattelschlepper. Carrie steht zwischen meinen Beinen und isst eine dicke Erdbeere, und ich streiche ihr übers Haar. Liz, eine enge Freundin, die immer sensibel auf meine Stimmungen reagiert, fragt mich, wie es mir geht. Ich erzähle ihr, dass ich nervös bin, und sie schirmt mich mit ihrem schwangeren Körper vor den anderen Leuten ab, die sich in meinem Haus drängen.

Der Mohel beginnt zum Auftakt der Zeremonie zu klatschen und zu singen. Mein Bruder und meine Schwägerin, Max' Paten, tragen Max auf einem mit besticktem Leinen bezogenen Kissen herein. Sie übergeben ihn seinen Großmüttern. Diese küssen ihn jede auf eine Wange und reichen ihn dann an Daves Bruder John weiter, der sich mit ihm auf einen Stuhl setzt, welcher als provisorischer Thron des Propheten Elia auserkoren ist. Elia ist bei allen Beschneidungen anwesend, um sich vom Fortbestand des jüdischen Volks zu überzeugen. Max, der mit seinem Onkel auf Elias Platz sitzt, wird vom Mohel gesegnet. Dann erläutert dieser den Anwesenden die Zeremonie, referiert über Historisches und die Nervenenden, die mit acht Tagen noch keinen Schmerz registrieren. Er würzt seine Erklärungen mit osteuropäischem Humor, sorgt für eine zwanglose, lockere Atmosphäre. Obwohl er bei jeder Beschneidung die gleichen Witze erzählt, gelingt es ihm durch seine Sprüche immer wieder, die Anspannung im Raum zu mildern.

»Der Kleine wird sechs Wochen lang auf Rendezvous verzichten müssen, aber danach wird er ein wohl angepasster jüdischer Junge sein, soweit es so was überhaupt gibt«, sagt er, während seine flinken Hände Max von seiner Windel befreien.

Carrie quengelt nach mehr Erdbeeren, während er spricht, bis ich ihr ein Brötchen in den Mund schiebe und sie hochhebe. Normalerweise wäre ich verärgert, weil sie diese besondere Feier für ihren Bruder stört, aber ich begrüße die Ablenkung. Ich halte mir die Augen zu, während er beschnitten wird, und erhole mich dann so weit, dass ich eine witzige und bewegende Rede über die vier Jakobs und einen Max halten kann, nach denen er benannt ist, und über unsere Hoffnung, dass er ebenso innig geliebt werden wird wie diese. Ich weine nur einmal. Der Mohel sagt, er hoffe, dass alle hier Versammelten wieder zusammenkommen werden, um Max bei seiner Hochzeit unter der Chuppa stehen zu sehen.

Das ist eine gebräuchliche Redensart, die natürlich besonders zu Herzen geht, wenn Menschen im Raum sind, die wissen, dass sie es nicht mehr erleben werden, wie dieses Baby erwachsen wird. Einer davon steht mir gegenüber. Meine Schwiegermutter Pepper hätte kaum geglaubt, Max' Geburt noch zu erleben, und weiß, dass sie sterben wird, bevor er in ganzen Sätzen spricht. Ihre Augen füllen sich mit Tränen beim Gedanken an die Hochzeit, bei der sie nicht dabei sein wird, den Jungen, den sie nicht aufwachsen sehen wird, der sich nicht an sie erinnern wird. Ich sehe die Mutter meines Mannes an und weine innerlich. Sie ist erst 60 und sie fehlt mir jetzt schon. Das ganze letzte Jahr hat sich das Leben der Familie hauptsächlich um ihren Kampf gegen den Krebs gedreht. Aber dies ist das erste Mal, dass wir uns eine Zukunft ohne sie vorstellen. Mit Tränen in den Augen singen und klatschen wir am Ende der Zeremonie. Dann bewirten wir unsere Gäste und nehmen Glückwünsche und Ratschläge entgegen.

Als alle gegangen sind, brechen wir erschöpft zusammen. Dave lässt sich in einen Sessel fallen und legt die Füße hoch, und Carrie lagert sich mit ihrer Decke vor den Videorekorder. Max, immer noch berauscht von dem in Wein getränkten Mulltupfer, den er während der Beschneidungszeremonie in den Mund bekommen hat, schläft ruhig in seine Wippe auf dem Boden. Ich strecke mich auf der Couch aus und fühle mich so müde, als ob ich seit zwei Wochen auf den Beinen wäre, was der Realität entspricht. Ich denke darüber nach, wie dringend ich für mich selbst sorgen und mich erholen muss – vom Pressen und von den Medikamenten, von der Naht und vom Blutverlust, von den Sorgen und Schmerzen. Wenn ich sie jetzt bekommen könnte, ein paar Wochen, um mich auszuruhen und mich selbst zu verwöhnen, wie man sie sich zugesteht, nachdem man eine Hochzeitsfeier ausgerichtet oder den Weihnachtsbaum abgebaut hat, würde es mir gut gehen. Ich weiß, dass es mir dann bestens gehen würde. Aber mit einem Baby funktioniert das nicht. Mit Babys kannst du dich erst dann ausruhen, wenn sie es tun.

2

Drei Tage nach der Beschneidung steht die Sonne strahlend am Himmel wie in jedem März, kraftvoll und neu, eine Erinnerung daran, dass die Wärme und schließlich auch der Sommer zurückkehren werden. Es ist Sonntag und wir bekommen keine Tupperware-Dosen voll vorgekochter Mahlzeiten mehr. Wir brauchen etwas zum Essen und die nahe liegendste Quelle ist ein koscherer Laden im nächsten Ort.

Ich lege Max auf seinen blauen Fleece-Overall, ziehe die Reißverschlüsse um ihn herum zu und stopfe den überschüssigen Stoff an Beinen und Armen unter seinen Körper. Sein Schädel, noch in dem verformbaren Zustand, der ihm den Weg von der Gebärmutter nach draußen erleichtert hat, erinnert mich an ein ungepelltes, hart gekochtes Ei. Ein zu fest dagegen gedrückter Daumen könnte geradewegs durchbrechen, denke ich, während ich ihm eine winzige Mütze aufsetze. Ich schnalle ihn in seinen Autositz, der aus Sicherheitsgründen auf den nach hinten gewandten Sitz des Vans geschnallt wird, sodass ich nicht sehen kann, ob er aufgehört hat zu atmen, solange ich das Auto nicht am Straßenrand anhalte und darum herum gehe, um nachzuschauen. Ich setze den salzfleckigen roten Van rückwärts aus unserer schmalen, abschüssigen Einfahrt und schaffe es diesmal, nicht mit den Reifen in dem auftauenden Boden zu versinken.

Wir wohnen im kleinsten Kolonialstil-Häuschen dieser 25 Jahre alten Siedlung einer Schlafstadt 50 Kilometer südlich von Boston. Von den vielen Häusern in unserem Ort sind einige alt und schön, viele neu und protzig. Doch außer einem gut besuchten Chinarestaurant und ein paar Friseursalons gibt es hier keine Geschäfte. Die meisten Besorgungen erledige ich in den umliegenden Vororten. Heute fahre ich acht Kilometer nach Cobb's Corner, einer einstigen Postkutschenstation, die heute eine Ansammlung muffiger Einkaufsstraßen umfasst, und parke vor dem Fleischergeschäft.

Es ist ein schmaler Laden mit nur zwei Gängen. Alle ortsansässigen Familien, die koscher kochen, also keine Cheeseburger oder Schweinshaxen oder Hummer essen, kaufen ihre Rinderbrust und ihr Geflügel, ihre Eiernudeln und Kreplach hier ein. Wir befolgen die überlieferten jüdischen Speisegesetze nicht streng, aber ich fühle mich in dieser Gemeinschaft immer wohl. Einige der Frauen mit langen Röcken und Kopftüchern sehen so aus, als könnten sie ebenso gut auf einem polnischen Markt des 19. Jahrhunderts in roten Fleischstücken wühlen.

Während ich mich dem Laden nähere, den Kindersitz mit Sohn am Arm hängend, bin ich berauscht vor Stolz bei der Aussicht, dieses wunderschöne Baby und mein robustes, nicht unterzukriegendes Ich vorzuführen. Hier sind wir, auf den Beinen und unterwegs, bereit, es mit der Welt aufzunehmen. In der Hast, mein Debüt zu geben, stoße ich mir den Fuß an einem Haufen geschwärztem Schnee neben dem Bordstein, falle vornüber und kippe Max um ein Haar auf den zementierten Bürgersteig. Zwei vor der Tür stehende Kundinnen tun so, als hätten sie nichts gesehen, aber als wir vorbeigehen, unterbrechen sie ihren Klatsch, um Max zu bewundern.

Drinnen wird uns der gleiche Empfang zuteil. Alle schauen in den Kindersitz, murmeln Koseworte und legen die Handflächen auf die Brust zu Ehren des schlafenden Kindes. Während wir an der Kasse anstehen, fragt mich jemand nach seinem Alter.

»Elf Tage«, verkünde ich.

»Elf Tage und sie nimmt ihn mit zum Fleischer?«, sagt eine ältere Frau mit jiddischem Akzent und schüttelt den Kopf. »Oi.«

Dave und ich lachen später darüber, als ich ihren Akzent imitiere, lachen noch mehr über ihre Vorstellung, dass sich Mutter und Kind zu Hause ausruhen sollten, als ob sie invalide wären. Später werde ich auf die unangenehmste Art lernen, dass sie Recht hatte, dass Mütter und Babys vor den Verpflichtungen der realen Welt abgeschirmt werden sollten, während sie sich von einem Vorgang erholen, der einen Körper in zwei spaltet.

Andere Kulturen wissen dies wohl. Sie betrachten die Mutter während der Zeit nach der Entbindung als besonders empfindsam und verletzlich und haben Rituale, die darauf abzielen, sie zu schützen und zu umsorgen. Es gibt meist einen festgelegten Zeitraum – oft 40 Tage – der Ruhe, Abgeschiedenheit und Unterstützung durch weibliche Verwandte, gefolgt von Festen, mit denen die neue Rolle der Frau gefeiert wird. Anthropologen, die solche Kulturen studieren, berichten, dass in ihnen praktisch keine postpartalen Depressionen vorkommen. Sie glauben, dass die Häufigkeit postpartaler Depressionen bei uns mit dem Fehlen solch umsorgender Rituale zusammenhängt.

Nigerianische Mütter und Babys werden traditionellerweise zwei oder drei Monate lang von der Großmutter des Babys in einer besonderen Hütte versorgt, bevor ein

Fest zu Ehren der Mutter gefeiert wird. Jamaikanische Mütter und ihre Babys werden 40 Tage lang abgesondert und von ihren Müttern betreut. Die Chinesen praktizieren etwas, das sie »den Monat vollziehen« nennen. Dieser Brauch hat zwei Varianten. Beim Zou Yue, »den Monat aussitzen«, sind strikte Rituale zu befolgen. Junge Mütter, die Zou Yue praktizieren, vermeiden es, sich zu waschen, nach draußen zu gehen, ungekochte oder kalte Speisen zu verzehren, vom Wind angeblasen zu werden, Geschlechtsverkehr zu haben, zu lesen, sich in der Nähe von Ventilatoren oder Klimageräten aufzuhalten, andere Menschen zu Hause zu besuchen und am Tisch zu essen. Während dieser Zeit werden die Frauen angehalten, täglich ein Huhn zu verzehren. Beim Pei Yue, »den Monat einhalten«, wird die junge Mutter einen Monat lang von einer Verwandten betreut. 1997 ermittelte Dominic Lee, ein Forscher der chinesischen Universität in Hongkong, dass noch 84 Prozent der Frauen in Hongkong Zuo Yue praktizierten und 79 Prozent den wundervollen Luxus des Pei Yue in Anspruch nahmen. Er stellte fest, dass das Hühnchenessen, das Meiden von Bädern und die anderen Zou-Yue-Regeln nichts mit der geringeren Häufigkeit postnataler Depressionen zu tun hatten. Doch bei Frauen, die während des ersten Monats nach der Geburt mehr als vier Stunden täglich von Müttern, Schwiegermüttern oder anderen Verwandten umsorgt wurden, traten postpartale Depressionen seltener auf als bei ihren Geschlechtsgenossinnen.

Aber dies sind ferne Welten. Die, in der ich lebe, erwartet, dass ich gleich nach der Geburt wieder voll durchstarte. Es herrscht hier schon fast Konkurrenz darum, wer nach Verlassen des Kreißsaals am schnellsten wieder dünn und aktiv ist, Reisen unternimmt und Partys gibt. Und ich wehre mich nicht gegen diesen gesellschaftlichen Druck, weil ich ängstlich darauf bedacht bin, mich der Herausforderung gewachsen zu zeigen.

Ich würde nicht auf die Idee kommen, mich in mein Bett zu verkriechen. Nach Carries Geburt blieb ich sechs Wochen zu Hause. Weil sie eine Frühgeburt war, hatte der Kinderarzt mir geraten, sie von Menschenansammlungen fern zu halten. Sie kam Endc November zur Welt, als es zu kalt war, um mit ihr draußen spazieren zu gehen, und sich überall sonst zu viele triefnasige Weihnachtseinkäufer drängten, um sie irgendwohin mitzunehmen.

Diesmal bin ich so erpicht darauf, mit meinem Leben weiterzumachen, so darauf bedacht, diese Schwangerschaft mit all ihren Einschränkungen hinter mir zu lassen, dass ich mich aufführe wie die sprichwörtliche Bauersfrau, die gleich nach der Geburt zur Ernte aufs Feld zurückkehrt. Wenn ich so tue, als ob ich von Schwangerschaft und Geburt erholt wäre, sage ich mir, dann bin ich es auch. Oder werde es jedenfalls früher sein. Und dieses letzte Quartal ist wirklich alles, was mir noch im Wege steht.

Man nennt es das vierte Trimester, ein Paradox, das völlig einleuchtend erscheint, wenn man es durchlebt. Das Baby könnte ebenso gut noch ungeboren sein, so wenig Menschsein legt es an den Tag. Max ist ungefähr so kommunikativ wie ein Handschuh. Es gibt noch kein Lächeln, keinen gezielten Blickkontakt, kein Spielen. Seine größte Leistung besteht darin, unsere Finger in seinen Fäusten zu wringen.

»Oh, er drückt zu, er drückt zu«, rufen unsere Gäste, als sei es ihnen gelungen, zu einem Taubstummen durchzudringen. »Er hält meine Hand. Er mag mich.«

Sein Kopf baumelt herum wie der Bommel einer Wollmütze. Er verschläft den größten Teil des Tages. Sein lautestes Schreien ist immer noch leiser als das Krächzen der Krähen, mit dem sie jeden Morgen ankündigen.

Mein Körper ist noch so weit von seinem Vorschwangerschaftszustand entfernt wie zu der Zeit, als er Max beherbergte. Vor der endgültigen Ausheilung werde ich acht Wochen lang so stark bluten, dass ich mir ausmale, wie Dave eines Tages nach Hause kommt und mich in einer roten Pfütze auf dem Boden liegend findet, die heulende Carrie neben mir. Die Blutung lässt ein paar Tage nach und schwillt dann wieder an, weil, wie Dr. Haines erklärt, sich das Blut offenbar irgendwo aufstaut. Obwohl sich die Fäden der Dammnaht aufgelöst haben, ist der ganze Bereich immer noch empfindlich und geschwollen. Die Vorderseite des Schritts, von der ich fürchtete, sie würde aufreißen wie ein Reißverschluss, fühlt sich beim Harnlassen roh und wund an.

Dann ist da noch der Schlafmangel. Meiner Meinung nach fühlt sich der Körper während dieser ersten paar Lebensmonate des Kindes schlechter als während der gesamten Schwangerschaft. Ob man stillt oder Fläschchen gibt, das Schreien des Kindes reißt einen in jedem Falle mehrmals pro Nacht aus dem Schlaf. Durchschlafen wird monatelang unmöglich. Und das kann auch den stabilsten seelischen Zustand ins Wanken bringen. Gary K. Zammit, Autor eines Buchs über Schlafstörungen und ihre Bekämpfung, schreibt: »Schon geringfügiger Schlafmangel kann zu Depression, Nervosität oder Reizbarkeit führen. Wenn der Schlafentzug Nacht um Nacht anhält, ... schreiten diese Gemüts- und Persönlichkeitsveränderungen Tag für Tag weiter voran.«

Ich schlafe in Zweistundenportionen, zwischen den

Stillzeiten. Max schläft neben unserem Bett auf einer vinylbezogenen Unterlage in einem mit Chiffon und Spitze geschmückten Korbwagen. Er ist ein lauter Schläfer, schnarcht und schnauft die ganze Nacht hindurch wie sein Vater. Jeder Pieps löst den Alarm aus, der mich aufs Stillen vorbereitet, und die zahlreichen Fehlalarme lassen tiefen Schlaf nur selten zu. Wäre mein Hirn nicht bereits im Begriff, dem Druck der PPD nachzugeben, könnte ich vielleicht trotz des Schnarchens meines Babys schlafen. Zu diesem frühen Zeitpunkt lässt sich nicht sagen, ob meine Schlafstörungen durch innere oder äußere Faktoren bedingt sind.

Wenn er wirklich beginnt zu schreien, setze ich mich auf, ziehe ihn auf meinen Schoß, knöpfe den Latz meines Still-Nachthemds auf, hake meinen Nacht-BH auf und säuge ihn, wie es jedes weibliche Säugetier tut. Ich beuge meinen Rücken, sodass mein Körper zu einem Schutzdach wird, das seinen beschirmt, wobei mir die Haare, die ich so geduldig auf gleiche Länge habe wachsen lassen, ins Gesicht fallen. Ich werfe sie zurück und verfluche sie dabei. Im April bin ich so erpicht darauf, die überschüssigen Teile meines Ichs loszuwerden, die mich daran erinnern, wie weit ich noch vom Normalzustand entfernt bin – die schweren, tropfenden Brüste, den schwammig weichen Bauch –, dass ich jemanden dafür bezahle, den größten Teil meiner Haare abzuschneiden.

Billy, ein exaltierter Schwuler, der sein eigenes schwindendes Haar so gründlich malträtiert hat, dass es mittlerweile die Farbe von Nussbrei angenommen hat, hat mich monatelang in meinem Ringen um langes, feminines Haar unterstützt. Seit ich ihm ein Foto von mir gezeigt habe, das am Vorabend meiner Hochzeit aufgenommen wurde, als mein Haar noch lang und dicht war, die lockigen Enden über meine gebräunten Schultern drapiert, hat er mich angespornt, diese entschwundene Schönheit zurückzugewinnen. Als ich jetzt eine Katalogseite entfalte, die ein Fotomodell mit moderner, sexy Kurzhaarfrisur zeigt, unternimmt er nichts, um mich davon abzubringen. Ich hätte mir einfach wieder einen Pony schneiden lassen können, um das Dilemma mit den Haaren im Gesicht zu lösen, oder die lästigen Strähnen mit einer Spange feststecken. Aber diese Lösungen kommen mir nicht in den Sinn und Billy anscheinend auch nicht. Er fängt einfach an, meine Haare abzuhacken.

Ab und zu beugt er sich vor, sodass seine Wange auf einer Höhe mit meiner ist und wir beide unsere Konversation im Spiegel beobachten können. So kann uns niemand zuhören, während er mir von seinen Liebhabern erzählt.

»Er könnte sich etwas schicker anziehen, aber ausgezogen macht er sich sehr gut«, sagt er über seinen derzeitigen Freund.

Normalerweise amüsiere ich mich über die Geschichten von seinen Liebeleien und revanchiere mich mit einigen Geheimnissen aus meinem eigenen Liebesleben, aber heute möchte ich nur weinen. 15 Zentimeter lange Haarsträhnen fallen zu Boden und lassen mein blasses, erschöpftes Gesicht immer deutlicher zu Tage treten. *Was tue ich hier?*, denke ich, sage aber nichts. Mein Handeln ist von einer Dringlichkeit getrieben, als wolle ich jemanden bestrafen. Mich selbst, wie sich herausstellt. Durch die kurzen Haaren werden meine Ohren, mein spitzes Kinn und meine geschwollenen Brüste nur noch mehr betont. Die schöne junge Braut ist nirgends zu sehen.

Ich bin kein rationaler Mensch. Wenn ich in meinem alten Leben zu spät ins Bett ging oder zu früh aufstehen musste, war ich den ganzen Tag reizbar. Ich war fahrig, bewegte mich wie betrunken, las in Zeitungsartikeln die gleichen Sätze wieder und wieder. Ich bin eine Langschläferin, eine, die acht Stunden Schlaf pro Nacht braucht, um richtig zu funktionieren, eine, die auf dem College nie einen Kurs vor neun Uhr morgens belegte, egal wie interessant oder wichtig er für meinen Abschluss sein mochte, die den köstlichen Luxus des so genannten Unterwäsche-Nickerchens erfand, eines Wochenend-Nachmittags-Schläfchens in Slip und BH, mit oder ohne Partner, um sich für den bevorstehenden Abend zu stärken.

Jetzt, nachdem ich wochenlang rund um die Uhr geweckt worden bin wie ein Gefangener, der die Aussage verweigert, fühle ich mich weit mehr als unwohl und übellaunig. Morgens tun mir die Beine weh, die sich vom Herumschleppen der Kinder und ihrer Ausstattung am Vortag noch nicht erholt haben. Zum ersten Mal im Leben nehme ich die verschiedenen Partien meines Schädels – Schläfen, Stirnhöhlen, Wangenknochen – bewusst war, weil sie sich schwer und taub anfühlen, ähnlich wie fast erfrorene Finger. Ganz gleich, welche Tageszeit es ist oder was ich tue – ob ich Auto fahre, Socken raussuche, Pizza bestelle –, ich benehme mich, als sei es vier Uhr morgens und ich wäre noch nicht ins Bett gekommen.

Die ganze Schwangerschaft hindurch habe ich mich davor gefürchtet, so müde zu sein. Selbst ohne die zusätzliche Belastung einer PPD fühlte ich mich nach Carries Geburt durch den Schlafmangel ziemlich erbärmlich. Aber das war das *einzig* Schlechte an ihrer

Säuglingszeit, deshalb hatte ich gedacht, wenn ich den Schlafmangel bei Max minimieren könnte, wäre das Ganze ein Kinderspiel. Ich nahm mir vor, das Unmögliche möglich zu machen: Den Schlafentzug unter Kontrolle zu halten.

Einige Wochen, nachdem ich Max mit dem Fleischerladen vertraut gemacht habe, gehe ich mit ihm zwecks Nachuntersuchung seines Bilirubin-Spiegels zum Kinderarzt. Karussellpferdchen galoppieren über die Tapete des Wartezimmers, während ich Max beim Schlafen zusehe. »Wach auf«, möchte ich schreien. »Wach auf, damit du nachts müde bist wie der Rest der Menschheit.« Wie die meisten Neugeborenen schläft er tagsüber mehr als nachts. Bei Tageslicht kann er vier Stunden am Stück schlafen, aber niemals nach Sonnenuntergang. Nach all diesen Monaten im Dunkeln gehen ihre inneren Uhren verkehrt.

»Der hier pflegte den ganzen Tag zu schlafen«, sagt ein Mann im Wartezimmer und zeigt auf das Baby auf seinem Schoß. »Dann haben wir ihn umgedreht.«

»Umgedreht?«

»Meine italienische Großmutter hat mir davon erzählt und ich schwöre, es funktioniert«, sagt er. »Sie nehmen das Baby und drehen es einmal kopfüber, und schon ist alles in schönster Ordnung.«

»Es stimmt«, sagt seine Frau und zeigt auf ihr Baby. »Er war völlig verquer, bis wir ihn umgedreht haben. Einen Tag später hat er die ganze Nacht durchgeschlafen.«

Am Anfang sträube ich mich, wohl wissend, dass ein solches Durchschütteln der grauen Zellen die Schlafgewohnheiten eines Babys nicht beeinflussen kann. Doch da er weiterhin tagsüber schläft wie ein Teenager und nachts wach ist wie ein Baby, überrede ich Dave schließlich, ihn umzudrehen. Er hält Max aufrecht und dreht ihn dann kopfüber um 360 Grad, bis er wieder in der gleichen Stellung angelangt ist.

»Gut, jetzt ist alles in Ordnung«, sage ich. »Er wird die Nacht durchschlafen.«

Und er schläft in jener Nacht – zweieinhalb Stunden bis zum ersten Stillen.

Als Nächstes schließe ich mich dem Lager an, welches das elterliche Bett als idealen Ort empfiehlt, um das Baby durch Geruch und Wärme des mütterlichen Körpers einzulullen. Als er nach Nahrung schreit, lege ich ihn zwischen Dave und mich in unser extrabreites Bett, drehe mich auf die Seite, sodass meine Brust die Form von platt gedrücktem Pizzateig annimmt, knete seine Lippen um meine Brustwarze und schlafe wieder ein. Wenn ich das jede Nacht mache, denke ich, brauche ich gar nicht ganz wach zu werden, um ihn zu stillen, und keine Muskelenergie darauf zu vergeuden, mich aufzusetzen oder ihn hochzuheben.

Zwei Stunden später schreit er wieder. Ich stopfe die erste Brust zurück in ihren Panzer, rolle uns beide auf die andere Seite des Betts und biete ihm seine Bestechung an. Während die Milch mit einer schmerzhaft kribbelnden Empfindung – ähnlich wie bei Zehen, die man aus einem Schlittschuh befreit – zu fließen beginnt, wird mir klar, dass ich nicht eindösen darf, während er auf dieser Seite trinkt, weil er aus dem Bett fallen könnte. Ich zwinge mich, wach zu bleiben, und spüre, wie mein Herz wild pocht, um dies zu bewerkstelligen. Ich streichle den weißen Pelz auf seinem rosa Ohr und fahre mit der Fingerspitze über seinen Frotteepulli, um mich abzulenken. Er liegt zufrieden da, schließt die Augen und stillt träge seinen Marathondurst.

Zirka 20 Minuten später zerre ich seinen schlappen Körper zurück in die Bettmitte und schlafe, steif wie ein Kalb im Schlachthof. Ich wage mich nicht zu bewegen, kann meine Arme nicht ausbreiten oder mich von der Vorderseite auf den Rücken rollen, um ihn nicht zu erdrücken. Das Buch, das dieses familiäre Schlafarrangement befürwortet, hält dies für unwahrscheinlich, doch ein anderes Buch, das auch prophezeit, ein Säugling, der im Bett seiner Eltern schläft, würde dies in der fünften Klasse immer noch tun, deutet an, der Preis für diese praktische Regelung könne ein plötzlicher Kindstod sein. Also konzentriere ich mich im Schlaf auf meine Körperhaltung, was ungefähr so erholsam ist, als ob ich versuchen würde, auf einer harten Pritsche in einem ratternden Zug zu schlafen.

Am nächsten Morgen erwache ich vom Geräusch fließenden Wassers, das auf- und zugedreht wird. Dave rasiert sich. Er zieht den Rasierer durch das Schneefeld aus Schaum auf seiner Wange, dreht das Wasser voll auf, um die Klinge abzuspülen, schlägt eine weitere Schneise, spült wieder mit lautem Wasserrauschen. Graublaues Licht sickert unter den Jalousien durch. Max schläft. Ich liege platt auf dem Rücken und zähle meine Stunden. Obwohl ich nicht genug Konzentration aufbringe, um Zeitung zu lesen, kann ich mich genauestens erinnern, wann ich geweckt wurde und für wie lange. Ich habe eine Tabelle im Kopf und wenn sich die Stunden, egal wie zerstückelt, zu einem vollen Nachtschlaf summieren, betrachte ich mich als ebenso ausgeruht wie den Rest der Welt. Von elf bis eins. Das sind zwei. Dann von ein Uhr zwanzig bis drei Uhr zehn. Zwei Stunden, zehn

Minuten. Nein, eine Stunde fünfzig. Drei Uhr dreißig bis sechs Uhr fünfzehn. Zwei Stunden, fünfundvierzig Minuten. Auf sechs Stunden und fünfunddreißig Minuten kommt die träge Rechenmaschine meines Hirns. Das sind fast sieben Stunden. Beinahe ein voller Nachtschlaf. Es geht mir gut. Die Sache mit dem elterlichen Bett funktioniert.

Bei Carrie war es einfacher. Obwohl auch sie oft wach wurde, um zu trinken, geschah dies jede Nacht zur gleichen Zeit. Max variiert seine Aufwachzeiten und seine Schlafdauer von Nacht zu Nacht. Nach dem frühmorgendlichen Stillen pflegte ich mit Carrie bis neun oder zehn weiterzuschlafen. Ich ruhte mich aus, wenn sie ihre Nickerchen hielt. Ich saß mit ihr einen strengen Winter lang zu Hause, wusch rosa Kapuzenhandtücher in Babywaschmittel, schwenkte musizierende Stofftiere vor ihrem Gesicht und lernte die Stimmen der Kinderlieder-Sänger zu unterscheiden. Ich benötigte kaum Energie für Spaziergänge oder andere Ausflüge, bis der Schnee schmolz, und zu diesem Zeitpunkt schliefen wir schon alle zusammen die Nacht durch.

Jetzt stehe ich unabhängig von Max' nächtlichen Bedürfnissen um sieben Uhr auf, damit ich duschen kann, bevor Dave zur Arbeit fährt, und präsentabel aussehe, wenn ich Carrie zum Kindergarten bringe. Ich bin ständig in Bewegung, fahre sie zum Kindergarten, gieße Saft ein, schneide Apfelsinen als Zwischenmahlzeit klein, lasse Videos im Schnelldurchlauf durch gruselige Szenen laufen, während ich dem Baby ein Bäuerchen zu entlocken versuche, lade Einkaufstüten ins Auto und aus dem Auto, tausche Babygeschenke um, schreibe jeden Tag zehn Dankeskarten, adressiere Geburtsanzeigen, mache Makkaroni oder Hotdogs oder Eier zum Abendessen. Ich bemühe mich zwanghaft, unseren Tagesablauf und das Haus in Ordnung zu halten. Mein Kopf setzt Ordnung mit Kontrolle gleich. Ich habe panische Angst, die Kontrolle zu verlieren, also darf mir auch die Ordnung nicht entgleiten.

Mein ganzes Leben lang habe ich einen neurotischen Ordnungssinn an den Tag gelegt. Wenn ich als kleines Kind auswärts übernachtete, bezähmte ich mein Unbehagen über die fremde Umgebung, indem ich darauf achtete, dass es in meinem Koffer immer ordentlich aussah. Ich erinnere mich, wie ich bei meiner Freundin Janet das Fernsehzimmer verließ, um meine Sachen zu kontrollieren. In ihrem Zimmer mit den gelb karierten Wänden suchte ich meinen Flanell-Schlafanzug heraus, legte ihn säuberlich auf die anderen Kleidungsstücke und ging dann daran, alles im Koffer neu zu falten und zu ordnen, sodass er wie frisch gepackt aussah. Ich fand meine Zahnbürste und steckte sie neben den Schlafanzug. Dann machte ich den Koffer zu und legte ihn ordentlich neben mein Kopfkissen.

Nun gibt es mir das gleiche trügerische Gefühl von Sicherheit, meine Wäsche sauber zu falten und den widerspenstigen Stapel von Geburtsanzeigen abzuarbeiten. Außerdem gibt es diesmal keine Entschuldigung für Schluderigkeit. Es ist etwas für eine Erstgebärende, die Dinge etwas langsamer angehen zu lassen, während sie sich mit ihrem neuen Job vertraut macht, sage ich mir andauernd, aber beim zweiten Kind geht das nicht. Diesmal gibt es kein erholsames viertes Trimester, keinen Zeitraum, um sich in den neuen Job einzufinden. Aber es wird nur drei Monate dauern, sage ich mir täglich, du musst nur diese drei Monate durchstehen.

Etwas, was ich während Carries Stillzeit nicht hatte

und von dem ich weiß, dass es mich zuverlässiger vor Erschöpfung bewahren wird als alle Versuche, Max' Schlafgewohnheiten umzustellen, ist eine elektrische Milchpumpe. Sobald er alt genug ist, um aus einem Fläschchen zu trinken, ohne gleich die schwierigere Kunst der Bedienung meiner Brustwarzen zu verlernen, packe ich Max ins Auto und fahre mit ihm zu *Lactation Care,* einer Firma für Stillhilfen, die ihre Zentrale in einer stuckverzierten viktorianischen Villa betreibt. Eine Frau in den 50ern mit Pagenschnitt, die selbst keine bemerkenswerten Brüste besitzt, erläutert und demonstriert mir, wie die elektrische Pumpe funktioniert. Sie drückt die Plastiknäpfe auf die Stellen ihres Pullovers, an denen bei mir meine gewaltigen Drüsen hervorragen, und versichert mir, ich würde in null Komma nichts in der Lage sein, beide auf einmal leer zu pumpen.

»Lesen Sie einfach die Broschüre«, sagt sie. »Und rufen Sie uns an, wenn Sie irgendwelche Fragen haben.«

Sie geht mit meiner Kreditkarte zu dem Lesegerät in der Küche, um den Betrag abzubuchen, während ich am Esszimmertisch warte. Ich hatte gehofft, von dieser Frau ein paar seelische Streicheleinheiten zu bekommen, Kräutertee, ein Angebot, auf mein Baby aufzupassen, während ich zwölf Stunden schlafe. Aber sie scheint es eilig zu haben, mich loszuwerden, also stopfe ich Max, so schnell ich kann, wieder in seinen Schneeanzug und den Autositz. Die Frau bietet mir an, ihn zum Wagen zu bringen, während ich den Karton mit der Pumpe in einer Hand und die Unterlagen in der anderen schleppe. Ich trage den Riemen einer pflaumenfarbenen Windeltasche auf der einen Schulter und eine voll gestopfte Handtasche auf der anderen und halte den Schlüsselbund an seiner Minnie-Maus-Kette aus Messing zwischen Ellbogen und Rippen gedrückt. In diesen Tagen habe ich immer alle Hände und Arme voll; wenn ich auf dem zerklüfteten Zement des Wegs zur Straße stolpern würde, könnte ich mich nicht mal mit den Händen abfangen. Der Van steht am Bordstein, die Seitentür weit offen, ein Rad auf dem Bürgersteig.

»Oh, sehen Sie bloß, ich habe vergessen, die Tür zuzumachen«, sage ich im Versuch, amüsiert zu klingen. »Ich glaube, ich bin etwas müde.«

Sie lächelt und reicht mir meinen Sohn.

»Sie sollten den über seiner Brust gut festziehen«, sagt sie, während sie einen Gurt an seinem Autositz richtet und mir das Gefühl gibt, dämlich und unachtsam zu sein. »Auf Wiedersehen.«

Sie eilt die Verandastufen hinauf und zu ihrem Job zurück. Ich eile nach Hause, um mir mein neues Spielzeug genauer anzusehen. Die Pumpe wird das ganze Schlaf- und Stillproblem entschärfen, da sie es mir ermöglicht, jeden Tag eine Flasche Milch abzupumpen, die Dave dem Baby dann abends geben kann, bevor er ins Bett geht. Das heißt, dass ich vier Stunden am Stück durchschlafen kann, solange ich um neun ins Bett gehe.

Am nächsten Morgen, eine Stunde, nachdem ich Max die Brust gegeben habe, und eine Stunde, bevor er wieder etwas haben muss, stöpsele ich die Pumpe ein. Durchsichtige Plastikschläuche werden an die Näpfe angeschlossen, die man auf die Flaschen schraubt. Mit einer Hand drücke ich einen Napf mit Flasche an jede Brustwarze. Mit der anderen stelle ich den Saugkraftknopf auf »drei«, die Geschwindigkeit auf »mittel« und den Schalter auf »ein«. Die Pumpe beginnt mit stetigen, gleichmäßigen Stößen zu pulsieren, wie ein mechanischer Stier, der in geschmeidigem Rhythmus auf und ab bockt. Sie saugt die Luft aus den Näpfen, die an meinen Brustwarzen ziehen, bis sie Milch auszuscheiden beginnen. Es funktioniert! Nach zehn Minuten Melken enthält die eine Flasche etwa 50 Milliliter, die andere rund 80, mehr als genug für eine Mahlzeit. Ich schalte die Pumpe aus, löse die Saugnäpfe von meiner Haut, gieße das flüssige Gold in Einwegfläschchen und spüle sämtliche Teile ab, auch meine Brüste, die klebrig von getrockneter, süßer Milch sind.

Als Max zwei Monate alt ist, plane ich, meine wieder gewonnene Freiheit zur Teilnahme an einer Hochzeit im Verwandtenkreis zu nutzen, auf die ich mich seit Monaten gefreut habe. Das soll mein Debüt werden: schick herausgeputzt, ohne Kind, in der Lage, mich wie andere Erwachsene auf der Tanzfläche an meinen Mann zu schmiegen. Wenn ich während der Hochzeit zur richtigen Zeit abpumpe und wieder zu Hause bin, bevor die abgepumpte Milch, die ich für Max zurückgelassen habe, aufgebraucht ist, müsste alles wunderbar klappen. Ich werde nicht nur einen netten Abend verbringen, sondern auch mit einem Fläschchen Milch in meiner Kühltasche nach Hause gehen, einem kleinen Partypräsent nur für mich, das mir ein paar weitere babyfreie Stunden verspricht.

Dave läuft einem Kellner mit einem Tablett gefüllter Pilze vor die Füße, so eilig hat er es, die Pumpe an mich loszuwerden. Der Empfang, eine Veranstaltung im Country Club, hat am späten Nachmittag begonnen. Wir sind gerade vom Golfplatz hereingekommen, wo die von Windböen und aschgrauen Wolken begleitete Zeremonie stattgefunden hat. Ich schnappe mir zwei Pilze, um den Heißhunger zu beruhigen, der mich plagt, seit ich mit dem Abpumpen angefangen habe. Dass ich durch das Stillen 500 zusätzliche Kalorien am Tag verbrauche, macht mich schon hungrig genug; das Abpumpen von Milch, wenn ich das Baby gerade nicht stillen muss, verstärkt dieses Gefühl der Leere noch.

»Wir sind dann auf der Damentoilette«, sage ich zu Dave, während ich ihm die Pumpe und eine Tasche mit Fläschchen und Handtüchern abnehme. »Heb mir was zu essen auf.«

Meine Mutter kommt mit, um Wache zu stehen. In der Damentoilette gibt es keinen Platz zum Hinsetzen, deshalb gehen wir in die Umkleidekabine. Hier gibt es eine Menge Holzbänke zwischen den Kleiderschränken, aber kaum Steckdosen.

»Hier ist eine«, sagt meine auf dem Boden kauernde Mutter. Für sie scheint das Ganze ein aufregendes Abenteuer zu sein.

Ich setze das Gerät zusammen und stöpsele es ein, setze mich rittlings auf die Bank und ziehe mein Kleid bis zur Taille herunter. Es ist ein knallrosa, ärmelloser Kreppfummel, den ich in einem Billig-Kaufhaus erworben habe. Ich wollte kein Geld auf etwas verschwenden, das mir nicht mehr passen wird, wenn mein Busen erst wieder geschrumpft ist, und das sieht man dem Kleid an. Normalerweise trage ich zu Hochzeiten elegante Kleider. Meine Garderobe besteht hauptsächlich aus Jeans, T-Shirts und schicken schwarzen Kleidern, die ich nur einmal getragen habe. Aber diesmal ging es mir vor allem darum, die breiten BH-Träger zu verdecken und die klumpigen Stilleinlagen in den Körbchen zu kaschieren.

»Ich glaub, ich höre jemand kommen. Geh mal nachschauen.«

Ich mache mir Sorgen, dass ein Golfer Zeuge dieser

bizarren Szene wird und mich anschreit, während ich hier oben ohne herumsitze.

»Da ist keiner. Entspann dich«, sagt meine Mutter, die ungewöhnlich ruhig ist. Normalerweise macht sie sich in ungewohnten Situationen um jede Kleinigkeit Sorgen, aber die Aufgabe des Schmierestehens scheint ihr Selbstvertrauen zu geben. Oder vielleicht wirkt im Vergleich zu mir jeder gelassen.

Wir reden über den Wind, das Brautkleid und die Familienähnlichkeit verschiedener Verwandter, bis ich das Gerät abschalte und mich anschicke, 200 Milliliter Milch in den Kühlbeutel zu packen, den ich überall mitschleppe.

»Kannst du den Isolierbeutel rausholen? Er ist in der Tasche.«

»Ich sehe ihn nicht«, sagt sie.

»Lass mich schauen. Halt mal die Milch. Vorsichtig.«

Sie hat Recht. Ich habe den Isolierbeutel und den Kühlakku vergessen, die die Milch frisch halten sollten, bis ich zu Hause bin. Ich schütte sie ins Waschbecken und sehe zu, wie die wässrige weiße Flüssigkeit das glänzende Messing des Abfluss-Siebs trübt. All diese Nährstoffe, die Max' Hirnzellen aufpäppeln und sein Immunsystem stärken sollten, wandern stattdessen in den Ausguss. Ich schiebe frische Stilleinlagen in meinen BH und kehre zum Empfang zurück.

Dave und ich sitzen mit seinen Cousins zusammen, einer Gruppe gut aussehender Menschen, die den Abend damit zubringen, sich gegenseitig zu übertrumpfen. Niemand spricht mit mir, weder die umwerfende Freundin im hellen Satinkleid noch die elegante, diamantenbehangene Ehefrau. Ich rede auch nicht mit ihnen; ich interessiere mich nicht für ihr unkompliziertes, angenehmes Leben. Normalerweise bin ich nicht so bitter, aber ich schiebe es auf den Schlafmangel. Eine Freundin von mir, Ehefrau eines Rabbis, die selbst ein kleines Kind hat, sagt mir, ich sollte mir alles verzeihen, was ich während dieser Schlafmangelphase denke oder tue.

»In den Konzentrationslagern haben sie Schlafentzug als Foltermethode eingesetzt, weißt du«, sagt sie. »Sei nachsichtig mit dir selbst.«

Meine Brüste beginnen wieder voll zu laufen, wie Rinnsteine, die sich mit Regenwasser füllen, und ich kann die Vorstellung, noch eine ganze Portion Milch zu verlieren, nicht ertragen. Ich muss nach Hause, damit Max sie trinken kann.

»Macht es dir was aus, bald nach Hause zu gehen?«, frage ich Dave vor dem Nachtisch.

»Willst du erst noch tanzen?«

»Ich kann nicht.«

Am nächsten Morgen gießt sich Dave eine Tasse Kaffee ein.

»Ist noch welcher da?«, frage ich.

»Nein. Soll ich dir welchen aufschütten?«

»Ich mach's schon. Wechsel du ihm die Windel«, sage ich und überreiche ihm ein mit seiner durchnässten Windel schwer beladenes Baby.

Normalerweise trinke ich entkoffeinierten Tee. Ich bin so koffein-empfindlich, dass ich Entzugskopfschmerzen bekam, als ich meine eine Tasse echten Tee pro Tag aufgab, weil sie mich morgens zu nervös machte. Aber jetzt habe ich trotz gestörten Schlafs zwei Kinder zu versorgen und brauche eine Droge. Ein Aufputschmittel. Koffein ist das einzige legal in unserer Küche verfügbare.

Noch ein Instrument, das ich benutzen kann, um meine Müdigkeit unter Kontrolle zu bringen.

Ich packe meinen English-Breakfast-Tee weg und plündere stattdessen Daves Kaffeepackung. Ich nehme vier Löffel gemahlenen Kaffee, der mich an die üppige Erde tief ausgehobener Gräben erinnert, und streue etwas Zimt darüber, bevor ich die Kaffeemaschine einschalte. Das Ergebnis, stark und heiß, durch Milch und Zucker abgerundet, ist so verführerisch wie Schokopudding zum Nachtisch. Ich gieße mir große Tassen voll, die ich den ganzen Morgen genüsslich schlürfe. Der Nebel in meinen Schläfen lichtet sich; Kraft kehrt in meine Knochen zurück. Es ist das Gegenteil von dem, was geschieht, wenn entspannender Alkohol durch den Körper zirkuliert. Ich kann die Energie förmlich fühlen, die durch meine Adern strömt und jede einzelne Zelle aufweckt wie elektrischer Strom, wie der Zauberstab einer guten Fee, mit dem sie mir gegen den Kopf tippt und eine Welle strahlender Zauberkraft durch meinen Körper jagt.

Von diesem Tag an gehöre ich nach Amerika – und nicht nach England –, wo der Kaffee regiert und Tee etwas für Weichlinge ist. Sobald ich sicher bin, dass das Koffein Max' Schlaf nicht beeinträchtigt – er verpennt immer noch den größten Teil des Tages, ganz gleich, was er mit meiner Muttermilch aufsaugt –, wird es zu einem festen Bestandteil meiner Ernährung. Meine Batterie bleibt normalerweise den ganzen Tag aufgeladen und wenn sie einmal früher erschöpft ist, fahre ich zu einem Drive-in-Restaurant und bestelle eine große Cola. Ich bin wirklich süchtig. Ich brauche und liebe meine Droge gleichermaßen. Abends schwärme ich Dave vor, welche Wunder der Kaffee vollbringt und wie dumm ich war, mich nicht früher dazu bekehrt zu haben. Er ist ein Zaubertrank, der mir durch die schlaflosen Tage hilft. Oft fühle ich mich nicht einmal müde. Wie ein Alkoholiker, der trinkt, um seine Gefühle zu unterdrücken, benutze ich das Koffein, um meine Erschöpfung zu verleugnen.

Und tatsächlich kann ich eine Menge erledigen. Als die verschneiten Krokusse vom Frühlingsanfang den farbenprächtigen Knospen und Gräsern weichen, die Botaniker und Allergologen gleichermaßen begeistern, beginne ich, mich öfter hinauszuwagen. Ich gehe zum ersten Mal abends alleine aus – zu einem Elternabend in Carries Kindergarten. Ich unterhalte mich mit allen Eltern, die ich kenne, und setze mich neben eine Frau, die ich gerne kennen lernen möchte. Sie trägt ein Kettchen ums Fußgelenk und bunte Jeans und hat mir einmal zu einem Artikel gratuliert, den ich für die Lokalzeitung geschrieben hatte. Wir unterhalten uns über Unfruchtbarkeit und Sex und Ehemänner, und als ich nach Hause komme, bin ich völlig euphorisch. Ein Abend außer Haus! Spaß! Unterhaltungen mit Erwachsenen!

Als ich aufwache, um Max zu stillen, bin ich immer noch aufgekratzt. Der Abend geht mir in einer Endlosschleife durch den Kopf. »Ich hab mich neben sie gesetzt. Sie ist meine neue Freundin. Ich habe eine neue Freundin. Sie trägt ein Kettchen am Fußgelenk. Sie ist meine Freundin.«

Plötzlich wird mir klar, dass ich mehr auf andere Menschen zugehen muss, um noch mehr so großartige Erfahrungen wie diese machen zu können. Ich schmiede einen Plan, die Mütter von Carries sämtlichen Kindergartenfreunden zum Mittagessen einzuladen. Eine Kindergarten-Abschlussparty. Während ich stille, gehe ich im Geiste all die Gerichte und das Geschirr durch, die ich auf den Tisch bringen werde, als ob ich einen Katalog durchblättere. Ich sehe meine Glasschalen, den apfelförmigen Salzstreuer, die geblümten Stoffservietten vor meinem geistigen Auge vorüberziehen. Nachdem ich Max an meine Schulter gelehnt habe, damit sich die Milch in seinem Bäuchlein setzen kann, und ihn dann in seinem Korbwagen mit der Steppdecke zugedeckt habe, lasse ich jedes Detail des Elternabends, der Unterhaltungen, der geplanten Essenseinladung innerlich Revue passieren. Auf die Dauer bekomme ich das Band satt und sehne mich nach Schlaf, aber ich kann es nicht abstellen. Ein klassisches PPD-Symptom: Die Gedanken drehen sich im Kreis wie ein Hamster-Laufrad.

Ich behalte die Uhr im Auge, während ich versuche, den Bildschirm in meinem Kopf zu löschen. Minuten, ganze Bruchstücke von Stunden vergehen. Ich gerate in Panik. Morgen darf ich nicht so müde sein. Es ist schlimm genug, dreimal pro Nacht 20 Minuten auf sein zu müssen. Ich kann nicht noch mehr Zeit vergeuden. Ich muss mich um die Kinder kümmern. Ich bin für sie zuständig. Wenn ich jetzt keinen Schlaf bekomme, denke ich, könnte ich sie verlieren. Ich fühle mich wie eine Flüchtlingsfrau, die ihre Kinder eine lange, staubige Straße entlang schleppt, bin voller Angst, jeden Moment zusammenzubrechen und sie fallen zu lassen, sodass sich jemand anderer ihrer annehmen muss und niemand sie mir je wieder anvertrauen wird. Nichts ergibt einen Sinn. Jede Furcht ist übersteigert, jeder Gedanke bringt neue Angst mit sich. Zwei Stunden, nachdem mein Geist angefangen hat, sich selbst zu quälen, schlafe ich ein.

Am nächsten Morgen fühle ich mich viel besser, und am Tag der Essenseinladung bin ich wieder völlig aufgedreht. Während Carrie im Kindergarten ist, räume ich das Spielzimmer im Souterrain auf, wische Pfotenabdrücke von der gläsernen Schiebetür, putze den Küchenboden, staube sämtliche Vasen, Bilderrahmen und Kerzenleuchter ab, bereite Thunfischsalat, grünen Salat und Obstsalat zu, mache Eistee, decke den Esszimmertisch für die Erwachsenen und den Küchentisch für die Kinder und kaufe Brot und Nachtisch ein. Dann hole ich Carrie ab und geleite die Gäste zu unserem Haus.

»Ich weiß nicht, wie du das mit einem Neugeborenen schaffst«, sagt Ann. »Ich könnte das nicht mal mit meinen zwei älteren Kindern.«

»Nun, schau ihn dir an«, sagt Linda und zeigt auf Max, der in seinem Tragesitz liegt. »Er ist so brav. Er schläft die ganze Zeit.«

Ich laufe geschäftig hin und her, serviere und räume ab, während sie sich über Schulbusse und Erzieherinnen unterhalten. Die Kinder kommen mit den Pfauenfedern vorbeigelaufen, die meine Tochter auf dem Bauernhof einer Freundin aufgesammelt hat.

»Leg die weg, Jason«, sagt Ellen. »Ich lasse ihn nicht mit so was spielen. Die sind eklig. Sie könnten Krankheiten übertragen.«

Ich sage nichts, nichts darüber, wie schön man mit Federn spielen kann und wie unwahrscheinlich es ist, dass Salmonellen auf einer Feder so lange überleben könnten, und wie unhöflich es ist anzudeuten, dass die Spielsachen meiner Kinder für ihr Kind nicht gut genug sind, und wie hässlich die kastanienbraunen Strähnchen in ihrem schwarz gefärbten Haar aussehen. Ich behalte nur die Uhr im Auge und warte darauf, dass sie gehen. Ich möchte, dass sie still sind. Ich kann ihre Stimmen nicht mehr ertragen. Es tut meinem Kopf weh, mich so lange konzentrieren zu müssen. Ich fühle mich schnell reizüberflutet, ein weiteres typisches Symptom der PPD. Und ich bin müde. Letzte Nacht konnte ich nach dem Stillen eine Stunde lang nicht einschlafen.

Ich erwähne meine Schlafprobleme, als ich zur Nachuntersuchung bei Dr. Haines bin.

»Wie viel Schlaf bekommen Sie pro Nacht?«

Ich verkünde ihr die gute Nachricht: Wenn Dave Max das Fläschchen gibt, bekomme ich vier Stunden Schlaf am Stück.

»Ich sähe es lieber, wenn Sie öfter fünf oder sechs Stunden am Stück durchschlafen könnten«, sagt sie, während sie auf meine geschrumpfte Gebärmutter drückt.

»Wie soll ich das machen?«, frage ich, ohne meinen Ärger zu verbergen. Sie sollte stolz auf mich sein. Wie soll ich es ihrer Meinung nach besser hinkriegen? Kennt sie einen Zauberspruch, der Babys dazu bringt, die Nacht durchzuschlafen?

»Lassen Sie Ihren Mann nachts aufstehen«, antwortet sie. »Tun Sie, was Sie tun müssen. Ich möchte nicht, dass Sie depressiv werden.«

Später wird sie mir erzählen, dass sie bei der Nachuntersuchung sechs Wochen nach der Entbindung alle Mütter so warnt, die wenig Schlaf bekommen und weitere Stressfaktoren in ihrem Leben haben. Ich weiß nicht, welche Stressfaktoren sie bei mir sieht, aber sie weiß nichts von meiner depressiven Vorgeschichte. Ich erzähle nie jemandem davon, nicht einmal Ärzten. Wenn ich ein Formular ausfüllen soll, auf dem gefragt wird, ob ich jemals Depressionen gehabt habe oder in Therapie war, lüge ich immer, als würde sie durch die Verleugnung ungeschehen.

»Schlafmangel kann die Anfälligkeit für Depressionen verstärken«, erklärt sie mir später. »Er erschöpft die Reserven.«

Natürlich hat sie Recht mit ihrem Rat, für mehr Schlaf zu sorgen. Aber ich bin nicht in der Verfassung, mir das anzuhören. Nach dem Termin fahre ich zum Einkaufszentrum, immer noch verärgert über ihre maßlose Übertreibung. *Depressiv!* Ich bin überhaupt nicht unglücklich, nur müde. Wie kann sie es wagen, mich zu verängstigen, indem sie dieses Wort ins Gespräch bringt. Ich bin nicht depressiv. Ich bin keine von diesen depressiven Müttern, von denen ich in Artikeln der Elternzeitschriften gelesen habe. Ich bin eine vollkommen funktionstüchtige Mutter. Ich bin bloß müde. So müde sogar, dass ich beschließe, mein Alleinsein auszunutzen. Ich parke das Auto und klettere auf den Rücksitz. Durch die getönten Scheiben kann niemand sehen, wie ich die Augen zumache, um mich ein paar Minuten zu erholen. Zu dem Zeitpunkt ist mir überhaupt nicht klar, wie grotesk mein Verhalten ist. Doch auch hier will der Schlaf nicht kommen, also gehe ich doch in das Kaufhaus. Ich brauche ein neues Kleid – ein hübsches diesmal – für eine Examensfeier im nächsten Monat.

Unser Freund Mike hat ein italienisches Restaurant in Providence gemietet, um den Magisterabschluss seiner Frau Andrea zu feiern. Dave wird mich nach der Arbeit abholen und die Kinder werden bei meinen Eltern bleiben. Später werde auch ich dort übernachten und Dave wird allein nach Hause zurückkehren, um am nächsten Morgen von dort zur Arbeit zu fahren.

Es gibt üppiges Essen und teuren Wein und mir sitzt eine Versicherungsvertreterin gegenüber, die ihre Ware anpreist. Es ist Ende Juni und ich trage nur ein ärmelloses Kleid, als ich nach dem Abendessen durch die Straßen der Stadt zu meinem Auto schlendere. Ich gehe um Punkt elf, um rechtzeitig im Bett zu sein und genügend Schlaf zu bekommen. Die Fahrt von hier zum Haus meiner Eltern dauert normalerweise 15 Minuten und ich freue mich darauf, die leere Schnellstraße hinunterzufegen. Aber kaum habe ich Gas gegeben, sehe ich schon rote Bremslichter vor mir. Der Verkehr ist zum Erliegen gekommen.

Alle Autos, die ich auf der Steigung vor mir sehe, stehen. Meilenweit entfernt sind die gleißenden Lichter einer Baustelle zu sehen. Ich kurbele das Fenster herunter und lasse die Nachtluft über mein Gesicht streichen. Sie ist warm und windig und marineblau. Aerosmith dröhnt aus dem Radio und ich drehe es lauter, fühle mich, während ich den Kopf aus dem Fenster halte, an Sommernächte in Newport erinnert – vor meiner Ehe, meinen Babys und solchen vom Körper auferlegten Sperrstunden. Wir zogen in Miniröcken und mit tiefer Sonnenbräune von Kneipe zu Kneipe. Wir tanzten in einer Augustnacht mit mittäglichen Temperaturen zur Musik einer Jazzband auf der Straße. Wir küssten fremde Männer unter Straßenlaternen und trafen uns dann zu einer Portion Pommes frites, um unsere Geschichten auszutauschen.

Und jetzt, zehn Jahre später, treten mir die Tränen in die Augen. Ich weine nicht so sehr um jene vergangenen Tage, sondern um den heutigen. Ich habe das Gefühl, ich könnte im Auto einschlafen. Ich werde nicht genug Schlaf bekommen, wenn der Verkehr nicht bald wieder in Gang kommt. Ich habe ein Baby zu stillen. Ich habe morgen ein Kind zu versorgen. Max ist drei Monate alt. Er sollte inzwischen die Nacht durchschlafen, aber er tut es nicht. Das vierte Trimester ist vorbei. Das Leben sollte wieder völlig normalisiert sein. Aber es ist viel weiter von der Normalität abgewichen, als mir klar ist. Ich wache fast jede Stunde auf, jedes Mal, wenn ein Geräusch aus seiner Nase dringt. Ich hebe ihn aus dem Bettchen und drücke ihn an meine Brust. Selbst wenn Dave ihm das Fläschchen gibt und denkt, ich schlafe, laufe ich die Treppe hinunter.

»Was machst du hier?«, fragt er.

»Er schreit«, sage ich. »Ich kann nicht mit anhören, wie er schreit.«

»Er hat nicht geschrien. Er liegt nur hier und trinkt.«

Aber ich höre ihn schreien. Die ganze Nacht. Den ganzen Tag. Durch den Lärm des Presslufthammers hindurch, der die Schnellstraße aufreißt.

3

Mit dem Gehirn eines Menschen, der in eine ernste klinische Depression hineinsteuert, ist es ähnlich wie mit dem Radio eines Autos, mit dem man ins Gebirge fährt. Der Musikempfang wird entweder nach und nach schwächer oder er setzt sporadisch aus und wieder ein. Aber es gibt immer einen Augenblick, in dem offensichtlich wird, dass die Verbindung abgerissen ist und nur noch ein Rauschen übrig bleibt. Bei mir war dies der Tag, an dem die Kinderfrau kam.

Wenn es eine Diagnosemethode, einen Test gäbe, mit dem man die Verdampfung des letzten Tropfens Serotonin, der mein Gehirn noch schmierte, hätte feststellen können, wäre er an diesem Tag positiv gewesen. Wie jemand, der seine Rückenbeschwerden auf einen bestimmten Tag zurückführen kann, an dem er etwas besonders Schweres gehoben hat, kann ich meinen Abstieg in die Irrationalität bis zu einem ruhigen Morgen zurückverfolgen, an dem ich neben Max' Bettchen stehe und glaube, dass Wendy Stephens, von Beruf Kinderfrau, meinen Platz einnehmen wird. Ich habe Wendy nur für einen Tag pro Woche engagiert, aber nach den Ängsten, die das bei mir auslöst, könnte ich ebenso gut im Begriff sein, Max in ein Internat zu schicken.

Jemanden zu bezahlen, damit sie einen Job übernimmt, den ich bisher allein erledigt habe, heißt natürlich, dass ich meine Rolle als Vollzeitmutter aufgebe.

Aber es ist schlimmer als das. In diesen Tagen ist jedes Gefühl, jedes Hoch oder Tief, so übersteigert, als ob irgendein Knopf zur Einstellung der Verhältnismäßigkeit abgebrochen wäre. In meiner beschädigten Vorstellungswelt sehe ich die Sache nicht als Änderung meiner Stellenbeschreibung, sondern als Untervermietung meines Babys. Monatelang, während ich mich erst auflöse und dann anfange, mich wieder zusammenzufügen, werde ich die Stressbelastung durch Wendys Besuch für meinen Zusammenbruch verantwortlich machen.

Dann wird mir klar werden, dass ich, selbst wenn ich keine Trennung von Max erwogen hätte, selbst wenn ich Wendy nie begegnet wäre, trotzdem zusammengeklappt wäre. Doch an diesem Tag, an dem mich die Monate der Erschöpfung und die zunehmende Störung meines Gehirnstoffwechsels schließlich matt setzen, übernimmt Wendy die Rolle des Tropfens, der das Fass zum Überlaufen bringt.

Es ist einer dieser sonnigen Tage, die den Augen wehtun, an denen sich die Pupillen beim Blick hinaus in den Garten so abrupt zusammenziehen, dass es sich anfühlt, als hätte man sich einen Muskel im Schädel gezerrt. Wenn das im Winter passiert, weil die Sonne vom Schnee reflektiert wird, ist es in Neuengland eine willkommene Erinnerung, dass sie überhaupt noch existiert. Aber im Sommer, wenn man nicht erwartet, dass Helligkeit wehtut, ist es bestürzend.

Max wird heute vier Monate alt, und Wendy ist gekommen, um ihn kennen zu lernen. Ich habe bereits ein Vorstellungsgespräch mit ihr geführt und beschlossen, sie zu nehmen, falls sich Max bei ihr wohl zu fühlen scheint. Dann soll sie ab nächsten Monat jeden Freitag auf ihn aufpassen, während ich meine verkümmerte

Journalistenkarriere wieder aufbaue, indem ich ein Nachrichtenblatt redigiere. Montags und Mittwochs wird er mit sechs anderen Kindern im Haus einer der besten Tagesmütter der Stadt verbringen. Marge Drake, Mutter von vier erwachsenen Kindern und seit 20 Jahren als Tagesmutter tätig, hat ein helles, sauberes Spielzimmer, das an eine Seite ihres Hauses angebaut ist, Schaukeln, Rutschen, Sandkästen und eine hölzerne Kletterlokomotive im Garten und eine fest angestellte Assistentin zu ihrer Entlastung.

Ich hatte Marge schon während meiner Schwangerschaft angerufen und gefragt, ob sie im Herbst einen Platz frei habe. Damals sagte sie Nein, rief mich aber an, als Max wenige Wochen alt war, um mir mitzuteilen, dass sie unerwarteterweise im September doch einen Platz habe. Falls ich ihn haben wolle, müsse ich ihr noch in dieser Woche Bescheid sagen. Mein Neugeborenes einer Fremden zu überlassen, schien mir damals noch undenkbar, aber ich vertraute den Freundinnen, die ihr ihre Babys anvertraut hatten, und ich wollte mir die Gelegenheit nicht entgehen lassen. Außerdem nahm ich an, dass meine Anspannung bis dahin nachlassen würde. Wahrscheinlich, so dachte ich, würde ich bis dahin über eine Pause ganz froh sein. Vielleicht würde ich es sogar leid sein, Max alleine zu betreuen.

Doch nichts davon ist bisher eingetreten, und jedes Mal, wenn ich an den Tag denke, an dem ich ihn Marge übergeben werde, bekomme ich Magenschmerzen. Trotzdem ist meine Angst vor der Tagesmutter etwas, womit ich noch umgehen kann. Das ist noch zu weit weg, um real zu erscheinen. Wendy hingegen, die sich nur freitags um ihn kümmern wird und mir in meinem Esszimmer gegenüber sitzt, ist sehr real.

Ich muss dauernd auf ihre Halskette starren. Um den Hals der 34-jährigen hängt ein Männchen aus massivem Gold, das eine Hantel über den Kopf stemmt. Es ist ein martialisches kleines Ding, bedrohlich und einschüchternd in seiner aufdringlichen Zurschaustellung von Kraft. Aber alles andere an Wendy ist sanft. In ihrem singenden jamaikanischen Tonfall, der mich an Urlaube am Palmenstrand und das Sieben von Marihuanasamen in den Hüllen von Plattenalben erinnert, erzählt sie mir von ihrer beträchtlichen Erfahrung. Sie hat ein Zwillingspaar von der Geburt bis zum Vorschulalter als im Haus wohnende Kinderfrau betreut und will diese Stelle nur aufgeben, um mit ihrem frisch angetrauten Ehemann zusammenziehen zu können. Sie scherzt mit Carrie über die Missverständnisse, die sich ergeben könnten, wenn sie für uns arbeitet, weil unsere Hündin ebenfalls Wendy heißt. Sie streicht mit ihrem braunen Finger über Max' Wange und er lächelt sie an.

»Kommen Sie, ich zeige Ihnen Max' Zimmer«, sage ich.

Ich trage Max die Treppe hinauf und Wendy kommt hinterher. Als wir die Tür des kleinen rechteckigen Raums erreichen, in dem graue Nilpferde in blau-rosa gestreiften Rugby-Hemden über die Tapete tanzen, frage ich sie, ob sie ihn auf den Arm nehmen möchte.

»Sie wissen, wie man Babys hält, nicht wahr?«, frage ich, während ich ihn ihr reiche.

»Oh, ja. Ich weiß Bescheid mit Babys«, sagt sie in einem Ton, der zum Nachfragen einlädt.

»Haben Sie eigene Kinder?«

»Ja. Ja. Ich habe eine Tochter, zwölf. Sie lebt bei ihrer Großmutter.«

»In Jamaika?«

Sie nickt.

»Wird sie kommen, um hier bei Ihnen zu leben?«

»Oh, ja. Sie kommt diesen Sommer. Für zwei Wochen.«

Ich weiß, dass Wendy seit fünf Jahren in diesem Land lebt. Das heißt, sie hat ihr eigenes Kind im Alter von sieben Jahren verlassen. Obwohl das bei Frauen ihres Kulturkreises wegen der wirtschaftlichen Not durchaus vorkommt, lässt es mich an ihren Wertvorstellungen zweifeln. Was für eine Mutter tut so etwas? Wie kann ich eine solche Frau für mein Baby sorgen lassen? Zu was für einer Art Mutter macht das *mich?*

Ich hatte mich schon entschlossen, Max in Tagespflege zu geben, wie man Wäsche in die Reinigung gibt, während ich mit ihm schwanger war. Obwohl ich meinen Vollzeitjob als Zeitungsreporterin schon vor meiner Heirat gegen die ungeregelte Tätigkeit einer freien Journalistin eingetauscht hatte, beabsichtigte ich nie, das Schreiben völlig aufzugeben. Ich war weiter freiberuflich tätig, solange Carrie klein war, doch je älter sie wurde, desto weniger schrieb ich. Ich hatte wenig Zeit, mich um neue Aufträge zu bemühen oder Kontakte zu knüpfen oder bei berichtenswerten Anlässen zugegen zu sein. Während Carries Geist unter immer neuen Erfahrungen aufblühte, welkte meiner dahin. Ich entwickelte mich einseitig wie eine Zimmerpflanze, die nur von einer Seite Licht bekommt. All meine Energie, all mein Wachstum flossen in die Kunst der Bemutterung; für das Schreiben blieb nichts übrig.

Aber ich konnte mich nicht überwinden, Carrie zu einer Tagesmutter zu geben. Anfangs hing ich zu sehr an ihr und fürchtete, sie zu verlieren, wenn ich jemand anderen für sie sorgen ließe, entweder durch einen Unfall oder weil sie irreparablen psychischen Schaden nehmen würde, wenn nachlässige Fremde auf sie aufpassten. Als ich schließlich einsah, dass sie auch bei anderen gut aufgehoben sein würde, war sie eine Dreijährige, die keine Veränderungen oder längere Trennungen von mir mochte. Es schien mir grausam, sie nur meiner Zufriedenheit zuliebe daran zu gewöhnen.

Aber ich gestand mir ein, dass ich als Vollzeitmutter nicht glücklich war. Die Therapeutin, die ich während der Schwangerschaft mit Max aufsuchte, half mir zu erkennen, dass ich mir für die ersten Jahre dieses zweiten Kindes mehr wünschte. Eigentlich war ich zu ihr gegangen, weil ich Angst hatte, bei der unweigerlich näher rückenden Beerdigung meiner Schwiegermutter Pepper eine Panikattacke zu erleiden und aus der Trauerhalle zu rennen. Dave würde mich brauchen, dieses eine Mal, und ich wollte ihn nicht im Stich lassen bei dieser Gelegenheit, bei der meine Rolle darin bestehen würde, gefasst zu bleiben und seine Hand zu halten. Ich wollte auch vor Peppers Freunden und Verwandten keinen solchen Fauxpas begehen. Sie schienen ihre Rollen alle so makellos auszufüllen, genau wie Pepper selbst. Die Vorstellung, die Andacht ihrer Beerdigung durch meine Angstneurose zu stören, entsetzt mich noch immer. Ich stelle mir das Gerede vor: »Die Schwiegertochter ist aus der Trauerhalle gerannt und hat ihren trauernden Ehemann allein gelassen!« Nachdem Pepper überall angegeben hat, was für einen großartigen Griff er mit mir getan hat, würden sie mich alle als die Versagerin erkennen, für die ich mich selbst halte.

Die Therapeutin, eine intelligente Frau mit langen Haaren und unrasierten Beinen, sprach mit mir über die

Beerdigung. Aber hauptsächlich redeten wir über mein allgemeines Gefühl der Unzufriedenheit. Wie die meisten meiner Therapeuten legte sie mir nahe, mich einer längeren Therapie zu unterziehen. Aber ich hielt das für unnötig. Nach meinen Regeln der Depressionsabwehr waren Kurzzeittherapien bei psychologischen Beratern zur Arbeit an einem spezifischen Problem immer okay, obwohl ich mich jedes Mal schäme, wenn ich der Liste einen weiteren Therapeuten hinzufüge. Eine Analyse oder der Besuch bei einem Psychiater sind unannehmbar. Das ist etwas für Gestörte, für richtig Geisteskranke. Zu einem Seelenklempner zu gehen, würde bedeuten, dass ich einen brauche, dass ich das Rennen verloren habe und die psychische Krankheit mich eingeholt hat. Zu einer psychologischen Beratung zu gehen, heißt nur, dass ich ein paar Anpassungsprobleme habe. So verließ ich ihre Praxis nach einigen Monaten, zufrieden mit meiner Entscheidung, eine berufstätige Mutter zu sein.

Max kann eine Ganztagsmutter nicht vermissen, wenn er nie eine gehabt hat. Wenn ich zeitweise arbeitete und ihn dann von anderen betreuen ließe, so beschloss ich, würde er mich als zufriedene berufstätige Frau und nicht als verdrossene, unausgefüllte Mutter kennen lernen. Dann könnten wir beide glücklich sein. Und jetzt ist alles so arrangiert, dass wir im September damit anfangen können, wenn er sechs Monate alt ist. Dann wird mein Leben wieder losgehen, mit genügend Zeit, um zu schreiben und meilenweit zu laufen und die verkümmerten Teile meines Ichs in die Sonne zu halten.

Ich sollte froh sein, dass meine Pläne umgesetzt werden können, und erleichtert, dass beide Kinder Wendy mögen und sie mit ihnen lacht. Aber da ist ein anderes Gefühl oder ein Mangel an Gefühl in meinem Inneren, wo eigentlich Begeisterung und Vorfreude hingehörten. Ich bin starr und betäubt, wie jemand, der über ein merkwürdiges Geräusch spät nachts zu Tode erschrocken ist. Mir ist nicht klar, dass ein Kind in die Hände anderer Menschen zu geben »für junge Mütter ganz oben auf der Liste der traumatischsten Anpassungen steht«, wenn man Kleiman und Raskin glauben will, den Verfasserinnen des PPD-Ratgebers *This Isn't What I Expected: Overcoming Postpartum Depression.* Andere PPD-Autoritäten raten davon ab, in der Zeit nach der Entbindung größere Lebensveränderungen zu planen, weil sie zusätzlichen Stress in eine bereits belastende Situation bringen. Und das kann eine Frau, die bereits auf eine PPD zusteuert, nur noch näher an die Belastungsgrenze treiben.

Nachdem Wendy gegangen ist, bringe ich Max zu seinem Nickerchen nach oben. Ich bette ihn zwischen die weichen blau-grünen Decken und fühle etwas in mir zerbrechen. Eine völlig Fremde wird mein Baby schlafen legen. Eine Fremde – eine Frau, die ihr eigenes Kind verlassen hat – wird das letzte Gesicht sein, das er vor dem Einschlummern sieht. Wenn er Angst hat oder ihm etwas wehtut, werde ich nicht da sein. Eine völlig Fremde wird mein Baby in ihrer Gewalt haben.

Eine völlig Fremde wird mein Baby in ihrer Gewalt haben.

Ich habe lange durchgehalten, zwei schwierige Jahre, seit ich mich entschieden habe, ein zweites Kind zu bekommen. Da waren zwei Fehlgeburten, Fertilitätsbehandlungen, Nächte auf der Intensivstation, auf der meine Schwiegermutter gegen ihre dämonischen Zellen ankämpfte, eine angstbelastete Schwangerschaft, vorzeitige Wehen und diese vier Monate, in denen ich all meine Energie verbraucht habe, ohne je auftanken zu können. Ich habe mich so lange eisern unter Kontrolle gehalten, dass ich ganz vergessen habe, dass ich es tue. Ich habe mein Lächeln nie erlahmen lassen, niemals gejammert, es sei mir zu viel, den ganzen Tag auf die Kinder aufzupassen und all diese Einkäufe ins Auto zu hieven bei so wenig Schlaf. Ich habe nie aufgegeben und bin weggelaufen oder habe Dave mit einem Kühlschrank voller Fläschchen sitzen lassen, während ich auch nur einen Tag im Bett verbracht und Möbel vor die Schlafzimmertür geschoben hätte, damit keiner von ihnen noch mehr Fetzen aus meinem Fleisch reißen kann. Ich hatte mir nie irgendeines dieser heilsamen Dinge gestattet, einen Akt der Kapitulation, der es mir ermöglicht hätte, neue Kraft zu tanken. Ich kann es nicht. Wenn ich losließe, könnte die Depression, die mir mein Leben lang nachgeschlichen ist, womöglich zuschlagen. Ich habe die Dinge einfach viel zu lange im Griff behalten, wie der Gewichtheber an Wendys Halskette, der zu demonstrieren versucht, wie stark er ist. Ich bin drauf und dran, völlig loszulassen. Im Rückblick, aus der Sicherheit der Genesung, werde ich erkennen, dass ich an diesem einen Morgen jegliches bisschen Halt verloren habe, das mir noch blieb.

Es ist mir nur noch nicht bewusst.

Was bin ich überhaupt für eine Mutter?

Das ist eine Frage, die sich PPD-Betroffene häufig stellen. Wir sind bekannt dafür, uns als schreckliche Mütter zu bewerten, wahrscheinlich weil Selbstkritik und Minderwertigkeitsgefühle zwei der verbreitetsten emotionalen Symptome dieser Krankheit sind. Diese Frage schießt mir am Nachmittag nach Wendys Besuch so oft durch den Kopf, dass sie alle anderen Gedanken einzuleiten scheint.

Es ist nicht nur die Aussicht, Max in fremde Hände zu geben, die meine Zweifel auslöst; da ist auch die konkrete Realtät seines sich schuppenden Gesichts. Er hat kirschrote Ekzeme auf beiden milchweißen Bäckchen. Obwohl ich mir Sorgen gemacht habe, der Ausschlag könne Anzeichen einer Nahrungsmittelallergie sein, habe ich bis heute nichts über Ekzeme gelesen. Ich nehme an, dass der Ausschlag ein Signal ist, dass ich ihn nicht mit sechs Monaten abstillen sollte, damit sich andere um ihn kümmern können, und dass ich ihn nicht jetzt schon mit Babynahrung und Milchpräparaten füttern sollte – in der Hoffnung, dass ein voller Magen ihn dazu bringt, die Nacht durchzuschlafen. Aber ich wollte das nicht schwarz auf weiß lesen. Jetzt lese ich in einem Buch über Babypflege wieder und wieder zwei Sätze, die meine Befürchtungen bestätigen: »Etwa eines von drei Kindern mit Ekzemen entwickelt später Asthma oder andere Allergien. Mindestens sechsmonatiges Stillen, besser noch ein Jahr – vor allem wenn in der Familie bereits Allergien aufgetreten sind – kann dagegen helfen.«

Dave, sein Vater, hat Asthma und Allergien. Manchmal wache ich nachts von tausend laut schreienden Stimmen, einer fernen, einstimmig brüllenden Menschenmenge auf. Dann wird mir bewusst, dass die Welt draußen vor meinem Fenster ruhig ist und das Geräusch aus dem Brustkorb meines Mannes kommt, dessen asthmatische Lungen nach Luft ringen. Einmal fütterte ich Dave mit einem Löffel voll Eis, in dem Mandeln waren, weil ich nicht wusste, dass er dagegen allergisch ist. Sein Mund begann zu jucken und er spuckte das Eis ins Spülbecken, bevor seine Kehle zuzuschwellen begann, woran er hätte ersticken können. Simon, mein geliebter Kater, darf nicht mehr in unser Schlafzimmer kommen, weil sein üppiger roter Pelz Daves Lungen zu sehr reizt. Mandeln und Fisch, Katzenhaare und Frühling, alles Gefahren für einen allergiegeplagten Asthmatiker.

Max könnte diese Schwächen geerbt haben. Indem ich ihm nicht ein oder zwei Jahre oder so lange, bis er meinen BH selbst aufhaken kann, die Brust gebe, liefere ich ihn diesen Gefahren aus. Aber ich habe nicht die leiseste Absicht, ihn auch nur einen Tag über das Alter von sechs Monaten hinaus zu stillen. Danach werde ich mich auf mich selbst konzentrieren, mit kleinen, festen Brüsten und einem Kopf voll mit Ideen für Geschichten. Ich möchte ihn nicht einmal die sechs Monate lang ausschließlich stillen. Ich muss rechtzeitig mit dem Abstillen beginnen, wenn ich im September frei sein möchte. Und er muss pürierte Birne essen und das sättigende Milchpräparat zu sich nehmen, damit er endlich richtig schläft. Ich muss das für mich tun, auch wenn die Gefahr besteht, dass er den Rest seines Lebens darunter leiden wird, falls er die Veranlagung seines Vaters für ein überempfindliches Immunsystem in sich trägt.

Was bin ich überhaupt für eine Mutter?

Ich springe zwischen den Seiten über Ekzeme, Asthma und Nahrungsmittelallergien hin und her in der Hoffnung, ich würde, wenn ich sie nur oft genug lese, ein Schlupfloch finden, das mich von meinen Schuldgefühlen befreit. Ich sitze unter einer kleinen Birke am Ufer eines trüben Wasserlochs. Wir sind an diesen mit Zigarettenstummeln und Gänsekot übersäten Strand gekommen, um den 4. Juli, den amerikanischen Unabhängigkeitstag, mit unseren Mitbürgern zu feiern. Dies ist eine alljährliche Tradition, zu der Glücksspiele ohne Gewinnchance ebenso gehören wie Kirmes-Fahrgeschäfte, die am Abend wie Kartentische zusammengeklappt werden. Lokale Organisationen wie eine Gruppe, die Geld zur Sterilisierung streunender Katzen sammelt, und eine Tempel-Bruderschaft, die aus früheren Studentenverbindungsmitgliedern besteht, verkaufen Hotdogs und gekühlte Dosenlimonade.

Wir hatten gehofft, hier Freunde zu treffen, aber bislang ist niemand da, den wir kennen. Dave steht am Ufer, wo Carrie Eimer mit schlammigem Sand füllt und dann wieder ausschüttet. Max schläft in seinem Sportwagen. Nach Einbruch der Dunkelheit werden sich Feuerwerkskörper wie fliegende Edelsteine im Wasser spiegeln.

Ich kann es nicht erwarten, dass das Feuerwerk anfängt und bald vorbei ist. In diesen Tagen wünsche ich mir alles fort, kann nie die Gegenwart genießen, wünsche mir andauernd verzweifelt, woanders zu sein, irgendwo, wo ich mich wohler fühle. Als um exakt 21.30 Uhr die ersten Raketen in den Himmel schießen und die um mich gedrängten Erwachsenen und Kinder Ah und Oh schreien, kann ich an nichts anderes als an mein Bett denken. Es wird langsam spät.

Statt nach oben in den Himmel schaue ich nach hinten und versuche, den schnellsten Weg zum Auto auszumachen. Wir müssen gehen, denke ich, das ist zu laut für die Kinder. Ich sehe Carrie an, die sich mit erstauntem Gesichtsausdruck die Ohren zuhält, und hoffe, dass sie weinen wird. Als Kind habe ich bei Feuerwerk immer geweint, bis meine Mutter mit mir für den Rest der Vorführung ins sichere, ruhige Auto flüchtete. Wenn meine Tochter jetzt weint, werde ich ihr den gleichen Schutz geben. Dann müssen wir gehen.

Bevor sich zum Schluss die schönsten Explosionen am Himmel überlappen, sage ich zu Dave, wir sollten gehen, damit wir nicht im Verkehr stecken bleiben. Wir wohnen keinen Kilometer entfernt; trotzdem könnten Hunderte von Autos die einzige Zufahrtsstraße zu unserem Viertel versperren, wenn wir uns keinen Vorsprung sichern. Er hasst Verkehrsstaus, deshalb widerspricht er mir nicht. Ich schiebe den Doppelkinderwagen auf seinen wackeligen Plastikrädern so schnell wie möglich über abgebrochene Äste und durch Sandlöcher, fahre über anderer Leute Decken und versperre ihnen die Sicht. Ich muss ins Bett, wo ich dann liegen und auf den Morgen warten kann, um dann auch den wieder fortzuwünschen.

In der Nacht schrecke ich kurz nach zwei aus dem Schlaf, obwohl das Haus still ist. Ich schaue nach Max, der friedlich schläft, den Hintern zur Decke gereckt. Er wacht jetzt nur noch einmal pro Nacht auf, wodurch meine Schlafstörungen offensichtlich werden. Solange ich noch alle zwei Stunden zum Stillen aufstehen musste, ließen sie sich kaschieren, aber jetzt, da ich als Einzige wach bin, ist klar, dass das Problem bei mir liegt. Ich wünschte, er würde öfter wach, damit ich mich wieder hinter seinen Bedürfnissen verstecken könnte.

Dann wandere ich in Carries Zimmer, wo immer eine Lampe brennt. Ich kuschele mich neben sie aufs Bett und lege meinen Kopf auf eine kleine Ecke ihres Kopfkissens. Ihr Zimmer ist groß und luftig mit hellrosa Wänden, bunten, mit Satinbändern zurückgebundenen Vorhängen und gerahmten Drucken aus Kinderbüchern an den Wänden. Der Hase aus *Gute Nacht, Mond* kriecht erschöpft und zum Einschlummern bereit unter seine

Bettdecke. Die Mutter des Ausreißer-Häschens drückt es an sich und erklärt ihm, dass es vor ihrer Liebe niemals weglaufen kann. Die Mama von Peter Hase kocht ihm Kamillentee, um seinen Magen zu beruhigen, während er sich von seinen Abenteuern erholt. Carries Steppdecke ist weich und rosa, und ihr schlafender Körper wirkt so beruhigend wie die elterlichen Arme, in die sich ein Kind vor Fremden flüchtet. Sie verlangt nichts von mir, beschenkt mich nur mit leisen, gleichmäßigen Atemzügen, die so rosa wären wie ihre Zimmerwände, wenn Luft eine Farbe hätte.

Später, wenn es mir wieder gut geht, wird ihre Gegenwart immer noch beruhigend auf mich wirken. Ich werde zu der Überzeugung gelangen, dass es etwas in ihrem Wesen ist, dass sie wie mein Mann eine Zusammensetzung von Elementen verkörpert, die in Kombination mit den meinen Ruhe hervorbringen. Ob man es Yin und Yang nennt, Gegensätze, die sich anziehen, oder irgendein anderes Klischee bemüht: In Carries und Daves Nähe fühle ich Ruhe und Frieden. Max, dessen Persönlichkeit und innere Zusammensetzung mehr der meinen ähnelt, wühlt mich in einer Weise auf, die anregend und erschöpfend zugleich ist. Diese Einsichten kommen später, in der Ruhe geistiger Gesundheit. Aber in dieser Nacht fühle ich mich neben meiner Tochter einfach sicher, wie ein Kind, das zu seiner Mutter ins Bett gekrochen ist. Meine Muskeln entspannen sich und der Schlaf übermannt mich.

Es dauert nicht lange, bis ich voller Gewissensbisse wieder aufwache. Früher hatte ich eine Freundin, deren Mutter jede Nacht bei ihr statt bei ihrem verhassten Ehemann schlief. Dieses ungesunde Ritual brachte meine Freundin um ihre kindliche Unschuld und vermittelte ihr die Botschaft, dass es ganz bestimmt keinen sicheren Platz für sie selbst gebe, weil sie es war, die ihrer Mutter Sicherheit geben musste. Sie wurde zur Erwachsenen, verlor immer mehr von ihrer Kindheit mit jeder Nacht, in der ihre Mutter ihre stacheligen Beine unter ihr Laken streckte. Ich habe diese so offensichtlich gestörte Mutter immer gehasst. Und jetzt bin ich wie sie – die verrückte Frau, die sich von ihrer Dreijährigen trösten lässt.

Obwohl meine Besuche in Carries Bett nichts Sexuelles an sich haben, ist mir doch bewusst, dass dieser Rollentausch ungesund ist. Während Carrie schläft, benutze ich sie als Schmusedecke, halte mich an ihr fest, um einen Teil der Nacht zu überstehen. Niemand weiß davon, weder Carrie noch Dave. Nur ich, die ich mir bei der Rückkehr in mein eigenes Bett irgendwie unanständig und gestört vorkomme. Ich habe das in diesen Monaten verzweifelter Schlaflosigkeit schon vorher getan und werde es bis zu meiner Genesung noch öfter tun, aber nie ohne schlechtes Gewissen.

Nachdem ich Max am Morgen gestillt habe, lege ich ihn neben mich ins Bett und er schläft sofort wieder ein. Als ich ihn so ansehe, habe ich das Gefühl, als ob mein Brustkorb aufplatzt und neuer Kummer daraus hervorbricht wie Tulpenkeimlinge, die die brüchige Frühlingserde durchstoßen. Auch dies ist schon an anderen Morgen passiert und wird wieder passieren. Lebewohl, sage ich im Stillen zu ihm, es tut mir so Leid, dich verlassen zu müssen. Ich weiß nicht, wo ich hingehe oder wann es passieren wird, aber ich habe das Gefühl, dass ich ihn bald verlassen werde. So muss es sich anfühlen, wenn man weiß, dass man sterben wird, und seine Liebsten nur noch mit Sehnsucht und Bedauern betrachten kann.

Ein Fantasiebild von Wasser, das durch einen Abfluss

rinnt, zieht vor meinen offenen Augen vorbei. Ich sehe Max hier allein liegen, ein winziger pastellfarbener Körper zwischen Metern zerwühlter weißer Laken. Ich habe das Gefühl, mich im Voraus dafür entschuldigen zu müssen, dass ich ihn im Stich lassen werde. Er braucht mich, aber ich rutsche und rutsche immer tiefer durch diesen Abfluss. Ich weiß, dass das Unsinn ist, aber dieses Gefühl, so als ob ich meinen eigenen Tod voraussähe, macht mir panische Angst. Ich versuche, es näher zu bestimmen. Wohin gehe ich? Woher kommt dieses Gefühl? Aber ich finde keine Antworten, empfinde nur eine Art Trauer um irgendetwas Wichtiges, das mir gerade durch die Finger schlüpft.

Der Montag nach diesem Wochenende bietet mir einen Anlass, den unheimlichen Morgengedanken zu entkommen. Es ist Carries erster Tag im Ferienlager. Ich muss früh aufstehen, um sicherzustellen, dass ihre Tasche fertig gepackt ist – mit Handtuch und Sachen zum Wechseln, die in waschfester Tinte mit *Carrie R.* etikettiert sind. Sie muss rasch ihr Frühstück essen, damit ich sie in ihren Badeanzug stecken und ihre blasse Haut mit dicker, weißer Sonnenschutzlotion eincremen kann. Außerdem muss ich Max anziehen, füttern und eine Windeltasche mit Jo-Jos und Rasseln packen.

Das Ferienlager findet dort statt, wo sonst Carries Kindergarten ist, aber jetzt im Sommer sind größtenteils andere Kinder und Erzieherinnen da als sonst. Normalerweise habe ich sie jeden Tag bei den selben Erzieherinnen abgeliefert, bin auf dem Bürgersteig vor dem Gebäude stehen geblieben, um mit den selben Müttern zu sprechen. Jetzt lächele ich Fremden zu, als wir das Gebäude betreten. Es ist verwirrend, an einem vertrauten

Ort unter fremden Menschen zu sein. Ich fühle mich plötzlich unsicher. Ich grabe mir die Fingernägel in die Handflächen, weil mir der innere Panzer fehlt, den ich normalerweise für eine ungewohnte Situation angelegt hätte.

»Tschüs, mein Schatz«, sage ich, als ich mich auf den Läufer knie, um Carrie an mich zu drücken. »Ich komme dich nach dem Mittagessen abholen. Amüsier dich gut.«

»Mach ich, Mami«, sagt sie und guckt über meine Schulter nach den anderen Kindern, die hereinkommen.

»Und denk dran: Mami kommt immer wieder.«

Das sage ich ihr, seit sie in den Kindergarten geht, mein ständiger Refrain, um sie daran zu erinnern, dass sie nicht verlassen wird. Ich habe immer angenommen, die Trennungsängste eines Kindes hätten mit der Befürchtung zu tun, dass seine Mutter nie mehr zurückkommt, dass sie es vergisst oder krank wird. Bei Carrie hat der Slogan *Mami kommt immer wieder* solche Ängste entweder erfolgreich besänftigt oder er war von Anfang an überflüssig. Sie hat sich mit Trennungen immer klaglos abgefunden, so lange sie weiß, dass sie schnell vorübergehen. Sie weint nie, wenn ich sie zurücklasse, weder damals an ihrem ersten Kindergartentag noch heute.

Aber mir ist nach Weinen zumute. Als ich die Treppe nach draußen hinaufgehe, werde ich wieder von diesem Gefühl des Heimwehs und des In-den-Abfluss-Rutschens übermannt. Ich bin zum ersten Mal seit sechs Wochen mit Max allein. In der Zeit zwischen dem Schließen des Kindergartens im Mai und dem Beginn des Ferienlagers im Juli haben andere Mütter Badesachen für ihre Kinder gekauft, die Tage damit zugebracht, am See Safttüten und staubige Orangenkekse auszuteilen, und sich über ihre unstrukturierten Tage beklagt. Ich habe die Zeit damit verbracht, mich trostsuchend an meine Tochter zu klammern.

Das Gefühl der Ruhe, das ich nachts in ihrem Bett finde, stabilisiert mich auch tagsüber. Und da ist noch etwas anderes. Bei Carrie habe ich mich immer als fähige Mutter gefühlt. Also wenn ich mich bei Carrie als fähige Mutter erwiesen habe, dann bin ich mit Carrie an meiner Seite immer noch eine fähige Mutter – beinahe eine algebraische Gleichung. Mit ihr als Rettungsanker weiß ich, dass ich die Tage überstehen kann. Ich habe es früher perfekt hinbekommen, also weiß ich, dass ich es wieder kann.

Aber ohne sie löse ich mich auf. Ich will nicht mit Max allein sein. Er ist wundervoll, lächelt jeden an und macht nur selten Theater, aber er verunsichert mich. Es ist ein altes Gefühl der Angst, eines, das ich nicht mehr gespürt habe, seit ich sechs Jahre alt war. Meine Mutter ließ vor dem Schwimmunterricht am Rand des Schwimmbeckens meine Hand los und verschwandt aus meinem Gesichtsfeld. Ich heulte und heulte, während mich die Schwimmlehrerinnen durchs Becken zogen und metallisch schmeckendes Wasser meine Zunge umspülte, sobald mein Kinn unter die Oberfläche sank. Ich war allein und in Gefahr. Das empfand ich damals. Und dieses Gefühl habe ich heute wieder.

Es sind nur drei Stunden, bis ich Carrie wieder abholen kann, drei Stunden allein mit Max. Wenn ich mich beschäftige, geht die Zeit schneller vorbei. Ich fahre zu einem schäbigen Einkaufszentrum in der Nähe. Als ich dort ankomme, ist er in seinem Autositz eingeschlafen. Ich möchte ihn nicht wecken, indem ich ihn aus dem Wagen hebe, und es lohnt sich auch nicht, weil noch nicht einmal die Läden geöffnet haben. Ich stelle den

Motor ab und drehe den Schlüssel so weit zurück, dass das Radio noch läuft. Gerade läuft ein Stück von den *10 000 Maniacs,* einer Rockband, deren Sängerin eine Stimme wie Samt und Kristall hat. Der Himmel sei aschgrau, singt sie, ihre Stimmung noch düsterer und sie komme nicht aus dem Bett. Ein trauriger Text zu fröhlicher, mitreißender Musik.

Ich liebe dieses Lied. Es erinnert mich immer an meinen Freund Tom, einen klugen, attraktiven Reporterkollegen. Er las gerne dicke, literarisch wertvolle Bücher und brachte mir bei, wie man Curryhuhn macht. Später ist er nach Maine gezogen, um Holzboote zu bauen, und hat sich einen Finger abgesägt. Ich bin nach New Jersey gezogen und habe mich verlobt. Er rief mich an, als er heiratete, und versprach, dass er und seine Frau sich melden würden, wenn sie nach Boston kämen, was häufig der Fall war, aber er hat es nie getan. Ich rief ihn an, um mich zu beschweren, dass er den Kontakt einschlafen ließ. Er sagte mir, sie erwarteten ein Baby und er würde mir eine Geburtsanzeige schicken, sobald es da wäre. Ich beschloss, ihn nicht mehr von mir aus anzurufen, weil mir diese Freundschaft allmählich zu einseitig erschien. Er hat immer noch nicht angerufen.

Schon früher habe ich ihn vermisst, mir gewünscht, er würde mich anrufen, um mit mir zu reden, mir gewünscht, das, was mit Männern passiert, wenn sie heiraten, sodass sie ihre alten Freundinnen nicht mehr brauchen, wäre nicht passiert. Aber an diesem Morgen, während Max hinter mir schläft, verzehre ich mich vor Sehnsucht. Ich vermisse Tom, als ob er ein Kind wäre, das ich verloren habe. Tränen, wie jene, die ich in meiner Kindheit in das Schwimmbecken geweint habe, tropfen auf meine Shorts. Ich wische mir mit einer Stoffwindel die Augen und die feuchte Stelle unter der Nase und lasse die Stirn aufs Lenkrad sinken. Das Lied über die grauen Tage ist vorbei. Er ist fort, denke ich, ich werde ihn nie wiedersehen und dabei brauche ich ihn. Ich brauche einen solchen Freund, einen männlichen Freund, ehrlich und anerkennend.

Ich habe viele Freundinnen, haufenweise Freundinnen, aus verschiedenen Phasen meines Lebens. Da sind die alten Freundinnen aus der Schule und vom College, auf die ich gezählt habe, während wir unser Leben und unsere Wohnungen teilten, mit denen ich heute aber fast nur noch Smalltalk und Erinnerungen austausche. Da sind die Freundinnen aus der Nachbarschaft, mit denen ich mich über Kindergärten und -ärzte unterhalte, die mich aber nicht wirklich kennen. Und da sind die besten Freundinnen, drei Frauen, die mich durch und durch kennen. Zwei von ihnen, Lauren und Carrie, wohnen weit weg und können mir nur per Telefon beistehen. Die andere, Kelly, ist Teil meines Alltags. Aber ich habe Angst, ihr zu erzählen, wie schlecht es mir geht, von der Schlaflosigkeit einmal abgesehen. Ich fürchte, sie zu verlieren, wenn sie erfährt, dass mein Inneres ein Chaos ist und schon immer war.

Vor vielen Jahren, in der zehnten Klasse, haben mich drei Mädchen, denen ich mich anvertraut hatte, einfach fallen lassen. Ich weiß bis heute nicht, warum. Den einen Tag waren wir eine Clique bester Freundinnen, die sich zusammen auf dem zottigen, grünen Teppich im Schlafzimmer der einen lümmelten. In der nächsten Woche wollten sie plötzlich nichts mehr mit mir zu tun haben. Seither habe ich mich im Umgang mit Frauen stets bedeckt gehalten. Später, als ich meinen Tiefpunkt erreicht habe, werde ich diese Schutzhaltung etwas lockern und mich auf meine Freundinnen stützen. Sie werden meine schwächste Stelle sehen und ihre Hände schützend darüber halten. Und ich werde ihren Wert schätzen lernen. Aber im Augenblick traue ich ihnen noch nicht. Männer hingegen haben meine Freundschaft noch nie enttäuscht. Ich habe mich bei ihnen immer sicherer gefühlt, was vermutlich der Grund ist, warum ich Tom so sehr vermisse. Die Worte »Ich kann ohne ihn nicht weiterleben« kommen mir nicht in den Sinn. Ich denke diesen albernen, verzweifelten Gedanken nicht. Aber ich fühle ihn.

Übertriebene Reaktionen auf flüchtige Empfindungen sind nicht das einzige Symptom in diesen Tagen. Da sind auch die beiden Übel, die mich mein Leben lang in schwierigen Zeiten geplagt haben: Angst und Durchfall. Eines Tages schiebe ich Max und Carrie im Doppelkinderwagen die Straße entlang zum Haus einer Nachbarin. Es ist wie üblich bedeckt und windig. Außer an dem Tag, an dem Wendy da war, hat sich die Sonne den größten Teil des Sommers, der mehr einem feuchten, regnerischen März ähnelt, versteckt gehalten. Trotzdem schwitze ich. Ich schiebe diesen Wagen, der, wie ich ausgerechnet habe, mit den beiden Kindern etwas über 30 Kilo wiegt, so schnell ich kann. Ich mache mir Sorgen, dass mich die plötzlichen schneidenden Schmerzen im Unterleib zwingen werden, mein Geschäft mitten auf der Straße zu verrichten. Ich werde bestimmt krank, sage ich mir. Diese Schmerzen und dieses Grummeln im Bauch bekomme ich, wenn ich einen Magen-Darm-Infekt habe oder nervös bin. Aber die Situation hat nichts an sich, was mich nervös machen dürfte. Ich werde nur Carrie zum Spielen bei ihrer Freundin Kayla abliefern, ein paar

Minuten mit deren Mutter Barrie plaudern und Max zurück nach Hause schieben, wie ich es schon unzählige Male getan haben.

Als wir bei Kayla und Barrie ankommen, entschuldige ich mich und gehe auf die Toilette. Mein Darm entleert sich. Nach dem Spülen hängt ein ekliger Geruch in der Luft, Beweis meines Kontrollverlusts. Ich schließe die Toilettentür hinter mir, hoffe, dass Barrie da nicht hineingehen wird, bin peinlich berührt bei der Vorstellung, dass sie es doch tun könnte.

An einem anderen Tag stehe ich in der Küche meiner Freundin Andrea plötzlich vom Stuhl auf und verkünde, dass ich sofort weg muss. Die Panikattacke, die mich wenige Augenblicke zuvor überfallen hat, lässt sich weder wegwünschen noch kann ich sie mir ausreden. Ich habe zwar schon viele Panikattacken gehabt, aber bisher gab es immer einen offensichtlichen Auslöser: das Gefühl, in einem stickigen Klassenzimmer eingesperrt zu sein, oder das Betreten eines Gebäudes, wo ich einen Termin zum Vorstellungsgespräch habe.

Die schlimmste Panikattacke meines Lebens hatte ich bei meiner Trauung. Ich war den ganzen Tag ruhig gewesen – zu ruhig, so als hätte ich ein paar von den Muskelentspannungstabletten genommen, die meine Mutter mir angeboten hatte. Ich fing an nervös zu werden, als ich mit meiner Brautjungfer Hilary in einem 1930er DeSoto zur Synagoge fuhr. Als wir ankamen, mussten alle außer mir zu einer kurzen Probe nach oben gehen. Ich konnte mich dem Rest der Hochzeitsgesellschaft nicht anschließen, weil ich nicht wollte, dass Dave mich vor der Zeremonie sah. Ich blieb ganz allein in einem Büroraum zurück, wo sich die normale Nervosität allmählich zur Panik steigerte. Als Hilary und ich uns schließlich auf Zehenspitzen eine Außentreppe hinauf und dann durch die hintere Küche schlichen, begann sich mir der Magen umzudrehen. Dann nahm mein Vater meinen Arm, und wir schritten nach vorn.

Auf halbem Wege wurde mir klar, dass die falsche Musik gespielt wurde. Irgendetwas war schief gelaufen. Etwas war in Unordnung in dem Koffer, den ich so sorgfältig gepackt hatte. Ich fing an, mich innerlich aufzulösen. Nervosität betäubte meinen Körper wie eine Rückenmarksspritze. Ich stieg mit meinem Bräutigam drei Stufen hoch und stand zitternd unter einem Baldachin aus weißen Lilien und Tüll. Ich beugte meine Knie abwechselnd, um nicht in Ohnmacht zu fallen. Mein Gesicht verfärbte sich grünlich. Dave musterte die Gäste hinter uns, um sich zu vergewissern, dass ein Arzt zur Hand wäre, der mich wiederbeleben könnte, falls ich doch in Ohnmacht fiele. Er umklammerte meine schweißnasse Hand und lächelte mich nervös an. Schließlich, nach etwa fünf Minuten, verlangsamte sich mein Herzschlag zum Trab, die Schweißdrüsen schlossen ihre Hähne und mein Gedärm erinnerte sich an seine gute Kinderstube. Ich überstand den Rest der Zeremonie in einer Art Schockzustand, erschöpft von der Fliehe-oder-Kämpfe-Reaktion meines Körpers auf diese Trauung.

Aber jetzt gibt es keinen Grund zur Nervosität. Die Kinder spielen im Nebenzimmer. Andrea und ich reden über Babys und trinken Selters aus mundgeblasenen grünen Gläsern, genau wie sonst, wenn ich in den fünf Jahren, die ich sie jetzt kenne, hier war. Trotzdem häufen sich die klassischen Symptome. Schweißnasse Handflächen, Atemnot, Unruhe, Panik, mein Herz pumpt das Blut schneller, als die Adern es transportieren können,

Übelkeit. Ich erfinde eine Ausrede und sammle meine Kinder ein. Gott sei Dank muss ich ihnen nicht erst Wintermäntel anziehen; Gott sei Dank sitzen wir wenige Augenblicke, nachdem ich unseren Aufbruch angekündigt habe, im Auto.

Nachdem mein Bauch und meine Nerven mich oft genug im Stich gelassen haben, versuche ich, diese Symptome unter Kontrolle zu bringen. Ich esse nur noch fade, leicht verdauliche Speisen und die nur häppchenweise: Reis, trockene Frühstücksflocken, Bananen, Rührei und Nudeln. Ich halte mich nicht zusammen mit anderen Menschen in geschlossenen Räumen auf. Ich besuche keine Freunde mehr und lade sie auch nicht zu mir ein. Ich höre auf, für Carrie Verabredungen zum Spielen zu treffen oder Gäste zum Abendessen einzuladen. Ich verlasse das Haus praktisch nur noch, um öffentliche Orte aufzusuchen, an denen ich anonym bin und jederzeit weglaufen oder zusammenbrechen kann, ohne dass es jemand mitbekommt. Selbstisolation und Absonderung, zwei weitere Übel der Depression, sind zum Team gestoßen.

Aber nicht alle Tage sind schlecht. Wie es für die meisten PPD-Fälle typisch ist, sind manche völlig normal. (Bei jeder Art von Depression können äußere Faktoren, wie die Menge an Schlaf, die man in der Nacht zuvor bekommen hat, oder das Ausmaß der Stressbelastung während des Tages Einfluss darauf nehmen, wie schlecht man sich fühlt.) Manche Tage sind so normal, dass sie mich geradezu entwaffnen. Dann denke ich, ich hätte mein wie auch immer geartetes Problem überwunden und alle kommenden Tage würden genauso glatt verlaufen. Also mache ich Pläne. Zwei Tage nach dem Beginn von Carries Ferienlager habe ich mir vorgenommen, mit Max Kindersachen einkaufen zu gehen. Das war immer eine meiner Lieblingsbeschäftigungen mit Carrie, und ich hoffe, die Gelassenheit ihrer Babyzeit wieder zu finden, indem ich dasselbe mit Max tue. Ich werde mit ihm in einen Laden mit ganzen Gängen voller bunter, weicher Kinderkleidung gehen. Er braucht Sommersachen und Carrie braucht neue Turnschuhe.

Ich gehe gern einkaufen. Einkaufszentren haben immer eine beruhigende Wirkung auf mich ausgeübt, doch später, während ich mich von der PPD erhole, werden sie mich mit ihrer Reizüberflutung überanstrengen. Früher habe ich mit meiner Mutter viel Zeit in Einkaufszentren zugebracht. Sie ging mit mir in teure Kaufhäuser und kaufte mir alles, was ich haben wollte, obwohl sie ihre eigene Kleidung in Billigläden kaufte. Nach dem Einkauf küsste ich sie auf die Wange und wir gingen Hand in Hand zum Aufzug, selbst als ich schon zu alt war, um so etwas in der Öffentlichkeit zu tun. Es war eine sichere Zuflucht für uns, weit weg vom Chaos unseres Zuhauses, von dem unberechenbaren Verhalten meines cholerischen Vaters. Jahre später, als ich in einer fremden Stadt wohnte und nur wenige Freunde hatte, ging ich, wenn ich mich einsam fühlte, nach der Arbeit in ein Einkaufszentrum. An solchen anonymen, austauschbaren Orten fühlte ich mich sicher.

Ich freue mich also auf diesen geplanten Ausflug mit Max. Doch bevor wir dazu aufbrechen, will eine Frau vorbeikommen, die mich engagiert hat, um ein von ihr herausgegebenes Nachrichtenblatt zu redigieren. Wir haben den Termin früh angesetzt, sodass mir der größte Teil des Vormittags zum Einkaufen bleibt. Ich habe noch nie ein Nachrichtenblatt redigiert, aber das Geld, das Dana mir zahlen will, wird Max' Betreuungskosten decken. Sie hat mir gesagt, die Arbeit würde nur 24 Stunden pro Monat in Anspruch nehmen, also sehe ich keinen Grund abzulehnen. Heute will sie mit mir das Nachrichtenblatt und meine Aufgaben durchsprechen.

Nachdem ich Carrie abgesetzt habe, brause ich die kurvenreiche Hauptstraße unseres Orts hinunter, um an einem Verkaufsstand hausgemachte, buttertriefende Blaubeer-Muffins zu kaufen. Ich bin rechtzeitig zu Hause, um Kaffee aufzusetzen, das schmutzige Geschirr in die Spüle zu stellen und Max in ein Vehikel zu setzen, das Ähnlichkeit mit einer fliegenden Untertasse hat. Es steht auf dem Boden, schwankt und dreht sich aber, wenn sich das Baby bewegt. Max steht in seinem Haltegurt und hantiert mit den Spielsachen auf der umlaufenden Ablagefläche. Er kann Stunden in diesem Ding zubringen, mit seinen Rasseln hämmern und Stofftiere mit seinem Speichel tränken.

Bald kichert er vergnügt vor sich hin, und ich versuche, die Zeitungen zu lesen, während ich auf Dana warte. Es ist Mittwoch, der Tag, an dem *Boston Globe* und *New York Times* mit kulinarischem Sonderteil erscheinen. Ich schaue mir die Bilder von Tellern an, auf denen sich Pyramiden bunter Gerichte türmen, und blättere dann rastlos die übrigen Teile der Zeitungen durch. Früher habe ich beide Zeitungen von vorn bis hinten durchgelesen. Seit Max' Geburt schaffe ich selten einen ganzen Artikel.

Dana wollte um halb zehn da sein, ruft mich aber um fünf vor zehn an, um mir zu sagen, dass sie noch eine halbe Stunde braucht. Mein Vormittag schwindet dahin. Als sie endlich kommt, hält sie sich bei Muffins und Kaffee mit Smalltalk auf, bevor sie ihre Vorlagen für das Nachrichtenblatt auf dem Esstisch ausbreitet. Wir sind nur Bekannte, haben uns vor einigen Jahren durch eine jüdische Frauenorganisation kennen gelernt.

Normalerweise hätte ich Spaß am Erfahrungsaustausch über unsere Babys, aber heute bin ich ungeduldig. Sie erklärt mir, was sie von mir erwartet, aber ich nehme nicht viel davon auf. Ich bin zu müde, um mich auf etwas zu konzentrieren, das mich eigentlich gar nicht interessiert (das Nachrichtenblatt ist für einen Berufsverband für Pflegekräfte bestimmt), und ich mache mir Sorgen. Sorgen, dass Max bald losbrüllen wird. Sorgen, dass mir keine Zeit mehr zum Einkaufen bleibt. Sorgen, dass ich keinesfalls in der Lage sein werde, diesen Job zu erledigen, von dem sie mir gerade erzählt, dass er jeden Monat drei aufeinander folgende Tage beanspruchen wird. Ich dachte, ich könnte mir die Arbeit nach Belieben einteilen, aber jetzt soll es nach ihren Vorgaben gehen. In meiner Zeitplanung gibt es nie drei Arbeitstage am Stück, an denen ich mich nicht um die Kinder kümmern muss. Und sie will, dass ich nächsten Monat anfange, bevor Carrie wieder im Kindergarten ist und Wendy ihre Arbeit bei uns aufnimmt.

Ich sollte ihr einfach sagen, dass ich die Arbeit nicht annehmen kann. Ich sollte ihr sagen, dass ich mit Max weg muss und unser Gespräch daher beenden will. Aber meine Gedanken sind verworren. Ich sehe keine offensichtlichen Lösungen, nur neue Probleme. Dana redet weiter, als ob sie sich in Gesellschaft eines normalen Menschen befände, der sich auf eine Unterhaltung konzentrieren kann. Konzentration gehört dieser Tage nicht zu meinen besten Fähigkeiten. Es strengt mich schon an, wenn ich Menschen nur länger als ein oder zwei Minuten ins Gesicht schaue und versuche, ihren Worten zu folgen. Ich bekomme dumpfe Kopfschmerzen, die Art, die einen nach stundenlangem Lernen oder einem zu langen Museumsbesuch überfällt, als ob das Gehirn mit einer Lage Mull umwickelt wäre, die es am Atmen hindert.

Dana hat offenbar vor, den ganzen Vormittag hier zu verbringen. Selbst als ich ihr schließlich von meinen Einkaufsplänen erzähle, macht sie keine Anstalten zu gehen. Ich fange an, zu schwitzen und zwischen dem Tisch und der fliegenden Untertasse hin und her zu laufen. Kann sie nicht sehen, dass ich weg muss? Kann sie nicht sehen, dass ich mein Leben zurückhaben muss?

Als sie endlich ihre Unterlagen in eine Mappe packt und geht, ist es Zeit zum Mittagessen. Zu spät, um irgendetwas für mich selbst zu tun.

Den ganzen Tag und bis in die Nacht hinein bin ich wütend auf sie, weil sie meinen Vormittag mit Beschlag belegt und mir ihre unerwartete Zeitplanung aufgehalst hat. Das ist natürlich irrational. Nichts davon ist ihre Schuld; ich hätte energischer sein sollen. Trotzdem habe ich das Gefühl, in der Falle zu sitzen. Weil ich mich darauf festgelegt habe, Danas Job anzunehmen, *brauche* ich tatsächlich eine Betreuung für Max. Ich schicke ihn nicht zu einer Tagesmutter und heuere Wendy an, nur um einfach in Ruhe schreiben zu können. Jetzt brauche ich sie, um diesen Job erledigen zu können. Und das ist der eigentliche Grund, warum ich so aufgebracht bin. Danas Besuch hat die Sache mit der Tagesbetreuung zementiert. Wie Treibsand um meine Füße.

»Warum gehst du nicht in eine Buchhandlung?«, sagt Dave an dem Abend. »Mach einfach irgendwas, das dich entspannt.«

Er macht sich Sorgen um mich, weil ich nicht schlafe

und total aus dem Gleichgewicht zu sein scheine. Er versagt sich den Luxus konkreter Besorgtheit; er lebt nur mit dem dumpfen Gefühl, dass irgendetwas in seinem Heim nicht in Ordnung ist. Er geht später als üblich zur Arbeit und kommt früher nach Hause, um mir die Kinder abzunehmen. Er glaubt wie ich, das wäre alles, was ich brauche. Er nimmt mir alle Ausreden ab, die ich mir ausdenke: Dass ich mehr Schlaf oder mehr Kaffee oder mehr Zeit für mich brauche. Auch ein Besuch in der Buchhandlung fällt in diese Kategorie.

Später wird er mir erzählen, er habe gehofft, mein Zustand sei etwas, das ich überwinden würde, dass ich einfach nur eine schwierige Zeit durchmachte. Diese Art der Verleugnung ist bei den Ehemännern von PPD-Opfern sehr verbreitet. Zunächst einmal wissen die meisten von ihnen nichts über diese Krankheit. Und zweitens: Wer möchte sich schon eingestehen, dass die Mutter seiner Kinder dabei ist durchzudrehen? Es ist einfacher, das Beste zu hoffen, dass es nur eine Phase sei. Es gibt für alles eine einfache Entschuldigung. Natürlich werde ich immer dünner, aber ich renne ja auch dauernd herum und habe keine Zeit, mich zu einer richtigen Mahlzeit an den Tisch zu setzen. Natürlich pflege ich immer weniger gesellschaftlichen Umgang, aber ich bin ja auch zu Hause mit diesen beiden Kindern so beschäftigt! Ich unterstütze Dave in seiner Verleugnung, indem ich mein bestes mütterliches Antlitz aufsetze. Ich erzähle ihm, wie schlecht ich mich körperlich fühle, aber nicht von meinen Zweifeln, ob ich noch in der Lage bin, die Kinder zu versorgen. Ich möchte nicht, dass er glaubt, ich hätte die Dinge nicht im Griff, ich wäre eine Versagerin.

Die Kinderbetreuung ist meine Domäne, der einzige Bereich unserer Beziehung, in dem ich mich ihm überlegen fühle. Es ist eine Frage des Stolzes, diesen Zustand aufrechtzuerhalten. Und da ist auch die Frage der Verletzlichkeit. Dave kann meinetwegen wissen, dass ich neurotisch bin – ich bin ihm gegenüber relativ ehrlich, was meine Sorgen und Altlasten angeht –, aber wenn er mich für völlig durchgedreht halten müsste, wer weiß, ob er dann noch bei mir bliebe. Andererseits ist es dumm von mir zu glauben, dass ich meine Probleme völlig vor ihm verbergen kann. Die Veränderungen in meinem Wesen sind kaum zu übersehen, auch wenn unklar ist, wohin sie führen werden.

Als er den Vorschlag mit dem Buchladen macht, sitze ich in einen Wohnzimmersessel gekauert und warte darauf, dass die Wut des Tages verraucht. Da der Knopf zum Einstellen der Verhältnismäßigkeit bei mir schon vorher abgebrochen war, scheint jetzt der Dimmerschalter zur Dämpfung von Emotionen zu klemmen. Ich bin seit Stunden von meinem Zorn über diese Redaktionstätigkeit überwältigt. Ich kann ihn nicht loslassen, kann ihn nicht durch ein weniger auslaugendes Gefühl ersetzen.

Ich fahre zur Buchhandlung, kaufe einen Bestseller über eine Frau, deren Kleinkind entführt wird, und kehre dann nach Hause zurück, kein bisschen entspannter als zuvor. Ein Bad wird mir helfen, beschließe ich, und suche all meine Utensilien zusammen. Das aufblasbare Kissen, das mit Saugnäpfen in der Badewanne haftet, den flauschigen rosa Bademantel, das dunkelrote Badetuch, das neue Buch und die blass orangefarbenen Kugeln, deren duftende Kräuterfüllung beruhigend wirken soll. Ich lasse zwei davon ins Badewasser fallen. Aus dem Hahn trommelt heißes Wasser auf sie, das ihre Außenhaut aufweicht, Öltropfen und die Aussicht auf Entspannung freisetzen. Ich folge ihnen nach; das dampfende Wasser ist heiß genug, um mir die Füße zu verbrühen, so, wie ich es mag. Ich kauere im Wasser, bis ich den Mut fasse, meinen Po auf den Wannenboden zu senken, strecke die Beine aus und lehne mich an das Kissen. Meine auf meinem Brustkorb thronenden Brüste bleiben trocken. Sie sind so prall und rund, als enthielten sie Silikon statt Milch. Aber sie sind das einzig Fleischige an mir. Die schlaffe Haut meines Bauchs, vor kurzem noch bis zum Zerreißen gedehnt, ist zum Becken hin eingefallen. Rippen und Brustbein, Schlüsselbeine und Hüftknochen sind deutlich sichtbar. Ich bin zwar immer klein und dünn gewesen, aber 44 Kilo sehen an niemandem gut aus. Ich erinnere mich nicht, Mahlzeiten ausgelassen, aber auch nicht, sie gegessen zu haben. Ich stochere wohl an allem, was ich mir auf den Teller tue, nur herum und habe abgenommen, ohne es überhaupt zu merken.

Ich entspanne mich in der Badewanne so weit, dass ich danach ins Bett gehe und sofort einschlafe. Dann weckt mich der Soldat mit dem Kolben seines Gewehrs. Dieser Soldat steht in meinem Inneren Wache und lässt keinen Tiefschlaf zu, damit mir nichts entgeht. Max ist es, der mir entgehen könnte. Was, wenn er mich braucht und ich ihn nicht höre, weil ich schlafe? Jedes Mal, wenn ich beginne wegzudösen, fühle ich, wie dieser Soldat mich aus dem Schlaf holt, so sicher, als ob er mich am Kragen aus einem Fuchsbau zerren würde. *Tu's nicht,* höre ich ihn sagen, *gib dem nicht nach.* Diese Fantasiegestalt ist schon seit Beginn meiner Schlaflosigkeit mein nächtlicher Begleiter. Er ist jung und drahtig, mit Stupsnase und spitzem Kinn. Riesige Augen schauen unter dem Rand seines gewaltigen, schüsselförmigen Helms hervor. Er ist einem *Life-Heft* aus dem Jahre 1944 entstiegen, um dafür zu sorgen, dass ich meine Befehle befolge. Es ist meine Aufgabe, wach zu bleiben, aufnahmebereit für jedes Signal, dass mein Sohn mich braucht. *Wer nicht pariert, verliert,* mahnt der Soldat. Ich verliere meinen Sohn. Wenn ich schlafe, verliere ich meinen Sohn.

Ich lasse meine Hand an Daves Oberschenkel hinaufgleiten, um ihn zu wecken. Es funktioniert. Er ist es gewöhnt, dass ich ihn wecke, damit er mir beim Wiedereinschlafen hilft. Aber heute Nacht will ich mehr. Ich lege mich auf ihn und fahre mit den Händen durch sein ergrauendes Brusthaar. Ich möchte mit ihm schlafen, wie eine normale Frau. Und das tun wir. Und ich fühle mich normal, die paar Minuten lang, die wir miteinander verbunden sind. Ich vergesse meine Schlafstörungen, die Emotionen, den drohenden Abgrund, das Heimweh, das innere Zittern. Doch danach sinkt nur einer von uns wieder in Schlaf.

Ich habe mir geschworen, keine Schlafmittel zu nehmen, die aus meinem Blut in die Muttermilch übergehen könnten. In so vielen Nächten war ich versucht, mir Schlaftabletten zu besorgen. Oh, sie würden das ganze Problem lösen, denke ich. Aber ich kann mein Baby nicht der Wirkung von Barbituraten aussetzen. Aber vielleicht irgendetwas Natürliches, beschließe ich in dieser Nacht, vielleicht wäre das nicht so schlimm.

Dave hat ein paar Melatonin-Tabletten im Küchenschrank, die er mal für eine Geschäftsreise nach Japan gekauft hat. Das natürliche Hormon soll Reisenden beim Wechsel in andere Zeitzonen bei der Umstellung der inneren Uhr helfen und ihnen das Einschlafen erleichtern. Das Leben mit einem Neugeborenen ist wie eine Reise zu einem Ort, an dem Tag und Nacht zu ungewohnten

Zeiten anbrechen, aber mein Körper hat sich nicht angepasst. Ich scheine auf ständigen Wachmodus eingestellt zu sein. Vielleicht kann mich das Melatonin wieder ins Gleichgewicht bringen.

Ich wecke Dave noch einmal, um ihn zu fragen, was er davon hält.

»Wie viele Stunden hast du noch bis zum nächsten Stillen?«

»So fünf oder sechs«, sage ich.

»Versuch's mit einer halben«, sagt er, die Stimme belegt vor Schläfrigkeit. »Die sollte bis dahin wieder abgebaut sein.«

Also nehme ich die Tablette. Und weil ich schon mal in der Küche bin, mache ich mir auch eine Schüssel Frühstücksflocken mit Milch. Als ich schwanger war und nachts regelmäßig mit Heißhunger aufwachte, habe ich fast jede Nacht eine Schüssel davon gegessen. Der zuckerige Weizen füllte meinen Magen und die tryptophanhaltige Milch ließ mich einschlummern, sobald ich meine Wange aufs Kissen bettete. Nicht so heute Nacht. Weder die Tablette noch das Essen helfen. Der Schlaf kommt erst kurz vor Sonnenaufgang. Vier Stunden sind alles, was mein Körper in dieser Nacht bekommt.

Am nächsten Tag sind die Kinder und ich mit meiner Freundin Kelly und ihren beiden Söhnen am See verabredet. Wir hatten geplant, uns vormittags zu treffen, mit den Kindern mittags zu picknicken und pünktlich zum Nachmittagsschläfchen wieder nach Hause zu fahren. Ich rufe sie an, um die Zeitplanung zu ändern.

»Wir bleiben nur eine Stunde«, sage ich. »Das mit dem Picknick schaffe ich nicht.«

»Wie wäre es denn, wenn ich das Mittagessen für deine Kinder mit einpacke?«, sagt sie. »Dann brauchst du dir darüber keine Gedanken zu machen.«

Kelly ist Psychotherapeutin. Sie weiß, wie man Menschen hilft, und hat keine Probleme, das auch zu tun.

»Das würdest du für mich tun?«, frage ich, wie um mich ein bisschen zu zieren, bin aber tatsächlich fassungslos, dass jemand so hilfsbereit ist.

»Natürlich«, sagt sie und lacht. »Das ist gar kein Problem. Ich möchte nur, dass ihr zum See kommt.«

Als wir ankommen, haben sich Kelly und ihre Kinder schon am Wasser niedergelassen. Carrie läuft hinunter, um sich ihnen anzuschließen, und ich setze Max in seinem Autositz an ein schattiges Fleckchen unter einem Baum. Er schläft, also nehme ich einen niedrigen Strandstuhl mit zum Wasser und setze mich neben Kelly.

Sie unterhält sich mit einer anderen Frau und unterbricht das Gespräch, um uns einander vorzustellen. Ich hatte gehofft, wir könnten miteinander allein sein. Ich fühle mich nicht sehr gut, deshalb versuche ich gar nicht erst, meine Gedanken auf ihr Gespräch zu konzentrieren. Mein Kopf ist schwer und meine Fingerspitzen kribbeln. Meine Augenränder fühlen sich wund an. Mein Herz scheint in Zeitlupe zu schlagen, als müsste es erst ernsthaft darüber nachdenken, bevor es sich die Mühe macht.

Ich drehe mich nach Max um. Er steht in der prallen Sonne! Die Erde bewegt sich so schnell, dass sein Schattenfleck weg ist. Ich stehe auf, um ihn zu verrücken, gehe zum Wasser zurück und trage meinen Stuhl hinauf zum Baum. Ich fühle mich besser, wenn ich in seiner Nähe bin, um ihn vor der Sonne und etwaigen Kidnappern zu beschützen. Ich schaue die Uferböschung hinab und sehe all die anderen Menschen ihr Leben leben: plaudernde Frauen, spielende Kinder. Und ich sehe mich selbst, ganz allein unter einem Baum, so abgeschnitten von allen anderen, wie ich mich noch nie gefühlt habe. *Bitte komm hier rauf, um bei mir zu sitzen,* denke ich in Richtung Kelly. *Bitte kommt hier rauf, um euch abzutrocknen,* denke ich in Richtung der Kinder. *Ich will nicht allein sein.*

Wenn ich zu den Menschen gehören würde, die um Hilfe bitten können, die zugeben können, dass sie Angst haben, allein auf einem Fleckchen Sand zu sitzen, könnte ich meine PPD-Attacke leichter durchstehen. Aber ich gehöre nicht zu diesen Menschen. Ich bin der Typ, der darauf wartet, dass andere ihre Hilfe anbieten. Aber es wird schwer, noch viel länger zu warten.

»Mache ich auf dich einen normalen Eindruck?«, frage ich Kelly, als sie sich schließlich zu mir setzt. Vielleicht wird sie Nein sagen. Vielleicht wird sie ihre freundschaftlichen und fachlichen Fähigkeiten einsetzen, um mich wieder gesund zu machen.

Die Kinder sitzen auf einem Handtuch und essen Sandwiches mit Erdnussbutter und Marmelade. Carrie trägt das »Große Schwester«-T-Shirt über ihrem Badeanzug. Max nuckelt an mir.

»Ja«, sagt sie. »Du kommst mir ziemlich müde und etwas gestresst vor, aber das ist verständlich. Du wirkst trotzdem normal.«

Gut, denke ich. Ich fühle mich schrecklich, aber ich nehme an, ich bin immer noch okay, sonst würde Kelly es merken. Aber wie sollte sie das? Ich schäme mich meiner selbst, aber ich könnte es nicht ertragen, wenn die Menschen, die mich lieben, sich meiner schämen würden. Also verberge ich meine Schwächen mit der verzweifelten Anstrengung einer Ladendiebin, die einen gestohlenen Lippenstift versteckt.

Ich bin immer eine »hochfunktionelle« Depressive gewesen. Nachdem ich mich ein Leben lang gezwungen habe, nach außen hin perfekt zu erscheinen, bin ich geradezu ein Profi darin. Ich schaffe alles, was ich schaffen muss, ohne mir anmerken zu lassen, dass ich innerlich voller Panik bin. Ich konnte schon mit drei Schlittschuh laufen und ließ zeitweise so viel Talent erkennen, dass mir meine Eltern Privatunterricht geben ließen. Aber ich hatte nie den Mumm, auch nur die kleinste Drehung zu versuchen. In der vierten Klasse hatte ich solche Angst, in die Schule zu gehen, dass meine Mutter der Lehrerin sagen musste, sie solle auf mich aufpassen. Zu wissen, dass sie ein Auge auf mich hatte, gab mir genug Sicherheit, um den Schultag durchzustehen. Aber die anderen Kinder wussten nie etwas davon. Und trotzdem klaute ich in der Pause Mützen und beschimpfte meine dicke Banknachbarin, weil sie zu laut atmete.

Als ich während meiner Collegezeit in Therapie war und zu keiner Mahlzeit etwas anderes als Nudeln ohne alles aß, schaffte ich es immer noch, zu den Kursen und Partys zu gehen, sodass niemand vermutete, in welch angeschlagener Verfassung ich war. Für den Fall, dass mich jemand beim Betreten der psychologischen Abteilung des Gesundheitsdienstes gesehen hätte, hätte ich behauptet, ich sei dort gewesen, um einen Artikel für das Journalistikseminar zu schreiben. Selbst bei meiner Trauung haben nur Dave und sein Bruder gemerkt, wie nervös ich war. Und als ich Freunden später erzähle, ich hätte in diesem Sommer eine postpartale Depression gehabt, sind die meisten entgeistert. »Du hast ganz gesund gewirkt«, sagen sie, so gelungen war meine Scharade.

Ich werde zu der Überzeugung gelangen, dass eine postpartale Depression für Menschen, die keine Fachleute auf dem Gebiet sind, schwer zu erkennen ist. Es ist keine Krankheit, die sich besonders auffällig äußert. Ihre Symptome werden leicht mit denen der normalen Belastung einer jungen Mutter verwechselt. Alle Mütter von Neugeborenen sind müde, blass und überlastet. Wie soll man diese normalen Merkmale von den Symptomen einer PPD unterscheiden, falls man nicht selbst eine durchgemacht hat oder auf dieses Gebiet spezialisiert ist? Von außen gesehen sind die Anzeichen einer PPD so unaufdringlich, dass nahe stehende Menschen gezielt danach Ausschau halten müssten, um etwas anderes zu sehen als die alltäglichen Probleme einer jungen Mutter. Obwohl Kelly viel Erfahrung in der Beratung von Menschen mit seelischen Problemen besitzt, hat sie noch nie jemanden mit PPD behandelt. Und obwohl Dave mich liebt und kennt, ahnt er nichts von der Bestie, der er täglich gegenübersteht. So gelingt es mir, meine schlechter werdende seelische Verfassung so lange zu verheimlichen.

In jener Nacht gebe ich die Sache mit dem Bett auf. Seit Wochen habe ich in ihm nicht schlafen können, selbst wenn ich Daves Hand umklammert, die Schmusedecke meiner Kindheit an mich gedrückt und mich zu ermüdenden Denkspielchen gezwungen habe. Ich habe versucht, mir für jeden Buchstaben des Alphabets einen Vornamen auszudenken, bis ich bei Zelda oder Zeke ankomme und frustriert mit den Füßen auf die Matratze trommele. Ich habe von 100 rückwärts gezählt. Ich habe mich sogar an Mathematikaufgaben versucht, früher eine todsichere Einschlafmethode. Ich habe mein Leselämpchen angeknipst, den offen auf dem Boden neben dem Bett liegenden Roman aufgehoben und von dem entführten Jungen gelesen, bis ich mich müde fühlte.

Dann habe ich das Buch zugeschlagen, das Licht ausgemacht, die Augen geschlossen und dagelegen.

Also versuche ich es heute Nacht mit der Couch. Ich habe mein Kissen und meine Decken nach unten ins Wohnzimmer geschleppt und mir ein Nest eingerichtet. Ich sinke auf die Couch, deren marineblauer Baumwollbezug so weich und glatt ist wie oft getragener Kakistoff, und schalte den Fernseher ein. In einer Late-night-Talkshow, über deren Moderator ich viel gelesen, den ich aber noch nie gesehen habe, weil seine Sendung so spät läuft, wird eine Schauspielerin interviewt, die ihre Brüste auf seinen Tisch lehnt und gackert, als ob sie betrunken sei. Dann werden die Elf-Uhr-Nachrichten wiederholt. Ich habe sie schon einmal gesehen. Dann spielt Andy Griffith einen Anwalt auf dem Land. Ich kneife die Augen zu und rolle mich von der Seite auf den Bauch. Ein Schwirren, das schon den ganzen Abend durch meinen Körper pulsiert, will einfach nicht aufhören. Es fühlt sich an, als hätte ich Aufputschmittel oder Weckamine genommen, dabei ist das Gegenteil der Fall. Ich habe meine Einstellung zu Alkohol während der Stillzeit gelockert und vor dem Zubettgehen ein Bier getrunken. Nach einer Stunde Schlaflosigkeit habe ich eine Portion milchgetränkter Cornflakes gegessen. Danach habe ich es mit einer weiteren halben Tablette Melatonin versucht. Als eine Stunde später noch keine Wirkung zu spüren ist, nehme ich eine kleine braune Glasflasche vom Medizinregal in der Küche. Baldrian, ein Kraut, von dem man weiß, dass es eine ähnliche Wirkung wie Valium hat, aber keine Nebenwirkungen oder Suchtgefahren mit sich bringt, muss dieses Problem lösen. Ich träufle einen Messbecher von der bitteren Flüssigkeit in etwas Leitungswasser und schlucke das Ganze. Ich lege mich auf meine Decken und summe mir immer wieder das Schlummerlied vor, das mir meine Mutter zu singen pflegte, wenn ich schlecht geträumt hatte. *Schlaf ein, mein kleines Baby. Schlaf ein, mein kleines Baaaby. Dann backen wir morgen Pastetchen. Und reiten ein kleines Pferdchen.*

Weder das Lied noch das Kraut machen mich schläfrig, also greife ich in den Kühlschrank hinter die Milchkartons und ziehe eine alte Flasche Chardonnay heraus. Ich gieße die blassgoldene Säure in ein Saftglas und trage sie zu meinem Nest, um sie zu schlürfen.

Aber das Schwirren wird nur noch lauter. Es lässt sich offenbar durch nichts abstellen. Ich kann das Alleinsein nicht mehr ertragen, das Ausgesetztsein inmitten dieser Nacht. Es sind noch zu viele Stunden bis zum Morgengrauen, zu viele Minuten dieses Gefühls auszuhalten. Ich habe die letzten beiden Nächte nicht mehr als ein paar Stunden geschlafen. Dies ist die Dritte. Was, wenn ich heute Nacht überhaupt nicht schlafe? Was passiert dann mit mir? Was passiert mit einem Körper, wenn er so lange nicht richtig funktioniert? Ich habe zu viel Angst, um über die Antwort nachzudenken. Ich wünschte, es gäbe einen Ort, wo ich hingehen könnte, um jemanden zu finden, der mir hilft. Ich habe ein zu schlechtes Gewissen, Dave schon wieder zu wecken. Wenn es in der Nähe eine Nachtapotheke gäbe, würde ich hinfahren. Wenn bei einer Nachbarin Licht an wäre, würde ich an ihre Tür klopfen. Ich wünschte, die Leute im Fernseher könnten die Scheibe zerschlagen und sich zu mir auf die Couch setzen.

Ich steige die Treppe hinauf und stelle mich neben Daves Bett.

»Du musst mit mir runter kommen«, flüstere ich. »Ich

kann nicht schlafen und ich habe Angst und ich brauche deine Hilfe.«

Dave steht ohne Murren auf und folgt mir zur Couch. Immer, wenn er für mich aufsteht, beruhigt er mich durch seine Gesellschaft, bis er mich schließlich überreden kann, zurück ins Bett zu gehen. Normalerweise streichelt er meine Haare und versichert mir, dass alles wieder gut wird, wobei seine Stimme so voller Zuversicht und Zärtlichkeit ist, dass ich ihm glaube. Doch heute Nacht sitzen wir uns in entgegengesetzten Ecken der Couch gegenüber, aufrecht und im Schneidersitz. Ich rede zusammenhangloses Zeug.

»Ich würde gern deine Mutter anrufen«, sage ich. »Sie hat doch auch immer Schlafstörungen. Sie wird wissen, was ich tun soll. Sie wird mich verstehen.«

»Du kannst meine Mutter nicht anrufen.« Er sieht verärgert aus.

»Wieso nicht? Sie wird nichts dagegen haben. Sie wird es verstehen.«

»Es ist zu spät. Es ist nach drei Uhr morgens. Das kannst du einfach nicht machen, Sue.«

Normalerweise ist er netter zu mir. Ich möchte nur die Versicherung, dass das, was ich durchmache, normal ist. Wenn er nicht möchte, dass ich sie mir von seiner Mutter hole, muss er sie mir geben. Wir sitzen einen Augenblick schweigend da. Ich rutsche näher an ihn heran, knie mich hin wie ein Kind.

»Glaubst du, ich bekomme einen Nervenzusammenbruch?«

Ich weiß, dass er Nein sagen wird. Ich weiß, dass er meine Hysterie durch seine Vernunft beschwichtigen wird, wie er es immer tut, und mich beruhigen und im Arm halten wird, bis ich schlafe. Ich weiß es. Er wird mir sagen, dass mit mir alles in Ordnung ist, und ich werde mir keine Sorgen mehr machen.

»Ich weiß es nicht«, sagt er und starrt mich an und aus seinen Augen leuchtet plötzlich eine Angst, die ich noch nie in ihnen gesehen habe.

Ich weiß es nicht? Du fragst deinen Mann, ob du auf dem Weg in die Klapsmühle bist, und er sagt: *Ich weiß es nicht?*

Wenn jetzt eines klar ist, dann das: Nichts und niemand wird alles wieder ins Lot bringen.

Ich weine, als er das sagt, weine bitterlich, weil er die Frage bejaht, die ich mir selbst den ganzen Sommer gestellt habe. Ich bekomme einen Nervenzusammenbruch. All diese Probleme – mit dem Schlafen und der Konzentration und dem Entgleiten meiner Kontrolle über mich selbst – sind Symptome innerer Auflösung. Jetzt gibt es kein Leugnen, kein Wegerklären, kein Entkommen mehr. Es ist endlich passiert, das, was ich mein ganzes Leben mühsam abgewehrt habe. Ich befinde mich mitten in einem Zusammenbruch, mit einem verängstigten Ehemann und zwei völlig hilflosen Kindern. Ich habe keine Ahnung, was jetzt werden soll.

Als ich schließlich in der Ecke der Couch zusammengerollt einschlafe, bleiben noch drei Stunden bis zum Morgen. Und als sich der Rest der Welt seinem Tagewerk zuwendet, sitze ich am Telefon, um meinen Arzt anzurufen.

4

Die Luft ist grau, warm und schwer, als ob man sie zerschneiden und hindurchtreten könnte an einen besseren Ort. Es ist der Morgen nach meiner ersten offiziellen Begegnung mit dem psychisch Kranksein und ich gehe spazieren, um die Zeit bis zu meinem Arzttermin totzuschlagen. Ich gehe an chemiegenährtem grünem Rasen vor tagsüber verlassenen Häusern vorbei. Wir wohnen im Vogelviertel, einer Siedlung charakterloser Kolonialstilbauten und kastenförmiger »Ranchhäuser« in Halbgeschossbauweise, die nach 1970 in drei Kilometern Entfernung vom winzigen Ortszentrum hochgezogen wurde. Die Adler, Eulen, Falken und Raben, nach denen die Straßen benannt sind, verschwanden, als man die Wälder, die ihr Zuhause gewesen waren, abholzte, um Platz für Straßen, Laternen und unterirdische Stromleitungen zu schaffen. Meist hat es den Anschein, als seien auch die menschlichen Bewohner fortgezogen. Keine vorbeifahrenden Autos, die mich auf den Bürgersteig scheuchen, und trotz der Sommerferien keine Kinder, die Eis lutschend auf den Treppenstufen sitzen oder mit ihren Fahrrädern die Einfahrten hinauf und hinunter fahren. Sie sind jetzt alle im Ferienlager, den ganzen Tag lang, jeden Tag, und so sind alle Straßen menschenleer.

Dies ist einer von zahllosen Spaziergängen, die ich in diesen Julitagen unternehme. Morgens und abends durch die Nachbarschaft, an den Wochenenden zum See, mit dem Kinderwagen, der Hündin oder nur den Geschichten, die ich in meinem Kopf spinne – von Frauen, die ihre Familien für immer verlassen. Heute stelle ich mir eine Frau vor, die in der Nähe eines Flughafens wohnt und einen Spaziergang durch die Nachbarschaft zur Flucht ausdehnt. Sie marschiert geradewegs aus ihrer Wohnsiedlung hinaus, an den Taxen vorbei, die Urlauber am Flughafen absetzen, und in das Terminal hinein, wo sie sich mit der Kreditkarte, die sie zufällig in der Tasche hat, ein Ticket kauft. Nach Hawaii. Oder Tahiti. Oder London, um sich mit einem Stapel Bücher in einem Pub zu vergraben. Es ist nur eine Geschichte, sage ich mir, aber ich bin trotzdem dankbar, dass von meinem Haus aus kein Flughafen zu Fuß erreichbar ist.

Auf Cape Cod ist in diesem Sommer tatsächlich eine Frau vor ihrem Leben davongelaufen. Die Mutter von drei Kindern, die schon früher an Depressionen gelitten hatte, war mit ihrer Familie in Urlaub. Eines Abends badete sie ihren Zweijährigen und sagte dann zu ihrer Schwiegermutter, sie würde zur Tankstelle fahren, um den Sand aus dem Auto zu saugen. Am nächsten Morgen fand man das Auto in der Nähe eines einsamen Strandstücks, aber sie selbst wurde nie wieder gesehen. Sie hinterließ einen Brief, in dem stand, sie habe das Gefühl, dass sie eine schlechte Mutter und ihre Familie ohne sie besser dran sei. Ihr hoch gewachsener, traurig dreinblickender Mann bittet sie täglich in den Abendnachrichten zurückzukehren, und ich schließe mich ihm an.

Sie macht mir Angst, diese Entflohene, weil ich genau weiß, wie sie sich gefühlt hat, als sie davonfuhr. So, wie ich mich jetzt fühle, wie eine Versagerin, die diese ganze Verantwortung einfach hinter sich lassen möchte. Und ich habe solche Angst, dass ich die Kontrolle über meinen Verstand endgültig verliere und das tue, was sie getan hat, und meine wunderbaren Kinder und meinen liebenswerten Mann für immer verlasse. Und damit ein für alle Mal beweise, was für eine Enttäuschung ich für sie bin.

Erst viel später in jenem Jahr erkenne ich, dass ich mit all diesen Spaziergängen versuche, meine Angst hinter mir zu lassen. Das Gleiche habe ich an einem Morgen vor zwölf Jahren getan, nachdem ich mich von meiner ersten Liebe getrennt hatte. An jenem Tag ging ich energisch drauflos, verließ das Collegegelände und wanderte durch Wälder und Parks voll blau blühender Sträucher, bis ich erschöpft war. Aber der Schmerz in meiner Brust ließ erst Monate später nach. Ich konnte ihn nicht einfach wegwandern. Und jetzt, an diesem Tag, an dem ich meinen nervösen Zusammenbruch eingestehen soll, versuche ich immer noch, mit meinem Schmerz Nachlaufen zu spielen. Wenn ich in Bewegung bliebe, würde er vielleicht meine Spur verlieren und die Verfolgung ganz aufgeben.

Ich habe den Arzttermin am späteren Vormittag. Um neun habe ich bei meinem Hausarzt angerufen und der Sprechstundenhilfe meine Symptome beschrieben: Schlaflosigkeit, ständige Nervosität, vielleicht so eine postpartale Sache. Ich weiß nicht, wieso ich eine postpartale Depression vermute, noch bevor ich irgendetwas darüber weiß. Ich kann nur annehmen, dass sich diese Worte Jahre zuvor in mein Gehirn eingegraben haben, als ich mit Carrie schwanger war.

Damals studierte ich in einer Elternzeitschrift die Anzeigen für Kindergärten, Krabbelgruppen und Familienurlaube, als mich eine Anzeige von DAD *(Depression After Delivery)*, einer Selbsthilfeorganisation für an Wochenbettdepression leidende Frauen, so abrupt innehalten ließ, als sei ich gegen eine Wand gelaufen. Ich weiß noch, dass ich gedacht hatte: Wie schrecklich. Stell dir nur vor: depressiv zu sein, wenn man gerade ein Baby bekommen hat. Stell dir die Schuldgefühle und Selbstvorwürfe vor, wenn man depressiv wäre in einer Zeit, in der man eigentlich so glücklich sein sollte. Dann, eine leisere Stimme, tief drinnen: *Stell dir vor, das wäre der Moment, in dem es dich erwischt.*

Vielleicht wusste ich, dass ich ein potenzieller PPD-Fall war; vielleicht erschreckte mich die Anzeige deshalb so. Um mich davor zu bewahren, die DAD-Nummer anrufen zu müssen, unternahm ich schon vor Carries Geburt vorbeugende Schritte. Ich meldete mich bei einer Organisation an, die erfahrene Mütter ausschickte, um jungen Müttern eine Stunde pro Woche zur Seite zu stehen. Die Besuchsmutter würde merken, wenn ich depressiv würde, dachte ich mir, und auf diese Weise könnte sich die Depression nicht so einfach an mich heranschleichen. Zum Glück brauchte ich diese Überwachung nicht, weil ich nach Carries Geburt nur eine zweiwöchige Phase von Babyblues durchmachte. Aber diese DAD-Anzeige bemerkt zu haben und mir, wie unbewusst auch immer, eingestanden zu haben, dass ich für eine solche Depression anfällig sein könnte, erweist sich jetzt als wertvoller Hinweise, der mich bei meiner Suche nach Hilfe leitet.

Dave ist heute zu Hause geblieben – in der Hoffnung, dass es mir gelingen wird, noch vor dem Wochenende irgendeine Art medizinischer Hilfe zu bekommen. Er wünscht sich an diesem Punkt einfach nur, dass ich mein Problem löse. Er hat gedacht, all diese Schwierigkeiten wären etwas, über das ich hinwegkommen würde, nicht etwas, das sich aufschaukeln und außer Kontrolle geraten würde. Jetzt endlich sieht er ein, dass es vielleicht nicht reichen wird, mir den Kopf zu tätscheln und zu versprechen, dass alles wieder gut wird. Vielleicht muss er bald anfangen, die Scherben aufzulesen.

»Ich habe Angst«, sage ich zu ihm, als ich von meinem Spaziergang zurückkomme.

»Ich habe auch Angst«, sagt er.

»Warum? Glaubst du nicht, dass ich wieder in Ordnung komme?«

Ich glaube, dass Dave in Fakten spricht, dass alles, was er sagt, die Wahrheit ist. Er ist außerordentlich intelligent und scheint immer die richtige Antwort zu wissen, wenn es um Heizungsanlagen oder Investmentfonds geht. Ich gehe davon aus, dass jede Meinung, die er über mich haben mag, genauso unwiderlegbar sei. Seine Antwort auf diese Frage wird meine Wahrheit sein.

»Doch, ich denke schon, aber ich möchte nicht, dass das Ganze außer Kontrolle gerät und ich mit zwei Kinder allein dasitze.«

»Was glaubst du, was mir passieren wird?«

Eine gute Freundin von uns hat ein paar Monate zuvor einen Selbstmordversuch unternommen. Ich weiß, dass uns das beiden durch den Sinn geht.

»Das nicht«, sagt er.

Was dann?, frage ich mich. *Glaubt er, dass sie mich einliefern?*

»Du bist der Kitt, der uns zusammenhält«, sagt er und schiebt seine Panik beiseite. »Wir brauchen dich. Ich will nur, dass es dir besser geht.«

Mein Hausarzt führt mich am Untersuchungszimmer vorbei in sein Sprechzimmer, bietet mir einen frisch aufgepolsterten Sessel an und fragt mich, was mir fehlt. Er ist ein junger Mann, groß und dünn mit krausem blondem Haar, den ich seit ein paar Jahren zu Routineuntersuchungen und bei Halsschmerzen aufsuche.

»Sie brauchen mal Urlaub«, sagt er, nachdem ich ihm von den letzten vier Monaten erzählt habe, »zwei Tage für sich allein, ohne andere Verpflichtungen als schlafen und essen. Sie müssen auf sich aufpassen.«

»Nun ja, aber ich stille noch, also kann ich im Augenblick nicht einfach von zu Hause weg.«

»Und ich würde eine psychologische Beratung empfehlen. Sie brauchen einen langfristigen Plan zur Stressbewältigung. Es ist sehr anstrengend, sich um Kinder zu kümmern. Was Sie brauchen, ist ein System.«

Er verschränkt die Finger ineinander und hebt seine verschlungenen Hände hoch, als optische Demonstration der Harmonie, die ich finden werde, wenn ich dieses System erst einmal ausgearbeitet habe. Ich lächele und nicke und stimme seinen Vorschlägen zu. Er gibt mir Antworten, also genau das, was ich suche. Dass es die falschen sind, ist mir im Augenblick egal.

Schließlich verschreibt er mir das Wundermittel: Benadryl.[1]

»Das wird Ihnen beim schlafen helfen«, sagt er. »Rufen Sie mich an, falls Sie etwas Stärkeres brauchen. Wenn nicht, kommen Sie in einem Monat wieder und dann schauen wir, wie es Ihnen so geht.«

Benadryl! Alles, was ich die ganze Zeit gebraucht hätte, ist Benadryl? Warum bin ich da nicht selbst drauf gekommen? Natürlich werden mich Antihistamine einschläfern. Ich bekomme gar keinen Nervenzusammenbruch. Ich brauche bloß ein Hustenmittel.

[1] Anm. d. Übers.: Ein Antihistamin; Wirkstoff: Diphenhydramin.

Ich hüpfe praktisch über die Straße zur Apotheke, um meinen Zaubertrank zu kaufen, und tänzele dann durch die Tür unseres Hauses, um Dave die gute Nachricht zu verkünden. Ich befinde mich mitten in einem für die PPD typischen Stimmungsumschwung. Genau wie eine postpartale Depression gute und schlechte Tage mit sich bringt, gibt es auch gute und schlechte Stunden. Jetzt schwelge ich im ungewohnten Gefühl, alles unter Kontrolle zu haben. Ich bin völlig überzeugt, dass jetzt alles wieder gut wird. *Es war nur eine vorübergehende Sache, über die du dir mal wieder zu viel Sorgen gemacht hast, wie üblich,* sage ich mir. *Es wird sich herausstellen, dass gar nichts war.* Ich bin so erleichtert, weil der Arzt mich nicht für verrückt erklärt hat, dass ich sogar ein Nachmittagsschläfchen halte. Eine ganze Stunde tiefen, entspannenden Schlaf, der noch einmal beweist, wie gut es mir schon wieder geht.

Leider richtet die Benadryl-Kapsel, die mit einem Schwall von Leitungswasser durch meine Kehle schwimmt, mehr Schaden als Nutzen an. Medikamente haben auf mich oft die entgegengesetzte Wirkung. Früher, als ich noch gelegentlich Drogen konsumierte, machte mich Kokain so distanziert, dass ich das Gefühl hatte, die Welt durch eine Glaswand zu beobachten. Alkohol verpasste mir einen Energieschub, der überhaupt nicht mehr aufhörte. Entsprechend machen mich die Antihistamine nicht schläfrig, sondern noch überdrehter als sonst. Im Beipackzettel stand, das Mittel könne bei Kindern Hyperaktivität auslösen. Bei mir auch.

Als ich am nächsten Morgen aufstehe, sehe ich durch jedes Fenster Düsternis. Hätte ein Bühnenautor meine Geschichte ersonnen, so wäre der Wetterhintergrund zu abgedroschen, um glaubwürdig zu sein. Doch an diesem

Tag, nach einer weiteren aufgewühlten Nacht, herrscht in der ganzen Region Hurrikanalarm. Heftiger Regen fesselt uns ans Haus, wo die Kinder fernsehen, während ich in einer Ecke der Couch sitze. Ich habe Angst, mich zu rühren, Angst, dass zu heftige Bewegungen die Nervositätsbläschen, die in allen Körperhöhlen brodeln, zum Platzen bringen und Schwaden von Panik durch alle Organe jagen könnten.

Ich schaffe es bis nach oben zu meinem Bett, von wo ich meine Freundin Liz anrufe. Sie hat mir erzählt, dass sie nach der Geburt ihrer Tochter das Gefühl hatte, sie könne die finsteren Tage nicht überleben. Später wurde ihr klar, dass sie eine PPD gehabt hatte. Ich erzähle ihr von meinen düsteren Tagen und meinem Gefühl, dass ich manche davon nicht bis zum Ende durchstehen kann. Ich erzähle ihr, dass ich nicht schlafen kann und immerzu nervös bin. Kommt ihr das bekannt vor? Ja, sagt sie.

»Es ist mies«, sagt sie. »Wirklich mies.«

»Und wie bist du wieder gesund geworden?«, frage ich.

»Ich bin nach Kalifornien gezogen.«

Sie zeichnet ein verlockendes Bild: Als sie aus den grimmigen, kalten Tagen Neuenglands in die hellen, warmen der Westküste kam, ging sie mit ihrem Baby jeden Tag an der frischen Luft spazieren. Sie aß gut und schlief aus. Der Zeitzonen- und Klimawechsel bildete den Auftakt zu ihrer Gesundung. Es tut gut, ihre Geschichte zu hören. Ich fühle mich sicher, als ob meine blonde Freundin mit den baumelnden Ohrringen bei mir auf dem Bett säße. Ich möchte sie den ganzen Tag am Telefon halten.

»Wie hast du es ausgehalten, als du dich so schlecht

gefühlt hast?«, frage ich. »Was hast du den ganzen Tag gemacht?«

»Ich habe bloß auf die Uhr gestarrt und darauf gewartet, dass Rick nach Hause kommt«, sagt sie.

»Glaubst du, ich komme wieder in Ordnung?«

Sie sagt mir, ich würde mich irgendwann wieder normal fühlen. Jedes Wort, das sie sagt, beschwichtigt mich, weil ich weiß, dass sie mich versteht. Ich möchte nicht, dass sie mich allein lässt, aber sie muss zu ihrem eigenen Leben zurück. In ein paar Minuten muss sie ihre Tochter zu einer Geburtstagsparty fahren. Wir verabschieden uns. Ich halte den Telefonhörer ans Ohr gedrückt, bis ich den Klick und dann das Tuten in der Leitung höre. Wieder allein, lasse ich mich rücklings aufs Bett fallen und weine. Wann wird das ein Ende haben?

Nachdem ich Carrie am Montag im Ferienlager abgeliefert habe, versuche ich noch einmal, mir Hilfe zu beschaffen. Mein Arzt hatte am Freitag zu mir gesagt, ich solle mir auf dem Weg nach draußen von seiner Sprechstundenhilfe ein paar Visitenkarten geeigneter Therapeuten geben lassen. Heute rufe ich sie alle an und hinterlasse ihnen Nachrichten. Auch wenn die Benadryl-Behandlung meines Arztes bei mir fehlgeschlagen ist, sagt das nichts über die Therapeuten aus.

Ich rufe die Frau von der Milchpumpenfirma an und frage, ob sie irgendwelche Therapeutinnen kenne, die sich auf postpartale Depressionen spezialisiert haben. Sie wühlt sich durch ihre Unterlagen und gibt mir die Namen von zwei DAD-Kontaktpersonen. Ich rufe die Erste davon an, eine Frau namens Karen, die ihre PPD in den 80ern überstanden hat, als Valium und Zeit die einzig verfügbaren Behandlungsmittel waren. Karen hört sich meine Geschichte an und gibt mir die Auskunft, die ich nicht hören möchte.

»Klingt, als ob Sie einen Psychiater bräuchten«, sagt sie. »Sie brauchen Medikamente.«

Also bin ich doch verrückt.

Sie liest eine Liste mit Namen und Telefonnummern von Seelenklempnern und Psychotherapeutinnen herunter. Ich rufe sie alle an und hinterlasse kurze, aber panikerfüllte Nachrichten bei ihren Sprechstundenhilfen beziehungsweise auf ihren Anrufbeantwortern.

Am späten Nachmittag bin ich mit meiner Mutter in meiner Küche, als das Telefon klingelt. Es ist Kate Heinemann, eine Psychotherapeutin, die sich auf postpartale Beschwerden spezialisiert hat. Ich erzähle ihr von meinem Problem.

»Können Sie morgen zu mir kommen?«, fragt sie.

Meine Güte, denke ich, sie nimmt das aber furchtbar ernst. Ich muss mich wirklich schlimm anhören. Ich lasse mir einen Termin für 14.30 Uhr geben. Nur noch 22 Stunden Wartezeit.

Meine Mutter steht am Herd, über eine Pfanne gebeugt, als ich auflege. Sie wärmt die süßsauren Fleischklößchen auf, die uns meine Schwiegermutter rübergeschickt hat. Pepper selbst ist zu schwach, um von Rhode Island herzufahren und mir zu helfen. Wenn sie nicht krank wäre, würde sie täglich kommen, das weiß ich, töpfeweise Essen anschleppen und den schreienden Max besänftigen. Sie ist eine Geberin, diese Pepper, gehört zu den Menschen, die genau wissen, wie sie anderen helfen können. Ich liebe sie dafür, aber in diesen Tagen bin ich ärgerlich und frustriert, weil sie mir nicht helfen kann. Ich brauche ihre Fürsorge, aber der Krebs in ihrem Inneren hält sie von uns fern. Doch sie schafft es, meine

Stressbelastung selbst aus der Ferne noch zu lindern. Ihr Geschenk, kleine Fleischklopse in einer Mischung aus Tomaten- und Preiselbeersoße, erspart mir das Kochen.

Meine Mutter Doris kommt ein- oder zweimal in der Woche aus Rhode Island und versucht, mir mit den Kindern zu helfen. Hin und wieder bringt sie etwas zum Abendessen mit. Manchmal spielt sie mit Max, während ich versuche, ein Nickerchen zu machen, aber es endet immer damit, dass ich ins Kinderzimmer stampfe und sie anschnauze, weil sie ihn nicht beruhigen kann, wenn er brüllt. Einmal schläft sie sogar auf der Ausziehcouch, weil ich es satt habe, Dave mitten in der Nacht zu wecken, aber mich immer noch so fürchte, mit meiner Schlaflosigkeit allein zu sein. Zu wissen, dass sie nur eine Treppe entfernt ist, zu wissen, dass ich nötigenfalls zu ihr ins Bett kriechen kann, genau wie sich Carrie nach einem schlechten Traum an mich kuschelt, beschert mir eine Nacht friedlichen Schlaf. Am Abend, nachdem sie bei uns übernachtet hat, ruft sie mich vor dem Zubettgehen an.

»Kann ich dich anrufen, wenn ich mit jemand reden muss?«, frage ich, bevor ich auflege.

»Jederzeit.«

»Auch mitten in der Nacht, wenn ich nicht schlafen kann?«

»Ich bin direkt neben dem Telefon. Ruf mich an, wann immer du mich brauchst, Schätzchen.«

Heute Abend macht sich meine Mutter fertig, um nach Hause zu gehen, als ich mich zum Essen hinsetze. Und als sie aus der Tür geht und mich mit meinen Kindern allein lässt, möchte ich ihr nachlaufen, mich an ihren Rock hängen und an ihrer Brust »Mami« schluchzen. PPD-Mütter brauchen mehr Bemutterung als alle anderen

Frauen, aber das weiß ich noch nicht. Ich weiß nur, dass es mir ungewohnt ist, mich nach meiner Mutter zu sehnen. Seit Jahren habe ich das Gesicht weggedreht, wenn sie mich küssen wollte, und ihre Anrufe kurz abgefertigt. Obwohl ich sie den größten Teil meiner Kindheit als meine beste Freundin betrachtet habe, habe ich mein Erwachsenendasein damit zugebracht, mich von ihr zurückzuziehen – ein Versuch, meine Unabhängigkeit zu beweisen. Unsere Beziehung pendelt zwischen ungesunden Extremen: Zu große Nähe zwischen Mutter und Kind, zu große Distanz zwischen Mutter und Frau. Aber jetzt wünsche ich mir nur, dass sie mich auf den Schoß nimmt und mit mir auf dem schwarzen Schaukelstuhl wippt, der in meinem Kinderzimmer stand. Ich brauche jemanden, der sich um mich kümmert, weiß aber noch nicht, wie ich darum bitten soll.

Kate Heinemann wird dafür bezahlt, dass sie sich um mich kümmert, zumindest 50 Minuten lang. Am nächsten Nachmittag fahre ich in das pittoreske, gehobene Wohnviertel, in dem sie ihre Praxis im zweiten Stock eines Altbaus hat. Ich habe Max mitgebracht, weil heute niemand sonst auf ihn aufpassen kann. Ich schleppe seinen Tragesitz zwei dunkle, muffige Treppenhäuser hoch, ziehe mich selbst am eleganten Holzgeländer hoch, bis ich den oberen Absatz erreiche, wo im Sonnenstrahl eines Oberlichts Staubkörner über einem metallenen Gartenstuhl tanzen. In Kates Sprechzimmer, einem luftigen Raum mit lavendelfarbenen Wänden, sitzen wir uns in identischen schwarzledernen Drehsesseln gegenüber. Max liegt neben mir in seinem Sitz, hantiert mit Spielzeug, trinkt Muttermilch aus dem Fläschchen und flirtet mit Kate. Ihr schwarz glänzender Salamander Rosie sitzt in der Ecke.

Wenn Rosie sich bewegt, bespritzt Kate sie mit Wasser aus einer Plastikzitrone, ohne dabei den Blick von meinem Gesicht zu wenden.

Sie hat kurze, grauweiße Haare, ein spitzbübisches Lächeln und die windgegerbte Haut eines Menschen, der den ganzen Sommer auf Segelbooten verbringt. Wie die meisten Therapeuten zu Beginn der ersten Sitzung fragt sie, was mich zu ihr geführt habe. Bei diesen in sanftem, freundlichem Ton gesprochenen Worten bricht der Damm, der die Flut meines Seelenschmerzes bislang zurückgehalten hat. All meine Gefühle, alles, was ich Dave oder Kelly oder meiner Mutter gegenüber nur vereinzelt angedeutet habe, bricht in einem Strom von Worten und Tränen aus mir heraus, den ich nur unterbreche, um mir zwischendurch die Nase zu putzen. Ich erzähle ihr von Wendy und Dana und dem Job und der Tagesbetreuung und Peppers Krebs und meiner Müdigkeit und meinen Zwangsgedanken und den Fehlgeburten. Ich liste all die anderen Faktoren meiner Kernschmelze auf: meinen Mangel an regelmäßiger Hilfe bei der Kinderbetreuung, meine Enttäuschung, dass sich die Schwierigkeiten der letzten zwei Jahre nicht in Euphorie aufgelöst haben, sobald Max drei Monate alt wurde, meine depressive Vorgeschichte und die meiner Eltern.

Ich erzähle ihr, dass meine Eltern zeitweise Antidepressiva genommen haben und dass ich den größten Teil meines Lebens immer mal wieder in Kurzzeittherapie war. Aus dem Kind mit dem dauernden Bauchweh und der Angst, von der Seite seiner Mutter zu weichen, wurde eine Erwachsene mit häufigen Panikattacken und einem Perfektionsdrang, der meine persönliche und berufliche Entwicklung gehemmt hat. Ich habe noch nichts davon gehört, dass die Neigung zur Depression erblich sein kann, daher schiebe ich die Probleme meiner Eltern auf ihre Lebensuntüchtigkeit und versichere mir selbst, dass ich ganz anders bin als sie.

Ich erzähle ihr von meinen Therapieerfahrungen: Seit meinem neunten Lebensjahr habe ich alle paar Jahre einen anderen Therapeuten aufgesucht. Später wird mir klar werden, dass ich schon immer an einer leichten Depression (offiziell Dysthymie genannt) gelitten habe. Hätte es in den 60ern schon Antidepressiva, insbesondere selektive Serotonin-Wiederaufnahmehemmer, gegeben, hätte ich vermutlich eine wesentlich erfülltere und glücklichere Kindheit gehabt. Aber die Erkundung der psychischen Ursachen emotionaler Probleme war schon seit meiner frühen Kindheit populär. Also landete ich jedes Mal, wenn ich an furchtbaren Bauchschmerzen oder Ängsten litt, bei psychologischen Beratern oder Psychotherapeuten, die bei mir auch stets ein lohnendes Problem zu lösen fanden.

Die psychologische Beraterin, zu der man mich mit acht schickte, backte mit mir Bananenbrot und erklärte mir, ich hätte Angst vor dem Erwachsenwerden. Im Alter von 16 erfuhr ich, dass ich nur eine Schachfigur in der Fehde meiner Eltern sei. Im ersten Collegejahr informierte mich mein Lieblingstherapeut – ein junger Mann, der sich traute, Ohrring und Krawatte zugleich zu tragen, und sich von mir keinen Mist erzählen ließ –, ich hätte nicht gelernt, ein menschliches Wesen zu sein. Mit Mitte 20 brauchte ich Hilfe, um mich aus einer schal gewordenen Beziehung zu befreien. Die psychologische Beraterin, die ich nach Carries Geburt aufsuchte, um meinen »Stress« zu bewältigen, erklärte es für notwendig, die gesamte Dynamik meiner Herkunftsfamilie zu sezieren.

Nach jeder dieser Kurzzeittherapien war ich von dem Problem, das ich dort auf den Tisch gebracht hatte, geheilt. Die Therapeuten erklärten mir, was mir fehlte, und dann, wie ich das Problem beheben könne. Aber ich erwarb nie die Fähigkeit, meine Probleme selbst zu erkennen und zu lösen, wahrscheinlich weil mein Gehirn der Aufgabe nie gewachsen war. Und keiner meiner Therapeuten stieß je zum Kern der Sache vor: Das Leben war für mich so schwer, weil ich klinisch depressiv war. Ich habe meine Probleme immer nur als persönliche Mängel angesehen, die ich ausmerzen könnte – und sollte.

Da ich nichts über den Gehirnstoffwechsel und die biochemischen Ursachen von Depressionen wusste, betrachtete ich meinen dauernden Angstzustand als einen Charakterfehler. Wenn ich so unglücklich bin, muss es daran liegen, dass ich etwas falsch mache, habe ich mir den größten Teil meines Lebens gesagt. Selbst als Kind habe ich mich selbst dafür ausgeschimpft, dass ich so traurig und nervös war. Normalerweise hielt ich meine depressiven Symptome verborgen. Aber wie ein unter Wasser gedrückter Ball drohten sie immer wieder an die Oberfläche zu schnellen. Ich habe immer mit der unausgesprochenen Angst gelebt, dass eines Tages eine wichtige Sicherung durchbrennen und ich einen Nervenzusammenbruch erleiden würde.

Ich frage mich manchmal, was passiert wäre, wenn einer von ihnen die Worte »klinische Depression« ausgesprochen oder einen Besuch beim Psychiater vorgeschlagen hätte. Hätte ich immer noch alles geleugnet und einzelne Lebensprobleme für mein Verhalten verantwortlich gemacht oder wäre ich erleichtert gewesen, die Dinge endlich beim Namen nennen zu können? Nur ein einziges Mitglied des Gesundheitswesens kam einer korrekten Diagnose meiner Probleme nahe, aber selbst er wurde nicht deutlich genug. Als ich während meiner Collegezeit wieder einmal Magenbeschwerden hatte, eröffnete mir mein Gastroenterologe, wenn ich mich nicht in psychologische Behandlung begäbe, würde ich »es nie schaffen«. Ich war so wütend auf ihn, dass ich ein ganzes Wochenende durchweinte und nie wieder zu ihm ging. Ich war doch schon in psychologischer Behandlung gewesen. Wofür hielt er sich, dass er mich zum Scheitern verdammte? *Ich werde es ihm zeigen,* beschloss ich. *Es wird mir gut gehen.* Ich denke, das könnte man als Verleugnung bezeichnen.

Ich weine. Es ist der längste und heftigste Weinkrampf, den ich in meinem ganzen Erwachsenenleben gehabt habe, und er fühlt sich so gut an. Ich weiß, dass es mir gut gehen würde, wenn ich hier in ihrem Sprechzimmer bleiben könnte, wo ich sicher bin und in Ruhe weinen kann. Aber unsere 50 Minuten neigen sich dem Ende zu. Sie sagt mir, es klänge, als ob ich an einer postpartalen Depression leide, und sie würde mir dringend Antidepressiva empfehlen. Aber sie wird sie mir erst geben, wenn ich so weit bin, sie zu nehmen, sagt sie, körperlich wie emotional. Erst muss ich Max abstillen, damit er die auf den Gehirnstoffwechsel einwirkenden Substanzen nicht mit der Muttermilch aufnimmt.

Etwa zu dieser Zeit, im Jahre 1996, stellten die Forscher fest, dass das Stillen unter der Einnahme von Antidepressiva ungefährlich ist, dass bei den Säuglingen keine schädlichen Wirkungen oder Entwicklungsstörungen zu beobachten sind. Aber diese Erkenntnisse waren noch nicht von den wissenschaftlichen Zeitschriften zu den praktizierenden Therapeuten wie Kate durchgedrungen, also musste sie nach den damals bewährten Behandlungsrichtlinien vorgehen: Da die Unschädlichkeit des Cocktails aus Antidepressiva und Muttermilch noch nicht erwiesen war, konnte sie mir das Medikament Zoloft[2] erst nach dem Abstillen verschreiben. 1998 konnten die Forscher zwar immer noch nicht mit 100-prozentiger Sicherheit sagen, dass Antidepressiva keinerlei Auswirkungen auf Säuglinge haben (dazu bedarf es weiterer Untersuchungen der Neurochemie bei Kleinkindern), waren aber zuversichtlich genug, um den meisten Frauen zu erlauben, ihr Gehirn mit Antidepressiva und zugleich ihre Kinder mit Muttermilch zu füttern. Das sei ungefährlicher, sagte ein prominenter Psychiater, als die Auswirkungen einer mütterlichen Depression auf das Baby.

Ich möchte eigentlich nicht abstillen (das Stillen ist in diesen Tagen das Einzige, was noch gut klappt), doch die größere Hürde besteht darin, mich zur Einnahme eines Antidepressivums durchzuringen. Kate betont, dass die Entscheidung bei mir liege. Sie wird mich nicht dazu zwingen, es zu nehmen, und wir können bei der nächsten Sitzung weiter darüber reden.

Trotz der deutlichen Anzeichen, dass ich in meinem Schädel die Art von Gehirn herumtrage, für die Antidepressiva entwickelt wurden, ist mir der Gedanke zuwider. Ich weiß nichts über die biochemischen Prozesse im Gehirn, darüber, wie Hormone die Botenstoffe steuern, wie die Botenstoffe die Stimmungen steuern und dass wir Menschen eigentlich keine Kontrolle über unsere Stimmungen haben. Ich bin völlig ahnungslos, was diesen ganzen wissenschaftlichen Hintergrund betrifft, dafür aber ungeheuer selbstgerecht. Meiner Vorstellung

[2] Anm. d. Übers.: US-Handelsname des Wirkstoffs Sertralin (selektiver Serotonin-Wiederaufnahmehemmer).

nach sind Antidepressiva etwas für Verrückte. Oder für Menschen, die zu untüchtig sind, um ihre Probleme auf dem altmodischen Wege zu lösen. Schwache Menschen. Menschen, die sich nicht genug anstrengen. Meine Eltern. Ich bin nicht wie sie. Ich brauche keine Krücke, egal wie schlecht es mir geht. Ich habe nur eine schwere Zeit hinter mir, sage ich mir.

Kate entlässt mich mit einem Rezept für das schlaffördernde Beruhigungsmittel Klonopin[3], einem weiteren Termin für die gleiche Woche und einem Blatt mit der Überschrift »Depressions-Checkliste«. Darauf sind zwölf Depressionssymptome aufgelistet. Ich werfe nur einen kurzen Blick auf die Liste, doch später werde ich sie ausfüllen, als ob es sich um eine Umfrage handelt, indem ich in Gedanken alle Symptome ankreuze, unter denen ich leide.

1. Traurigkeit. Weinerlichkeit. *Ja.*
2. Mutlosigkeit. Hoffnungslosigkeit. *Ja.*
3. Konzentrationsmangel. Entschlussunfähigkeit. *Ja.*
4. Reizbarkeit. Groll. Wutanfälle. *Ja.*
5. Schlafzunahme oder -störungen. Gewichtszunahme oder -verlust. *Störungen/Verlust.*
6. Appetitzunahme oder -minderung. *Minderung.*
7. Energielosigkeit. Motivationsmangel. *Ja.*
8. Selbstmordgedanken. *Ja.* Selbstmorddrang oder -pläne. *Nein.*
9. Ängste. Panikattacken. Sorgen. Überforderungsgefühle. Unruhe. *Ja.*
10. Verlust des Interesses am Leben. *Nein.*

[3] Anm. d. Übers.: US-Handelsname des Wirkstoffs Clonazepam (Benzodiazepinderivat).

11. Geringe Selbstachtung. Schuldgefühle. Versagensgefühle. Gefühl der Wertlosigkeit. Selbstabwertung. *Ja, Ja, Ja, Ja, Ja.*
12. Ist das Gefühl morgens oder abends schlechter? *Gleich bleibend.*

Ich bin nicht verrückt, sage ich mir. Ich kann nicht verrückt sein. Niemand würde sich so ganz auf der Höhe fühlen, wenn er gerade zwei Jahre Stress und vier Monate Schlafentzug hinter sich hat. Wenn ich verrückt bin, denke ich in meiner Unwissenheit, wenn ich psychisch krank bin, komme ich in eine Nervenheilanstalt und sehe meine Kinder nie wieder. Ich wäre offiziell zur Versagerin abgestempelt. Nein, ich bin nicht verrückt. Ich muss mir nur mehr Mühe geben. Die Depression mag ihre Klauen in mich geschlagen haben, aber ich *werde* sie abschütteln.

Und ich mache mich daran, das zu tun. Im Laufe der nächsten fünf Wochen versuche ich mit den verschiedensten Strategien, mich zu heilen.

Wendy kommt einmal zu uns babysitten. Sie spielt liebevoll mit den Kindern, überredet Carrie, die auf dem Boden ihres Zimmers verstreuten Stofftiere einzusammeln, indem sie mit ihr ein Fantasie-Tierreich erschafft. Ich lasse sie allein, um in den Supermarkt zu gehen, und lege an der Feinkosttheke fast ein musicalreifes Stepptänzchen hin, weil ich mich so befreit fühle. Ich bin allein! Ich kann denken! Ich kann in Ruhe Käse einkaufen, ohne gleichzeitig einen Schnuller in ein offenes Mäulchen stecken zu müssen! Als ich auf dem Heimweg in unsere Straße einbiege, überlege ich, ob ich Wendy für mehr Stunden einstellen soll, damit ich mehr Freiraum habe.

Dann sehe ich Wendy mit den Kindern spazieren gehen, Carrie plappernd an ihrer Seite, Max im Sportwagen. Meine Stimmung schlägt so plötzlich um, wie ein Diaprojektor zum nächsten Bild schaltet. Hochstimmung. *Klick.* Wut. *Klick.* Verstörtheit. *Wie kann sie es wagen, mit meinen Kindern spazieren zu gehen, ohne mich zu fragen,* denkt mein krankes Hirn. *Die hat Nerven – zu glauben, dass sie einfach so meinen Platz einnehmen kann, meine Kinder glücklich machen kann, während ich weg bin.* Den Rest des Nachmittags zähle ich die Stunden, bis sie geht. Als es so weit ist, hat sich eine neue Lage Anspannung wie eine Bleischürze über meine Schultern gelegt.

Ich versuche, mir meinen Widerwillen gegen Wendy auszureden. Am Samstag schleiche ich mich hinunter in mein muffiges Arbeitszimmer im Souterrain und tippe seitenweise Argumente in den Computer. Das Schreiben hat mir bisher immer geholfen. Das Schreiben hat mich immer zu einer Lösung geführt. Aber diesmal dreht sich alles nur im Kreis: Warum ich so ein schlechtes Gefühl dabei habe, jemand anderen auf meine Kinder aufpassen zu lassen, warum ich kein schlechtes Gefühl dabei haben sollte, warum ich fremde Hilfe bei der Kinderbetreuung brauche, warum ich es nicht ertragen kann, meinen Job als Vollzeitmutter aufzugeben, rund und rund und rund herum. Ich höre mit dem Schreiben erst auf, als es Zeit ist, zu einer Baby-Geschenkeparty aufzubrechen.

In einem Haus im Wald mit gemalten Blumen auf den Wänden und selbstgenähten Patchworkdecken auf den Betten feiert Kathy, meine Zimmergenossin aus Collegezeiten, die bevorstehende Ankunft ihres ersten Sohnes. Auf ihrer Veranda steuere ich sofort den Tisch mit alkoholischen Getränken an. Seit meiner Hochzeit habe ich nie mehr als zwei Glas Alkohol am Abend zu mir genommen, aber davor hat mir der Alkohol viele Jahre als Panzer gedient, um meine Emotionen in Schach zu halten. Meine Hände zittern und meine Grübeleien über Wendy wollen kein Ende nehmen. Meine nächtlichen Zwangsgedanken haben den Durchbruch ans Tageslicht geschafft. Ein Bier wird mir helfen, rede ich mir ein und greife zu dem bei männlichen Depressiven so verbreiteten Hilfsmittel. Aber es erfordert so viel Energie, die Flasche an die Lippen zu heben, dass ich nicht viel von dem bitteren Gebräu in meinen Körper bekomme. Im Laufe des Nachmittags verlasse ich die Gesellschaft und setze mich allein ins Wohnzimmer, starre die Nähmaschine an und denke darüber nach, wie weit mir die Frau des Hauses überlegen ist, weil sie Vorhänge und Patchworkdecken nähen kann.

Als wir die Kinder zurück in ihre Autositze packen und nach Hause fahren, ist das nervöse Schwirren so intensiv, dass ich kaum stillsitzen kann. Es ist wie ein körperlicher Schmerz, dem man sich zu entziehen versucht. Aber ich kann ihm nicht entkommen. Ich bemühe mich seit drei Tagen, in der Angelegenheit »Wendy« einen Weg zu finden, mit dem ich gut leben kann. Aber ich habe mich lediglich verausgabt und in Panik hineingesteigert, wie jemand, der in einem Labyrinth gefangen ist. Es ist Zeit, da herauszukommen. Ich kann es nicht ertragen, mich noch länger in Sackgassen zu verrennen. Sobald wir zu Hause sind, rufe ich Wendy an und kündige ihr. Es klappt nicht mit der Zeitplanung, sage ich ihr. Die Erleichterung überflutet mich wie eine warme Dusche, spült den Stress mit sich fort wie zähen Schmutz. Es ist vorbei. Ich fühle mich viel besser. Ich habe mein Selbst zurück.

Das Gefühl hält eine Nacht lang an.

Ohne Wendys Hilfe kann ich den Redaktionsjob für Dana natürlich nicht annehmen. Ich rufe sie an und sage ihr ab. Die Erleichterung kehrt zurück. Hält einen halben Tag an.

Ich habe Marge Drake im Laufe des Sommers mehrfach angerufen, um mit ihr über Max' Tagesbetreuung zu sprechen. Diesmal rufe ich sie an und sage, ich wolle ihn, bevor es losgeht, gern ein paar Mal vorbeibringen, um zu sehen, ob er sich dort wohl fühlt. Wir sind nicht mehr bei ihr gewesen, seit er ein Neugeborenes war. Das Haus noch einmal zu sehen, wird uns beiden die Umstellung bestimmt erleichtern.

Das wird nicht gehen, sagt sie, weil sie im August wegen Urlaub geschlossen hat. Aber sie durchschaut mich, noch bevor ich es mir selbst eingestehe.

»Denken Sie darüber nach, Max nicht zu mir zu schicken?«, fragt Marge am Telefon.

»Nein, nein, nein, nein«, antworte ich, vermutlich zu rasch. »Ich bin nur etwas nervös wegen der Sache. Sind nicht die meisten Mütter nervös, wenn sie ihr Kind das erste Mal zu einer Tagesmutter geben?«

»Doch«, sagt sie, »aber nicht so nervös, wie Sie zu sein scheinen.«

Zwei Tage später, während ich Max in seinem Sportwagen an der Bücherei vorbeischiebe, überkommt es mich wie eine Offenbarung, dass ich ihn ja gar nicht in Tagesbetreuung geben *muss,* dass es in Ordnung ist, dazu noch nicht bereit zu sein. Das bedeutet in meinem Schwarz-Weiß-Denken zugleich, dass ich nie wieder an meine Arbeit zurückkehren werde, es mit meiner Schreiberei nie zu etwas bringen werde, immer eine Versagerin bleiben werde. Aber ich habe jetzt nicht die Kraft, mich damit zu beschäftigen. Ich muss erst diesen letzten Pfahl aus meinem Fleische ziehen. Ich rufe Marge an, um ihr zu sagen, dass ich auf den Platz verzichte. Sie ist wie immer liebenswürdig, bedankt sich, dass ich ihr rechtzeitig Bescheid sage, sodass sie den Platz anderweitig vergeben kann. Als Dave an dem Abend nach Hause kommt, begrüße ich ihn mit einer Umarmung und der stolzen Kunde.

»Jetzt geht es mir besser«, sage ich – ganz im Ernst. »Ich war nur noch nicht so weit, Max in Tagesbetreuung zu geben.«

Und ich glaube wirklich, dass das Schlimmste vorbei ist, dass ich mit einem Telefonanruf all meine Probleme ausgeräumt habe. Als die Ängste und die Schlaflosigkeit etwa zwei Tage später wiederkehren, arbeite ich mich weiter durch die Liste möglicher Lösungen.

Vielleicht reicht das Spazierengehen nicht aus. Vielleicht brauche ich anstrengendes körperliches Training. Zu den Vergünstigungen bei meinem letzten Zeitungsjob gehörte der kostenlose Zutritt zu den Einrichtungen des CVJM von Somerville, New Jersey. Dort fand ich, nachdem mich Schwimmen jahrelang an jene panikerfüllten Stunden meiner Kindheit erinnert hat, erstmals Freude daran, meinen Körper durch diesen Mutterschoß aus Chlor und Kacheln zu ziehen. Am Anfang schwamm ich mit dem Kopf über Wasser, bis mir eines Tages ein Rettungsschwimmer im Teenageralter das Kraulen beibrachte.

»Den Körper hin und her rollen«, wies mich der Junge mit den straffen Muskeln und der haarlosen Brust vom Beckenrand an. »Legen Sie das Ohr aufs Wasser. Nicht den Kopf hochnehmen!«

Jeden zweiten Tag schwamm ich nach der Arbeit meine Bahnen. Das Schwimmbecken war nie überfüllt und nie zu kalt. Ich hatte meinen kleinen Rettungsschwimmer, der auf mich aufpasste. Ich glaube, ich war in dem Jahr entspannter als während irgendeines anderen meines Lebens. Dazu trugen natürlich noch andere Faktoren bei. Ich hatte einen prestigeträchtigen, gut bezahlten Job, eine Menge Freunde, keinen festen Partner und keinen familiären Druck, da ich rund 500 Kilometer von meiner Verwandtschaft entfernt wohnte. Aber das regelmäßige Training – der planmäßige Endorphinrausch – trug eine Menge zu meinem Glück bei.

Also beschließe ich, das noch einmal auszuprobieren. An einem Vormittag fahre ich mit Max zum jüdischen Gemeindezentrum im nächsten Ort. Wenn wir jetzt Mitglied würden, erzählt mir die für die Aufnahme zuständige Dame, bekämen wir den Rest des Sommers gratis. Und im Souterrain gebe es eine Kinderkrippe. Ich fülle die Formulare aus. Ich schreibe einen Scheck aus. Ich schaue mir die Kinderkrippe an.

Zwei Frauen, die eine rundlich und matronenhaft, die andere mit einem Ring im Nasenflügel, passen auf die Kinder auf, während ihre Mütter trainieren. »Ja«, sagt die Matronenhafte, »für eins haben wir noch Platz. Kommen Sie am Montag um zehn wieder.«

Am Montag lasse ich Max in ihren Armen, weil sie einen kompetenten Eindruck macht und weil ich so froh bin, ihn loszuwerden. Ich habe eine Stunde, eine ganze Stunde für mich selbst! Ich gehe in die Umkleidekabine und ziehe meinen alten blauen Badeanzug an. Am ersten Tag schaffe ich zehn Bahnen. Im Laufe der Woche steigere ich mich auf 20. Max trägt in der Kinderkrippe ein Dauerlächeln zur Schau. Wir werden Stammkunden, kommen jeden Montag, Mittwoch und Freitag, während

Carrie im Ferienlager ist. Die Pause, die ich mir so verschaffe, lässt den Tag zwar schneller herumgehen, aber das Schwimmen schweißt mein Leben hier nicht zusammen, wie es in New Jersey der Fall war. Das Becken hier ist überfüllt und kalt. Ich vermisse meinen Rettungsschwimmer. Meine Schultern sind lockerer, aber mein Geist ist immer noch wie erstarrt.

Bevor ich zu Kate kam, hat mich fast jeder Therapeut, bei dem ich war, der gleichen Schwäche bezichtigt: Ich kann meine Gefühle nicht zulassen. In schwierigen Zeiten muss ich mich selbst an dieses Problem erinnern. Meist reicht das schon aus: Ich erinnere mich daran, dass mein Unbehagen das Resultat eines verschütteten Gefühls sein muss, orte das Gefühl, wie eine Masseurin einen verkrampften Muskel aufspürt, und locke es an die Oberfläche, wo es sich auflösen kann. Aber diesmal ist es schwer, das vergessene Gefühl zu finden. Es ist nicht Max' Tagesbetreuung oder mein Job. Es ist kein Problem mit Dave. Also muss ich ... *um meine verlorene Jugend trauern.*

Als ich Dave davon erzähle, breche ich auf dem Bett zusammen und fange an zu heulen.

»Das ist das Ende für uns«, schluchze ich.

»Wovon redest du?«

»Wir werden keine Kinder mehr kriegen, also haben wir alle großen Ereignisse hinter uns. Mein ganzes Leben habe ich mich auf die großen Ereignisse gefreut. Erst macht man seinen Schulabschluss, dann kommt das College, dann heiratet man, kauft ein Haus, bekommt Kinder. Und bei all diesen Ereignissen steht man im Mittelpunkt der Aufmerksamkeit. Aber jetzt gibt es bis zu Carries Hochzeit keine großen Ereignisse mehr. Wir stehen bloß noch im Hintergrund. All die kommenden großen Ereignisse werden ab jetzt den Kindern passieren, und wir werden nur noch alt.«

Er sieht mich an, als wäre ich, na ja, Sie wissen schon.

»Ich muss mich nur damit abfinden«, sage ich zu ihm. »Es ist eben was, wo man durch muss.«

Ich erzähle sogar einer Freundin, die vor kurzem ihr letztes Kind bekommen hat, von dieser lächerlichen Theorie.

»Also, ich fühle mich mit dem neuen Baby jünger als je zuvor«, sagt sie.

Wir brauchen etwas frischen Wind in unserem Leben, beschließe ich, damit wir uns nicht so alt und abgestumpft fühlen. Einen Urlaub. An einem bedeckten Freitagnachmittag schlage ich einen Neuengland-Reiseführer auf, rufe Hotels auf dem Land, Bed-and-Breakfast-Pensionen und Vergnügungsparks an, um mir Broschüren und Preislisten zuschicken zu lassen, und stelle dann eine Liste der verschiedenen Möglichkeiten auf. Ich rufe Liz an und frage sie, ob sie und ihre Familie mit uns im Spätsommer ein Haus am Strand mieten wollen. Ich frage eine andere Freundin, wo sie jedes Jahr in Maine ihren Urlaub verbringt. Letztlich ist es mir jedoch unmöglich, mich zwischen den verschiedenen Zielen zu entscheiden. Es ist schon schwierig genug, das perfekte Babyfläschchen zu finden.

Max hat keine Probleme mit den Fläschchen, aus denen er seine Muttermilch trinkt; ich weiß also nicht, warum ich glaube, etwas Besseres finden zu müssen. Aber alle paar Wochen wechsle ich die Sorte und kaufe einen ganzen Vorrat der neuesten Variante. Plastikbeutelflaschen, die bei der Entleerung zusammenschrumpfen –

genau wie Mamas Brust, sagt die Werbung. Gebogene Hartplastikflaschen, dann wieder gerade Flaschen, die mit Dalmatinern oder Clowns geschmückt sind. Flaschen mit gewellten zahnfreundlichen Saugern, die dem menschlichen Vorbild nachempfunden sind. Flaschen mit eckigen Saugern. 100-ml-Fläschchen. 200-ml-Fläschchen. Ich kaufe jede nur erdenkliche Variante mit Ausnahme einer alten Glasflasche. Die Veränderung, das Neue erscheint mir wie eine Lösung, als ob das Neue das Alte, Schlechte vertreiben würde.

Wenn die Fläschchen keine Lösung sind, dann vielleicht ein neues Buch. Das dicke Taschenbuch mit der im Matisse-Stil gemalten Tulpenvase auf dem Umschlag enthält so viele Lösungsvorschläge, dass ich kaum verstehen kann, warum ich es nicht schon früher gekauft habe. Es gibt Kapitel darüber, wie man negative Gedanken in positive verwandelt, wie man lernt, sich durch Tiefenatmung und Wiederholung eines beruhigenden Wortes zu entspannen, wie man sich die Welt wegtrainiert, über gute Schlafhygiene. Ich probiere alles aus. Ich halte mich vom Bett fern, wenn ich nicht gerade darin schlafen will, und sorge dafür, dass das Zimmer gut belüftet und dunkel ist. Ich absolviere meine Spaziergänge und schwimme meine Bahnen. Ich probiere die Tiefenatmung mit einem speziellen Wort aus, kann mich aber nicht zwischen »Frieden« und »Schlaf« entscheiden. Ich versuche, der Erschöpfung etwas Positives abzugewinnen.

Solche Lösungen mögen bei normal gestressten Menschen funktionieren. Aber nicht bei jemandem, dessen alternative Genesungsstrategie darin besteht, vor dem Zubettgehen an einer Muschel zu riechen.

Wir sind in diesem Sommer einmal am Strand gewesen. Wir haben Collegefreundinnen von Dave besucht – zwei Frauen mit ihren Babys und Kleinkindern, die ein Haus an der Narragansett Bay in Rhode Island gemietet hatten. Ich habe ihnen von meinen Schlafproblemen erzählt und sie luden mich ein, bei ihnen im Strandhaus zu übernachten. Ich wusste, wenn ich geblieben wäre, um feuchte Salzluft zu inhalieren und die ganze Nacht den Ozean atmen zu hören, hätte ich tief und fest geschlafen. Aber Dave musste am nächsten Tag arbeiten, deshalb fuhren wir bei Einbruch der Dämmerung nach Hause zurück.

Zu Hause habe ich eine der aschenbechergroßen weißen Muschelschalen, die die Kinder gesammelt hatten, auf meinen Nachttisch gelegt. Sie riecht nach Strand. Sie erinnert mich an diese fürsorglichen jungen Mütter, die mir ein Bett angeboten haben. Jede Nacht halte ich sie an meine Nase und atme tief ein, als ob der Geruch des Meeres mich dorthin zurückbringen und das Dortsein mich heilen könnte. Dann vertraue ich meine Probleme sechs kleinen Sorgenpüppchen aus mit bunten Wollfäden umwickeltem Draht an. Einem guatemaltekischen Aberglauben zufolge sollen sie Probleme über Nacht lösen und einem die Aufgabe des Sorgens und Grübelns abnehmen. Ich drücke sie zwischen den Fingern und knete meine Sorgen in sie hinein wie Gebete. Helft mir schlafen. Helft mir, für meine Kinder zu sorgen. Helft mir, mich zu entspannen. Helft mir, mich nicht mehr zu sorgen. Helft mir, mich selbst unter in diesem Durcheinander zu finden.

Vielleicht kann mir ein Tag für mich allein helfen, mein altes Selbst wieder aufzustöbern. Normalerweise reichen eine Zugfahrt nach Boston und ein mit Kleidereinkäufen und Lesen in Restaurants verbrachter Tag, um meinen Stress zu mindern. Da es Sommer ist, beschließe ich, mir einen Tag in Marblehead zu gönnen.

Marblehead, das an der Nordküste von Massachusetts ins Meer ragt, lockt mit Stränden und Yachtklubs, 200 Jahre alten Kolonialstilhäusern an seinen Straßen und eleganten Villen, die den Atlantik säumen. Hier habe ich zwei Jahre lang gelebt und für den *Marblehead Reporter* Artikel über Sitzungen der Schulbehörde und betuchte Segler geschrieben. Ich bewohnte ein schäbiges Appartement in einer Sackgasse, saß abends allein zu Hause und stritt mich übers Telefon mit meinem weit entfernt lebenden Freund. Aber ich liebte die gewundenen alten Sträßchen und den Geruch der Fischerboote und die sämige Fisch- und Muschelsuppe des Restaurants *The Barnacle.* Ich weiß, dass ein Tag dort mir gut tun wird.

Ich gehe in die Bäckerei, die meine geliebten Zucker-und-Zimt-Plätzchen backt. Ich stöbere in einem Antiquariat, dessen Besitzer, ein junger Mann und eine ältere Frau, eine Leidenschaft füreinander teilen und für Reisen nach England, um Bücher zu kaufen. Im *Barnacle* setze ich mich an das Fenster mit Blick auf den Hafen und esse Muschelsuppe mit dicken Butterschlieren und einer Prise Paprika auf der Sahnehaube. Ich fühle mich gut. Dieser Ausflug ist die Lösung, denke ich.

Dann steuere ich eine Boutique an und bekomme plötzlich eine solche Panikattacke, dass ich wie angewurzelt stehen bleibe. Ich schwitze. Mein Magen krampft sich zusammen. Ich kanzele mich selbst ab, weil ich mich an einem so idyllischen Tag von Panik überwältigen lasse. Dann suche ich nach Gründen, denke daran, meine Gefühle zuzulassen. Vielleicht hat mich eine plötzliche Sehnsucht nach meinem Singleleben überkommen. Vielleicht hat die Nähe des Hauses, in dem mein Freund und Kollege Kenny wohnte, wo ich in seinem Saab mit dem durchgerosteten Boden den Umgang mit einem Schaltgetriebe lernte und wir in den Mittagspausen Dosensuppe aßen und Zeichentrickfilme ansahen, in mir eine so intensive Sehnsucht nach ihm geweckt, dass sich die Gefühle aufgestaut und in Angst verwandelt haben. Während ich auf dem Bordstein draußen vor dem Laden sitze, lässt die Panik allmählich nach – nur um einer tiefen Traurigkeit Platz zu machen. Es fängt an zu regnen. Ich sitze auf einer Bank am Strand und schaue auf das aschgraue Meer, das gegen den groben Sand brandet. Ich greife in meine Tasche und ziehe einen kleinen Spiralblock heraus, fange an, Gedichte voller Selbstmitleid zu schreiben. Sie sind alle an Max gerichtet.

Ich sitze am Meer,
wohin ich gehöre,
und denke an dich,
zu dem ich gehöre,
und frage mich,
wie kann ich das je meistern?
Wann werde ich nicht mehr glauben zu ersticken?
Wann wird meine Liebe zu dir so stark sein wie mein Zorn?

Nach diesem gescheiterten Abenteuer beginne ich mir einzugestehen, dass ich mich vielleicht nicht selbst heilen kann. Aber das heißt immer noch nicht, dass ich eine seelische Krankheit habe. Es bleibt immer noch die Möglichkeit, dass dieser ganze Irrsinn auf eine rein körperliche Ursache zurückzuführen ist. Postpartale Thyreoiditis, eine Schilddrüsenentzündung, die relativ häufig nach Schwangerschaften auftritt, kann Depressionen auslösen. Ich bin während der ganzen Schwangerschaft auf Schilddrüsenunterfunktion behandelt worden. Falls es hier ein Defizit gibt, dürften mich ein paar Schilddrüsentabletten umgehend wieder auf den Damm bringen.

Ich marschiere also zurück zu dem Arzt, der mir etwas Urlaub empfohlen hatte, um meine Schilddrüsenwerte untersuchen zu lassen. Es ist früh am Morgen, vor dem Ferienlager, und ich habe beide Kinder dabei. Ich deponiere sie im Flur vor dem Blutabnahmeraum und setze mich auf einen Stuhl. Die Sprechstundenhilfe zieht einen Gummischlauch um meinen Bizeps stramm, bis eine dicke blaue Vene unter meiner Haut sichtbar wird. Sie betupft meine Armbeuge mit Alkohol und setzt eine Nadel auf ein Blutröhrchen.

»Machen Sie eine Faust«, sagt sie.

Ich gucke weg. Ich will nicht sehen, wie die Nadel durch meine dünne weiße Haut sticht. Ich schaue wieder hin, als sie den Gummischlauch abnimmt. Ich sehe zu, wie sich das Röhrchen mit dunkelrotem Blut füllt, und bete, dass sich darin ein Nachweis findet. *Na kommt schon, ihr Schilddrüsenprobleme,* denke ich und wünsche, in meiner geballten Faust befände sich ein Satz Würfel und es wäre alles nur ein Spiel.

»Sie können die Faust öffnen.«

Nadel raus. Tupfer und Pflaster drauf. Blutröhrchen geschüttelt, etikettiert und in einen durch Trennwände unterteilten Kasten gesteckt, der wie eine Miniaturausgabe der Flaschenkästen aussieht, die der Milchmann früher vor die Tür stellte. Acht Stunden später rufe ich an, um nach den Ergebnissen zu fragen.

»Es ist alles in Ordnung«, sagt die Sprechstundenhilfe. »Ihre Schilddrüse funktioniert ganz normal.«

Es muss für Kate offenkundig sein, dass keine meiner Strategien funktioniert. Abgesehen davon, dass sie mich zweimal pro Woche sieht, rufe ich alle paar Tage mit neurotischen Fragen an. Sie hat mir ihre Notfallnummer gegeben und mir gesagt, ich könne jederzeit mit jeder Frage anrufen. Ich habe keinerlei Hemmungen.

»Ich hatte so ein Kribbeln in den Fingern«, erzähle ich ihr frühmorgens am Telefon. »Kommt das vom Klonopin?«

Nein, erklärt sie mir geduldig, ich würde vermutlich nur hyperventilieren. Ich solle unbedingt ruhig atmen.

Ein anderes Mal: »Ich habe ein Viertel Klonopin genommen und es hat nichts bewirkt. Solle ich auf eine halbe Tablette gehen?«

»Sicher, versuchen Sie das mal.«

»Sie glauben nicht, dass das zu viel ist? Glauben Sie, das bekommt mir?«

Die halben gelben Tabletten beginnen meine Schlaflosigkeit zu zähmen. Der zusätzliche Schlaf verleiht mir mehr Energie zum Grübeln.

Zwangsneurotikern sollte man die Beipackzettel verschreibungspflichtiger Medikamente vorenthalten. Der Beipackzettel des Klonopin, dünn und knitterig wie uraltes Pergament, verrät mir, dass das Mittel süchtig machen kann und mit Vorsicht zu verwenden ist. Also bereichere ich das Gedankenkarussell in meinem Kopf um die Angst, medikamentenabhängig zu werden. Ich werde nie wieder clean werden. Ich werde nie wieder von allein einschlafen können. Ich werde in einer Entziehungsanstalt enden.

Meine Zoloft-Fragen spare ich mir für unsere Sitzungen auf. Diese bestehen hauptsächlich darin, dass ich Kate über Antidepressiva ausfrage.

»Woher wissen Sie, dass ich es brauche? Was wird es mit mir anstellen? Wie wirkt es auf das Gehirn? Woher wissen Sie, dass dieses Mittel das richtige für mich ist?«, frage ich.

Sie sagt mir, meine körperlichen Symptome wiesen darauf hin, dass ich klinisch depressiv sei und das Medikament bei mir wirken werde. Sie erklärt mir, dass das Wissen darüber, wie selektive Serotonin-Wiederaufnahmehemmer (SSRI) wirkten, begrenzt sei. Depressive Menschen leiden an einem Mangel des Neurotransmitters Serotonin, der, wie man glaubt, für unser emotionales Wohlbefinden verantwortlich ist. SSRI-Antidepressiva bremsen den Abbau des Serotonins, sodass ein größeres Angebot dieses Botenstoffs zur Verfügung steht. Sie sagt mir, dass sie Patienten mit Angstneurose häufig Zoloft anstelle seines bekannteren Verwandten Prozac[4] verschreibe, da Prozac noch mehr Ängste und Nervosität auslösen könne.

Grundsätzlich sind diese Fragen nicht unvernünftig. Jede Patientin hat das Recht, Näheres über ein ihr in Aussicht gestelltes Heilmittel zu erfahren. Aber ich stelle sie wieder und wieder und wieder, derweil ich ein zerknittertes Blatt Papier konsultiere, auf dem ich mir zwischen den Terminen Notizen mache.

»Was passiert, wenn ich es nicht nehme?«

»Wenn Sie es nicht nehmen«, sagt sie seufzend, »wird es Ihnen irgendwann auch wieder besser gehen, aber es wird viel länger dauern. Und es wird schwieriger sein, an Ihren Probleme zu arbeiten. Im Augenblick ist es so, als ob Sie ein schweres Gewicht mit sich herumschlep-

[4] Anm. d. Übers.: US-Handelsname des Wirkstoffs Fluoxetin (selektiver Serotonin-Wiederaufnahmehemmer).

pen. Wenn Sie das Medikament nehmen würden, fiele dieses Gewicht weg.«

Um mir die Sorge zu nehmen, dass sie mir Informationen vorenthielte, gibt sie mir ein Blatt über mögliche Nebenwirkungen der selektiven Serotonin-Wiederaufnahmehemmer. Dieses Blatt bereichert mein Zwangsgedankenkarussell um ein weiteres Pferdchen: Selbstmord. *Es können Fälle von Hypomanie oder Manie, Psychosen, Panikreaktionen, Nervosität oder Euphorie auftreten; in Einzelfällen wurde von Erregung, Impulsivität und Selbstmorddrang berichtet.* Nichts, was ich 37-mal am Tag lesen möchte. Aber eine weitere Ausrede, die Hilfe, die ich brauche, nicht anzunehmen.

In den paar Minuten meiner Therapiesitzung, die nach Abhandlung all meiner Fragen zu den Medikamenten übrig bleiben, sprechen wir über meine Probleme. Während einer Sitzung erklärt sie mir, dass ich ihrer Meinung nach an einer Art posttraumatischem Stress-Syndrom litte. Wie Kriegsteilnehmer und Vergewaltigungsopfer würde ich von unverarbeiteten Emotionen überflutet, die ich zwei Jahre lang unterdrückt hätte. Das passiere erst, wenn man wieder in Sicherheit sei, erläutert sie mir. In meinem Fall komme erst jetzt, da ich von der Sorge um sterbende Babys befreit sei, der ganze Schmerz über den Verlust zweier Föten und das verzweifelte Anklammern an einen Dritten hoch.

Kate erklärt mir auch, bis ich die Verdrahtungsfehler meines Gehirns mithilfe von Antidepressiva behoben hätte, würde es mir an Übersicht und Klarblick mangeln, um Techniken zur Problemlösung zu erlernen. Wenn das Gehirn ständig mit sich selbst kämpfe, bleibe kaum noch Energie für gesunden Menschenverstand übrig. Aber ich kann das zu diesem Zeitpunkt noch nicht verstehen. Ich fühle mich nur unfähig und tief beschämt, weil ich auf eine Therapie angewiesen bin. Dies ist ein weiterer Beweis meines persönlichen Versagens, da bin ich mir sicher.

Später werden Kate und ich an meiner Selbstachtung arbeiten und an den Problemen, die ich immer schon gehabt habe, unter anderem mit meinem Perfektionismus. Mit klarem Kopf wird es mir schließlich leichter fallen, meinen Problemen auf den Grund zu gehen, die Fallen zu erkennen, die ich mir mein Leben lang selbst gestellt habe. Und Kate, meine achte Therapeutin, wird dabei eine ruhigere Begleiterin sein als all die anderen. Sie wird nicht versuchen, mein Leben mit ihren Werkzeugen zu reparieren, wie die anderen es getan haben. Sie wird abwarten und zusehen, wie ich selbst zu Hammer und Meißel greife und mit der Sanierung beginne.

Aber zuerst muss ich mir dieses neue Gehirn zulegen. Ich bin noch nicht so weit.

Immer noch greife ich fast täglich zu meinem rosafarbenen PPD-Ratgeber. *This Isn't What I Expected* von Kleiman und Raskin ist nicht der persönliche Begleiter, auf den ich gehofft hatte, aber wenn ich die Zusammenfassungen des Lebens anderer Frauen mit PPD lese, fühle ich mich weniger allein. Und die von den Autorinnen, einer Psychiaterin und einer Sozialarbeiterin, gelieferten Sachinformationen geben mir immer wieder neue Anstöße. Die Stimmen dieser gesichtslosen Autoritätspersonen sind anspornend und mitfühlend zugleich.

Verleugnung ist der Kitt, der die PPD-Patientin davor bewahrt, sich bei der Diagnose sofort in ihre Bestandteile aufzulösen, erklärt mir das Buch. Es ist eine sehr verbreitete, »fast schon reflexartige Reaktion«. Viele von uns könnten die Diagnose zwar vom Verstand, nicht aber vom Gefühl her akzeptieren. Es sei das Stigma der psychischen Krankheit, an dem wir uns stießen. Also führen wir fort, uns selbst und andere zu belügen. Sicher sagten wir, ich habe diese PPD-Sache, aber keine Sorge, das bin ich bald wieder los. Dieser Schwindel könne am Anfang sogar hilfreich sein, schreiben Kleiman und Raskin.

»Die Verleugnung macht es Ihnen möglich, weiterhin die Dinge zu erledigen, nach deren Erledigung Ihnen gar nicht zumute ist, wie das Haus zu putzen, zur Arbeit zu gehen, die Kinder anzuziehen. Aber wenn die Verleugnung zu weit getrieben wird, kann sich der Mechanismus, der ursprünglich Ihrem Schutz diente, gegen Sie kehren und den Heilungsprozess verzögern.«

Volltreffer.

Auch die Unbeständigkeit der PPD kann der Verleugnung Nahrung geben. Ähnlich wie die Achterbahn der Gefühle, die ich manchmal an einem einzigen Tag durchmache, gibt es auch gute und schlechte Tage. Hin und wieder fühle ich mich ganz gesund. Ich habe Spaß, schlafe normal, denke einen ganzen Tag lang klar. Und ich rede mir ein, dass ich unmöglich krank sein kann. »Siehst du«, sage ich zu Dave, »ich brauche keine Medikamente. Ich bin nur ein bisschen gestresst.« Dann, ohne erkennbare Gesetzmäßigkeit und ohne jede Vorwarnung, kommt wieder eine Reihe lausiger Tage. Aber weil ich mich an das Hoch noch erinnern kann, suche ich die Schuld für das Tief bei mir. Offenbar gehe ich mit irgendetwas nicht richtig um. Ich strenge mich nicht genug an. Ich bringe das schon selbst in Ordnung.

Die Augenblicke, bevor mein Mann nach Hause kommt, um mir die Kinder abzunehmen, sind für mich immer schon die längsten gewesen. Jetzt sind sie unerträglich. An einem Abend Mitte August klammere ich mich in der Küche an der Kante des Hackklotzes fest, als wäre er meine letzte Verbindung zur Erde. Carrie sieht sich ein Video an und Max schwingt in seiner Babyschaukel. Ich habe die bislang beängstigendste Panikattacke dieses Sommers. Sie ist aus dem Nichts gekommen. Es ist niemand hier, von dem ich mich bedrängt fühlen könnte, es gibt keine Tagesbetreuung, um die ich mir Sorgen machen müsste, selbst die Schlafstörungen sind nicht mehr allzu schlimm. Trotzdem kann ich nicht aufhören zu zittern und zu schwitzen und möchte um Hilfe schreien, als ob sich eine echte Bedrohung näherte.

Als Dave nach Hause kommt, ist die Attacke noch in vollem Gange. Normalerweise dauern sie nur ein paar Minuten. Ich erzähle ihm davon, weine etwas, während er sein Abendessen isst. Als er damit fertig ist, fahre ich zu Kelly am anderen Ende des Orts. Wir hatten geplant, zusammen spazieren zu gehen.

Sie schreitet flott aus, macht ihren Abendspaziergang zum echten Fitnesstraining. Das Tempo hilft mir, mich zu beruhigen; das Schwitzen lässt die Angst aus meinen Poren sickern. Ich frage sie, was sie von Antidepressiva hält.

»Würdest du welche nehmen?«, frage ich sie, als wir um die Ecke ihres Hauses biegen.

»Bei einer länger anhaltenden Depression würde ich das«, sagt sie, »wenn ich mich, egal was ich versuche, nicht besser fühlen würde.«

Eine genaue Beschreibung meiner Situation. Ich blicke hoch zu den schönen Häusern ihrer Nachbarschaft, violett und gelb gestrichene viktorianische Villen und schmale, jahrhundertealte Häuschen im Kolonialstil. Ich bin mir nicht sicher, wo wir genau sind, aber hier fühle ich mich getröstet. Viele Generationen haben in diesen Häusern gewohnt, Männer und Frauen, die Leid und Freude erlebt haben, die geweint und gezittert und versucht haben, vor ihren Problemen davonzulaufen. Und dann sage ich es: O. k., ich gebe auf. Das Ringen zwischen meinem Ego und einem Fläschchen winziger, lavendelfarbener Pillen ist vorbei. Am nächsten Tag löse ich mein erstes Zoloft-Rezept ein.

5

Das Pillenfläschchen steht auf meiner Frisierkommode und lässt mir keine Ruhe. Ich schütte ein paar von den lila Ovalen in meine Handfläche – eine Hand voll abgefallener Blütenblätter – und betrachte sie. Sie sind zart und hübsch, mit ihrem Namen und ihrem Gewicht graviert. Ich frage mich, wie sie überhaupt irgendeine Wirkkraft besitzen können. Ich kann noch nicht herausfinden, wie wirksam sie sind, weil ich keine davon über meine Lippen kommen lassen darf, bis ich Max abgestillt habe. Aber schon allein der Anblick des Plastikfläschchens, das sie beherbergt, stabilisiert mich ein bisschen.

Die Pillen sind etwas Neues, an dem ich mich festhalten kann, wie an einer Schwimmhilfe oder der Kante des Schwimmbeckens. Den größten Teil meiner 32 Jahre habe ich mich an irgendetwas festgeklammert, weil ich wusste, wenn ich losließe, würde ich in dem Meer der Depression, das stets unter mir rauschte, ertrinken. Seit Max' Geburt ist mein Klammergriff zunehmend erlahmt. Aber noch habe ich nicht losgelassen und ich habe auch nicht vor, es zu tun. Diese Pillen, dieses Fläschchen: Ich werde mich an ihnen festhalten, bis es mir wieder gut geht.

Aber zuerst muss ich meinen Sohn loslassen.

Ich habe das Stillen bereits auf etwa dreimal täglich reduziert. Die Experten empfehlen, alle ein bis zwei Wochen eine Stillzeit wegfallen zu lassen, damit sich der Körper und das Baby daran gewöhnen können. Aber dafür ist jetzt keine Zeit. Also ersetze ich alle paar Tage eine Brustfütterung durch die Flasche, bis nur noch eine Stillsitzung übrig ist. Bei Einbruch der Dunkelheit sitze ich mit ihm in einem weißen Schaukelstuhl. Er liegt in meinen Armen und lächelt zu mir auf. *Lass uns anfangen,* sagt sein Gesicht, *das ist unsere Zeit. Lass uns aufhören,* denke ich, *das ist unser letztes Mal.* Ich klappe den Latz meiner marineblauen Stillbluse hoch, die ich mehrmals in der Woche trage und nun nie wieder brauchen werde. Darunter lugt eine in weiße Spitze gehüllte runde Brust durch einen Schlitz in dem blauen Stoff hervor. Ich hake den BH am Brustbein auf und nehme die Brust in die linke Hand. Meine rechte Hand hält Max' seidigen Schädel. Seine Lippen schließen sich um meine Brustwarze und Milch tropft heraus wie Nadelstiche in meiner Brust. Er langt nach oben und legt eine Hand auf das üppige, weiße, geäderte Fleisch meiner Brust: ein winziger Schmetterling auf einem Dinosaurierei. Er schaut mit seinen blauen strahlenden Augen in meine müden grünen.

Diese Stillbeziehung ist das Einzige in Max' Leben, das für mich gut gelaufen ist. Während das Stillen bei Carrie ein siebenmonatiger Ringkampf war, kam ich mit Max mühelos zurecht. Wir passen zusammen. Da kommt wieder unsere ähnliche Wesensart durch, eine Verschmelzung von Gleich und Gleich. Diese Vertrautheit ist die schönste Form gegenseitiger Abhängigkeit. Niemand sonst in unserer Familie weiß, wie sich das hier anfühlt. Es ist unser Geheimnis, unser Ritual.

Er ist immer noch ein Teil von mir, wie zu der Zeit, als er unter meinem Herzen und neben meiner Leber wohnte. Ich bin der Quell seines Gedeihens und die Einzige, die ihm das natürliche Elixier geben kann, das ihn am Leben hält. Er ist der Einzige, der den Schmerz der Milchfülle lindern kann, der Einzige, der den dämpfenden Hormonschub auslösen kann, nach dem die Milch zu fließen beginnt. Solange ich ihm die Brust gebe, ist er der Abhängige, Vertrauensvolle und ich bin die Fähige, Nährende. Wenn ich damit aufhöre, wird jemand anders für sein Gedeihen sorgen. Er wird sein Vertrauen auf diesen anderen Menschen übertragen, und ich werde meinen Platz ganz oben auf seiner Liste für viele Monate einbüßen.

Ich hasse es, ihm das anzutun. Wir sind beide noch nicht so weit. Er ist erst fünf Monate alt. Ich hatte gehofft, ihn bis zu seinem ersten Geburtstag stillen zu können. Ich fühle mich, als würde ich ihn ohne Erklärung im Stich lassen, meine beste Schulfreundin versetzen, ohne einen Zettel an ihrem Spind zu hinterlassen. Es wird uns beiden wehtun, als ob die grausame Entbindungsschwester die Nabelschnur durchgeschnitten hätte, bevor er meinen Körper verließ. Ich gehöre nicht zu den Frauen, die das Stillen an sich toll finden. Ich finde es lästig, anstrengend und einengend. Aber ich liebe die Nähe in einer Stillbeziehung. Später, wenn es mir wieder besser geht, werden meine ausgetrockneten Brüste immer noch kribbeln, sobald ich eine Frau ihr Kind stillen sehe. Und Max wird, sogar als er schon laufen kann, immer noch die Hand in meinen BH stecken, wenn er nervös ist. Die Leute werden ihn anstarren, weil er meine Brust begrapscht.

»Ich glaube, ich habe ihn nicht lange genug gestillt«, erkläre ich ihnen, während ich über den Stich der Erinnerung hinweglächele.

Nachdem er das letzte Mal an meiner Brust getrunken hat, wische ich die Milch mit einer Stoffwindel aus seinen Mundwinkeln und von meiner Brustwarze. Ich hake den BH zu, ziehe den Stofflatz herunter, lege Max über meine Schulter und stehe auf. Er macht ein, zwei Bäuerchen, dann lege ich ihn in sein Bettchen schlafen. Ich ziehe das Mobile über seinem Kopf auf und es lässt die Melodie von *My Favorite Things* erklingen.

Es dauert zwei Tage, bis die Tränen kommen. Sie verstecken sich hinter einer anderen Trauer. Ich trainiere in einem Aerobic-Kurs meine Beinmuskulatur an einer jadegrünen Plastikstufe, als ich an unseren Kater, Simon, denken muss. Er ist ein großes, rotes Pelzknäuel, das bei meinem Mann Atemnot auslöst. Um Daves Lungen zu schonen, haben wir versucht, Mensch und Tier zu trennen. Zuerst wurde Simon aus unserem Bett verbannt, dann aus dem oberen Stockwerk, dann aus dem Haus. Jetzt schläft er auf einem Handtuch in einem Karton in der Garage. Da wir wissen, dass es dort im Winter zu kalt für ihn sein wird, haben wir ihm ein neues Zuhause gesucht. Anfang September wird er zu einer Familie umziehen, die Kinder und Haustiere in Pflege nimmt. Sie wohnen in einem alten Haus, dessen Rückseite an ein Vogelschutzgebiet angrenzt. Dort wird er nur noch drei Monate leben, bis er von einem Raser überfahren wird.

Beim Gedanken, Simon zu verlieren, den ich fast so sehr liebe wie meine Kinder, fange ich an zu weinen. Ich kann nicht mehr aufhören. Ich mache meine unbeholfenen Stepping-Übungen weiter, aber ich kann nicht aufhören zu weinen. Als die Musik verstummt, lasse ich meine Stufe in der Mitte des Raums zurück und laufe zu meinem Auto. Es ist ein kindliches Weinen, das aus mir herausbricht, ein unkontrolliertes Geheul.

Als ich im Auto sitze, verlagert sich mein Kummer von Simon auf Max. Auch er entgleitet mir, und das ist viel schlimmer als die Sache mit der Katze. Ohne das Stillen werde ich meinem Baby nie wieder so nah sein. Ich bin dabei, etwas zu verlieren, das ich nicht aufgeben wollte, es zu verlieren, weil mein Körper mich wieder mal im Stich gelassen hat. Diesmal war es mein Gehirn, nicht meine Schilddrüse oder meine Gebärmutter, die beiden Organe, die bei früheren Gelegenheiten versagt haben, als ich schwanger war oder zu werden versuchte. Dann, wie bei einem Potpourri, bei dem eine Melodie in die Nächste übergeht, verwandelt sich mein Kummer in Wut. Ich haue aufs Lenkrad, nachdem ich mich zuerst durch einen Blick aus dem Fenster vergewissert habe, dass niemand zusieht. Ich weine und hämmere, bis ich die Aerobic-Trainerin zu ihrem Auto gehen sehe. Dann fahre ich weg.

Nachdem ich Max abgestillt habe, besteht für mich keine Notwendigkeit mehr, nachts auf sein Schreien zu reagieren, und so verliere ich ihn noch etwas mehr. Jetzt kann Dave, mit einem Fläschchen aus dem Kühlschrank bewaffnet, seine Lebensader sein. Und ich habe keine Ausrede mehr, nicht durchzuschlafen. Kate hat darauf bestanden, dass ich alles Erdenkliche tue, um die Nächte durchzuschlafen. Dave sieht ein, dass dies für meine Genesung notwendig ist. Obwohl er sich öfter von der Arbeit freinimmt, als er sollte, früher nach Hause kommt, wenn meine Stimme am Telefon entkräftet klingt, und mir zuhört, während ich meine Symptome aufzähle, ist diese Hilfe zum Schlafen der konkreteste Beitrag, den Dave zu meinem Überleben leisten kann. Er muss nicht mehr von der Zuschauertribüne zusehen, wie ich mich abstrampele. Er hat einen Daseinszweck gefunden, so wie die Großtante, die während ihres Besuchs das gesamte Silber poliert.

Der erste Schritt des Schlafprogramms besteht darin, dass Dave, dessen nächtliches Brummen und Schnaufen mich früher schon mitten in der Nacht geweckt hat, auf die Ausziehcouch im Wohnzimmer umzieht. Der zweite besteht darin, alle potenziell störenden Geräusche auszublenden, die unter der geschlossenen Schlafzimmertür durchdringen könnten. Ein lauter Ventilator wird ins Fenster neben dem Bett gestellt, obwohl wir eine Klimaanlage haben. Er dient als Hintergrundrauschen, um Max' Schreien zu übertönen, das meinen Klonopin-Schlaf stören könnte. Es ist sehr still im Zimmer und sehr einsam ohne meine laute, starke menschliche Kuscheldecke neben mir.

Statt seiner Hand umklammere ich Pinky, die Decke, die ich nach meiner Geburt bekommen habe, ein kleines Quadrat aus weißem Steppmaterial mit Waffelmuster und rosa Satineinfassung. Ich habe die Nächte meiner Kindheit damit verbracht, mit den Fingernägeln an ihr herumzuknibbeln, bis ich einschlief. Jedesmal wenn ich das Satinband von der Decke gerupft hatte, nähte meine Großmutter es von Hand mit großen Stichen wieder an. Ich nahm Pinky mit ins College, schenkte ein Eckchen von ihr einem ängstlichen Mann, den ich einmal geliebt habe, und bewahre sie für den Fall, dass ich sie brauche, in der obersten Schublade meiner Frisierkommode auf. Ein- oder zweimal im Jahr wickle ich sie mir um den Bauch, wenn ich schlimme Bauchschmerzen habe. Das funktioniert immer, lindert meinen Schmerz und schläfert mich ein. Und sie wirkt auch jetzt beruhigend auf mich, obwohl ich mir Sorgen mache, dass ich ihre ganze

Zauberkraft aufbrauche, wenn ich mich jede Nacht an sie klammere.

Eines Tages bringt Dave eine Sound Maschine mit nach Hause, die Naturklänge erzeugt. Sie ist von Brookstone, einem Geschäft, das sehr teuren Schnickschnack verkauft.

»Was hat das gekostet?«, frage ich, da ich weiß, dass in unserem Budget kein Spielraum für Kinkerlitzchen ist.

»Eine Menge«, sagt er, »aber keine Sorge. Wenn sie dir beim Schlafen hilft, war es die Sache wert.«

Auf Knopfdruck verwandelt sich der graue Kasten in einen plätschernden Bach, in gegen einen Strand brandende Wellen, Regen, Wind, Flussrauschen. Ich sitze allein auf unserem extrabreiten Bett, verschanzt im Schlafzimmer, und wähle den Strand. Ich stelle mir vor, dass es so sein wird, als ob man auf einer Matte am Strand schläft. Das Wellengeräusch ist so klar und scharf, wie sich Wellen anhören würden, wenn jedes andere Geräusch auf Erden verstummt wäre. Das torpediert meine Fantasievorstellung sofort. Vielleicht brandet irgendwo auf der Erde ein Meer an eine Küste, ohne von anderen Geräuschen des Lebens überlagert zu werden. Aber ohne Wind, schreiende Kinder, die Trillerpfeifen der Rettungsschwimmer oder kreischende Möwen fühlt es sich für mich nicht wie Strand an. Ich schalte auf Regen um und versuche ein paar Nächte, damit einzuschlafen. Aber auch er klingt überdeutlich. Ich komme mir vor wie die Fensterscheibe, an die der Regen trommelt, nicht das Ohr, das sein Fallen hört. Ich umarme Dave und sage ihm, er möge sein teures Geschenk zurück in den Laden bringen. Es hat 200 Dollar gekostet. Der Ventilator funktioniert besser.

Aber nur für den Fall, dass ich Max nachts trotzdem

aufwachen höre, siedelt Dave auch ihn ins Wohnzimmer um. Er schläft in einem ungemütlichen Tragebettchen neben der ungemütlichen Couch seines Vaters; sie teilen ihr raues Leben wie zwei Männer auf Angeltour in der Wildnis. Wenn er nachts aufwacht, gibt Dave ihm sein Fläschchen und singt ihm ein Schlummerlied vor, bis er wieder einschläft. Mit der Zeit wird Dave Max beibringen, den Mitternachtsimbiss ganz aufzugeben und die Nacht durchzuschlafen.

Ich hatte mir seit meiner Schwangerschaft den Morgen ausgemalt, an dem ich nach einer durchschlafenen Nacht aufwachen und feststellen würde, dass das Baby die ganze Nacht geschlafen hat und das normale Leben wieder losgehen kann. Wie ich die Augen aufschlagen und vom Wecker eine normale Morgenzeit ablesen würde: sieben oder sogar acht Uhr. Dann einen Augenblick der Panik. Was ist mit dem Baby? Er hat mich gar nicht geweckt – er muss tot sein! Schließlich ein langer Augenblick des Triumphs: Jawohl! Die ganze Nacht. Anlass zu einem Jubelruf: Zwei, vier, sechs, acht. Was hat uns so froh gemacht? Schlafen, schlafen die ganze Nacht!

Dieses Szenario hätte bedeutet, dass ich die ganze anstrengende Anfangsphase überstanden hätte und das Mutterdasein jetzt in vollen Zügen genießen könnte. Aber diesen Morgen erlebe ich nicht. Mein Mann erlebt ihn. Mein Mann bringt mein Baby dazu, die Nacht durchzuschlafen, tätschelt Max beruhigend den kleinen Rücken, während er lernt, sich in den Schlaf zu weinen und später ruhig an seiner Decke zu kauen, bis er wieder einschläft. Mein Mann sieht zu, wie sich Babys Äuglein schließen und sein Gesicht sich entspannt, während er die Milch aus seinem Fläschchen saugt. Und wenn Max vor Tagesanbruch aufwacht, ist es mein Mann, der ihn noch schlafwarm in sein Bett trägt, sich mit ihm in Löffelchenhaltung zusammenrollt, Esslöffel an Espressolöffelchen, Babys Herzschlag an seinem. Mein Mann. Nicht ich. Ich bin oben, allein. Ich habe mein Baby im Stich gelassen und es braucht mich nicht mehr.

Ich gehe anders mit Max um, nachdem unsere körperliche Beziehung beendet ist. Ich versorge ihn noch, aber ich bin nicht anwesend. Ich füttere ihn und wechsele seine Windeln, wie man es von mir erwartet. Ich bereite ihm pro forma selbst gemachten Pfirsichbrei, aber der Aufwand ist mir lästig. Bei Carrie hat es mir Spaß gemacht, Pfirsich-, Birnen- oder Zucchinischeiben, Möhren- und Hühnerwürfel weich zu dünsten und dann durch den Fleischwolf zu drehen. Ich war eine Urmutter! Ich bewahrte mein Baby vor industrieller Fertignahrung. Aber bei Max ist es nur Mühe und Arbeit: Obstsaft trieft auf die Arbeitsplatten, der Fleischwolf muss von Hand gespült werden, die Breiklumpen müssen in Eiswürfelschalen eingefroren werden. Ich mache es nur einmal und senke dann meine Maßstäbe. Fruchtgläschen tun es auch.

Ich bin sicher, dass Max meine Abwesenheit spürt. Babys spüren alles. Wenn im Haus Anspannung herrscht, weinen sie öfter. Wenn man traurig ist, kuscheln sie sich an. Und obwohl sein Lächeln nie erlahmt, muss er sich fragen, wohin seine Mutter, die einst so freigiebig mit Milch und Zärtlichkeit war, verschwunden ist. *Wo ist sie, die mich so geliebt hat?*, mag er denken. *Und wer ist dieser Knochensack, der mich ohne Blickkontakt hin und her schleppt?*

Max loszulassen ist mein bisher größter Verlust, aber dadurch bekomme ich die Hände frei, um nach meinem Heilmittel zu greifen. Ich kann endlich anfangen, das

Zoloft zu nehmen. *Jetzt* kommt alles wieder in Ordnung, denke ich, und diese furchtbare Störung meines Lebens wird ein Ende haben. Ich habe den Göttern der Kontrolle dieses Zugeständnis gemacht: *Okay, okay,* habe ich gesagt, *ich kann nicht alles unter Kontrolle haben.* Ich gebe zu, dass ich etwas Hilfe von der Biotechnologie brauche, dass ich mein Gehirn nicht selbst in Stand setzen kann. Aber in ein paar Wochen, wenn die Pillen mich wieder heil gemacht haben, werde ich wieder ganz in Ordnung sein. Ich werde die Dinge wieder im Griff haben. So stelle ich mir die Sache vor.

Es dauere etwa zwei Wochen, bis die Antidepressiva wirken, sagt Kate, sagen die entsprechenden Absätze in den Büchern, die ich wieder und wieder durchlese, sagt der Beipackzettel, den die Apothekerin in das schmale weiße Tütchen packt, in dem sich meine Pillen verstecken. Zwei Wochen. Dreihundertsechsunddreißig Stunden. Zwanzigtausendeinhundertundsechzig Minuten. Und ich spüre praktisch jede einzelne davon, während ich warte und warte, dass dieses Zaubermittel sein Werk tut. Eine Sprecherin der Selbsthilfegruppe *Depression After Delivery,* mit der ich telefoniert habe, behauptete, das Prozac habe bei ihr so rasch gewirkt, dass sie schon zwei Tage nach der ersten Einnahme die Hits im Autoradio mitsang. Ich drücke die Knöpfe, die das Radio in meinem Van von Sender zu Sender springen lassen, verspüre aber keinen Drang, mit den Rockstars mitzuträllern.

Ich nehme die erste Zoloft-Tablette an einem heißen Samstag Anfang August. Die empfohlene Höchstdosis beträgt 200 Milligramm. Ich fange mit zwölfeinhalb an, einem Viertel der kleinsten erhältlichen Tablette. Kate hat mir gesagt, ich solle mit der Einnahme am Wochenende beginnen, wenn Dave zu Hause ist – für den Fall, dass die Tabletten mich so schläfrig machten, dass ich mich nicht um die Kinder kümmern könne. Ich bin nicht schläfrig, fühle mich zum ersten Mal etwas schwindelig, als ich Auto fahre. Später bekomme ich leichte Kopfschmerzen, aber diese Nebenwirkungen sind bis zum Ende des ersten Tags verschwunden. Am Sonntag sitze ich nach dem Abendessen in meinem Vorgarten im Liegestuhl und lese ein Buch. *Lese* ein Buch, anstatt nur immer wieder auf den selben Satz zu starren, bis ich aufgebe. Carrie kommt durch die Fliegentür und ich stehe aus meinem Stuhl auf, um mit ihr zwischen den Felsbrocken und Bäumen in unserem Vorgarten Fangen zu spielen. Sie kreischt, während ich ihr nachlaufe, und ich lache laut, als sie mich ihrerseits verfolgt, die Arme vor sich ausgestreckt, während sie versucht, ihre entfernte Mutter zu erhaschen.

Als sie zum Baden ins Haus geht, bleibe ich draußen, bis es dämmerig wird. Dann merke ich es: Stille. Nicht von außen, sondern von innen. Mein Kopf ist ruhig, mein Atem entspannt. Ein Schatten meines alten Ichs steigt an die Oberfläche. Des Ichs, das keine panische Angst vor den Worten in meinem Kopf oder der Welt außerhalb meines Körpers hat. Des Ichs, das beim Gedanken an das Spiel mit meiner Tochter lächeln muss und dessen Herz vor Liebe zu ihr anschwillt. *Hey, ich erinnere mich an dich,* denke ich. Aber das Bild ist nur ein Funke, der bis zum Schlafengehen schon wieder niedergebrannt ist.

Zwei Tage später drückt sich das alte stabile Ich wieder an dem neuen kranken Ich vorbei, während ich in Kates Sprechzimmer sitze. Es ist wieder still in mir und ich fühle mich geläutert, wie an dem Abend im Vorgarten. Als sie mich am Ende der Sitzung zur Tür bringt, umarme ich sie.

»Es wirkt!«, sage ich zu ihr. »Danke.«

»Oh, Susan, das freut mich so«, sagt sie, und ich werde nie sicher sein, ob sie nur mitspielt oder ob sie wirklich glaubt, ich sei durch das bloße Einatmen von etwas Zoloft-Staub geheilt. *Ich* glaube nach diesen zwei kurzen Ausflügen in die innere Ruhe, dass ich gesund bin. Wie sich herausstellt, sind sie nur die Vorschau auf einen Film, der erst Monate später ins Kino kommen wird. Diese Gelegenheiten, bei denen ich kurzfristigen Umgang mit meinem alten Selbst pflege, sind gerade häufig genug, um mich voran zu locken, aber nicht so häufig, dass ich noch einmal an eine Wunderheilung glaube.

Als zwei Wochen nach Einnahme der ersten Tablette immer noch kein Singen durchs Auto schallt, beschwere ich mich bei Kate.

»Vielleicht sind sie nicht das Richtige für mich«, sage ich. »Vielleicht brauche ich etwas anderes.«

Ich habe von Prozac gelesen. Ich will Prozac. Aber Kate verschreibt es nicht gern. Sie sagt, es kann die Ängste und die Schlaflosigkeit verschlimmern und hat eine lange Halbwertszeit, sodass ich bei einer etwaigen Umstellung auf ein anderes Medikament eine Weile auf Totalentzug gehen müsste. Sie sagt, dass sie für Frauen Zoloft bevorzuge. Also bleibe ich bei diesem damenhaften Antidepressivum.

»Manchmal dauert es drei oder vier Wochen«, sagt sie jetzt.

Nach vier Wochen und nur minimaler Besserung gibt sie mir eine weitere Zweiwochenfrist, an die ich mich klammern darf.

»Es kann bis zu sechs Wochen dauern«, sagt mir Kate an dem Tag.

Da wird mir klar, dass das ganze Zwei-Wochen-Versprechen nur ein Slogan ist, den die Mediziner sich ausgedacht haben, um uns Patienten bei der Stange zu halten, bis das Medikament tatsächlich wirkt. Jene, die uns heilen sollen, müssen uns ein bisschen belügen, weil sie uns kennen. Wenn man uns sagen würde, dass es sechs Wochen dauern wird, bis es uns besser geht, eine unendlich lange Zeit für die seelisch Schwachen, würden sich viele von uns für die Rasierklinge, den Revolver, die Hand voll Schlaftabletten entscheiden. So enthalten sie uns die Wahrheit vor, die da lautet: Es dauert tatsächlich zwei Wochen, bis es besser wird, aber man darf erst zu zählen anfangen, wenn man seine therapeutische Dosis erreicht hat. Das ist die Menge, die das Gehirn des Einzelnen braucht, um ein ausreichendes Serotoninangebot vorrätig zu haben. Sie ist von Patient zu Patient unterschiedlich; deshalb fängt man mit einer Standarddosis an und nimmt dann allmählich mehr oder weniger, bis das Gleichgewicht erreicht ist.

Ich brauche sieben Wochen, um meine therapeutische Dosis zu erreichen. Das ist meine Schuld oder vielmehr die Schuld meines kranken Gehirns, weil ich zu viel Angst vor möglichen Nebenwirkungen der Pillen habe, um so viel davon zu nehmen, dass sie mir helfen können. Kate drängt mich nicht, mehr zu nehmen, als ich will, weist mich aber vorsichtig darauf hin, dass es mir umso eher besser gehen werde, je mehr ich von dem Medikament nähme. Es ist ein Paradox, unter dem viele seelisch Kranke leiden: Unsere Krankheit macht uns zu furchtsam, um das, was uns heilen wird, gierig zu verschlingen. Noch ist der Marschschritt des Medikaments zu fern und zu schwach, um die Depression zu vertreiben.

Meine magische Zoloft-Milligrammzahl wird die 150 sein. Ich werde sie erreichen, indem ich nach und nach den Anteil der Tablette vergrößere, den ich in meinen Mund stecke, und den Anteil verkleinere, den ich zurück ins Fläschchen fallen lasse. Ich zerschneide sie mit einem blauen Plastikwerkzeug, das wie ein Hefter aussieht, aber mit einer in der Mitte festgeklemmten Rasierklinge bewehrt ist. Manchmal ist es ein sauberer Schnitt. Ein anderes Mal bleiben winzige Krümel lilafarbenen Staubs auf der Platte liegen. Ich feuchte meine Fingerspitze an und tupfe die Krümel damit auf, um genau die Medikamentenmenge zu mir zu nehmen, die ich in der jeweiligen Woche einzunehmen gedenke. So steigere ich mich erst auf 25 Milligramm, dann auf 50 und 75. Bei 100 Milligramm wechsle ich zu den pfirsichfarbenen Pillen und fange dann an, auch diese in Bruchteile zu zerlegen. Ende September schließlich, über sechs Monate nach Max' Geburt, werde ich bei 150 angekommen sein.

Aber ganz so einfach verläuft meine Genesung nicht. Es ist keine simple mathematische Gleichung: Pillen hinzuaddiert, Depression subtrahiert, Aufgabe gelöst. Zuerst muss ich auf den Grund des Ozeans hinabsinken.

Eines Abends zappe ich durch die Kabelkanäle und sehe dieses Gleichnis über meinen Fernsehbildschirm schwimmen. Es ist ein Naturfilm, unter Wasser aufgenommen, und ihn anzusehen, gibt mir ein Gefühl, als hätte ich zu lange die Luft angehalten. Der Kommentator erklärt die Fortpflanzung der Tintenfische. Die Tintenfischmutter vergräbt einen röhrenförmigen Eisack im sandigen Meeresboden, bevor sie auf den Grund sinkt, um zu sterben. Ihre Aufgabe ist erfüllt. Sie hat neues Leben auf die Welt gebracht und muss nun ihre eigene Lebenskraft opfern. Genauso fühle ich mich. Max gedeiht. Ich sterbe.

Der Tag ist, wie alle anderen im August, wie ein einziges langes Fingernagelkratzen auf einer Schiefertafel gewesen. Jeder Augenblick tut weh. Obwohl das Zoloft fleißig dabei ist, meinen Serotoninvorrat zu vermehren, leide ich fast ununterbrochen Qualen. Da ist ein nicht enden wollendes Gefühl innerer Unruhe wie schmierige Schmutzschichten, die sich nicht abwaschen lassen, oder ein kratziger Rollkragen, der den Hals umschließt. Alles und jedes – eine Kinderfrage zu beantworten, die Bluse aus der Hose zu ziehen, um auf die Toilette zu gehen, das Nachdenken darüber, was es zum Mittagessen geben soll – erfordert so viel Anstrengung. Zu viel Anstrengung.

An diesem Morgen bin ich mit einem vertrauten Gefühl aufgewacht: panische Angst sickert durch meinen Körper, mein Herz hämmert unregelmäßig. Ich will mich keinem dieser Tage stellen, aber ich will auch nicht im Bett bleiben. Das würde heißen, allein zu sein. Ich gehe die Treppe hinunter und sehe Dave, der mit den Kindern frühstückt. Carrie sitzt am Tisch und isst ein Brötchen und Max sitzt in seinem Hochstuhl. Dave hat ein Geschirrtuch um den Hals geschlungen, um Hemd und Krawatte vor Spritzern zu schützen, und löffelt Reisflocken in Max' Mündchen. Ich bin noch ein paar Minuten sicher, bis Dave zum Bahnhof fahren muss. Ich sehe auf die Uhr. Er geht um 7.45 Uhr. Es ist 7.22 Uhr.

Ich mache mir in der Mikrowelle eine Tasse koffeinfreien Tee heiß und setze mich auf die Couch. Im Fernsehen läuft die *Sesamstraße.* Aber selbst die ist nicht unverfänglich. Ich bin voller Hass, sobald ein Erwachsener auf dem Bildschirm erscheint. *Wie kommt es, dass du so glücklich bist?,* denke ich. *Wie kommt es, dass dein Leben mit Kindern so einfach aussieht?* Selbst die Muppets ärgern mich mit ihren bunten Farben und hohen Stimmchen. Helles Licht und laute Geräusche beginnen mich zu überfordern, als ob mein Gehirn solche Eindrücke nicht mehr verarbeiten kann.

»Was machst du heute?«, fragt Dave.

»Ich weiß nicht.«

»Es ist schönes Wetter. Warum fährst du nicht zum See?«

Macht er Witze? Obwohl ich mich verzweifelt nach einer Pause in meinem Mutterdasein sehne, haben sich meine Pflichten seit letzter Woche verdoppelt. Den größeren Teil des Sommers hatte ich nur ein Kind zu versorgen, während Carrie im Ferienlager war. Ich hatte dreimal die Woche eine Stunde für mich, wenn ich Max in der Kinderkrippe des jüdischen Gemeindezentrums abgegeben hatte. Aber jetzt ist das Ferienlager vorbei und die Kinderkrippe nimmt keine Kinder in Carries Alter an. Ich sitze zu Hause fest – ohne geordneten Tagesablauf, ohne Atempause und ohne Hilfe. Und er will, dass ich sie an den See schleppe?

Ich kann es nicht rechtfertigen, einen Babysitter zu engagieren, wenn ich nicht arbeite. Es ist teils Selbstbestrafung – du bist zu schwach, um zu arbeiten, also verdienst du auch keine Entlastung –, teils Angeberei – wenn andere Frauen ohne Hilfe mit zwei Kindern zurechtkommen, kannst du das auch. Außerdem ist da die Sache mit dem Geld.

Im letzten Jahr hat unser Steuerberater vergessen, uns darauf hinzuweisen, dass wir, nachdem Dave Teilhaber seiner Rechtsanwaltskanzlei geworden ist, die für Selbstständige geltenden Steuern zahlen müssen. Ups, hab' ich ganz vergessen zu erwähnen. So hatten wir zum Steuertermin im April plötzlich Zehntausende Dollar an

Steuerschulden. Wir mussten unsere Sparkonten plündern und Geld von der Kanzlei leihen, und jetzt versuchen wir, so sparsam wie irgend möglich zu leben. Wir kaufen Billigwindeln der Supermarkt-Hausmarke und essen No-Name-Makkaroni und -Käse. Frischer Mais vom Marktstand für 40 Cent pro Kolben fällt schon unter Luxus. Ganze Tage im Einkaufszentrum zu vertrödeln, kommt nicht mehr in Frage.

Pepper geht es immer noch nicht so gut, dass sie zum Babysitten kommen könnte. Sie geht jetzt am Stock und ist zu schwach, um selbst Auto zu fahren oder ein Baby zu tragen. Und meine Mutter hat sich eine Muskelzerrung zugezogen und einen Wirbel verrenkt. Ein Arzt sagt ihr, sie riskiere eine Lähmung, wenn sie herumläuft, bevor das ausgeheilt ist; also ist sie für den Rest des Sommers ans Bett gefesselt. Ich erwarte nicht von ihr, dass sie sich in diesem Zustand um meine Kinder kümmert, aber ich möchte, dass sie kommt und mir Gesellschaft leistet, damit ich nicht mit ihnen allein sein muss.

»Lass dich doch einfach von Dad herfahren«, sage ich eines Nachmittags. »Du kannst den ganzen Weg hinten im Auto liegen und wenn du hier bist, kannst du die ganze Zeit auf der Couch bleiben.«

Ich bettle und fordere, aber sie kann nicht tun, was ich von ihr will. Alles, was sie tun kann, ist, mir einen Scheck zuzusenden, damit ich fremde Hilfe engagieren kann.

Auch die Leute von DAD können mir nicht die Hand halten. Die Selbsthilfegruppe legt eine Sommerpause ein; die Treffen fangen erst im September wieder an. Ich träume täglich davon, mit Frauen, die dies überlebt haben, an einem Konferenztisch zu sitzen: starke, freundliche Frauen, die mir versprechen werden, dass auch ich da lebend rauskomme. Ich rufe Karen an, meine DAD-Kontaktperson, und bitte sie, mir für die Zwischenzeit einen Telefonkontakt zu vermitteln. Auch wenn meine Freundin Liz weiß, wie es ist, eine postpartale Depression zu haben, hat sie sich doch davon erholt, bevor sie zu Medikamenten greifen musste. Ich möchte mit jemandem in Verbindung treten, der genauso schwer betroffen war wie ich. Nur einfach eine PPD-Überlebende, die mir zuhören und mich beruhigen wird, bis die Treffen der Selbsthilfegruppe wieder stattfinden. Aber sie ruft nie zurück, um mir einen Namen zu nennen.

»Wir werden uns schon beschäftigen«, sage ich zu Dave, als er das Geschirrtuch mit dem Jackett vertauscht und nach seiner Aktentasche greift. Er küsst uns und geht, und als sich die Tür hinter ihm schließt, stehe ich am Fenster und sehe zu, wie er seinen Wagen rückwärts aus der Einfahrt setzt. Dann ist er fort und ich trage die ganze Verantwortung.

Ich sitze mit einer Schüssel Frühstücksflocken am Küchentisch und blättere die *Times* und den *Globe* durch. Wie eine Analphabetin blättere ich die Seiten um und schaue mir die Bilder an. Manchmal lese ich den ersten Absatz eines Artikels, aber ich lese nie einen zu Ende oder behalte, was ich lese. Nach dem Essen fange ich an, die Spülmaschine auszuräumen. Dann fällt mir ein, dass ich noch die Wäsche machen muss. Ich bringe einen Wäschekorb voller Kleidung nach unten und stelle ihn auf die Waschmaschine. Ich kehre zum Geschirr zurück, aber noch bevor ich damit fertig bin, fällt mein Auge auf die Kindergartenrechnung auf der Arbeitsplatte. Sie ist heute fällig, also mache ich mich daran, sie zu bezahlen, eine kolossale Aufgabe, bei der ich mit Zahlen und Briefmarken hantieren muss. Inzwischen ist es zehn und Zeit für Max' Nickerchen. Zum Glück könnte Carrie den ganzen Tag fernsehen. Ich lasse sie vor einer multikulturellen Puppensendung sitzen, während ich Max mit nach oben nehme, um ihm sein Fläschchen zu geben.

Mit all dieser Geschäftigkeit zwischen Nickerchen, Mahlzeiten und Hausarbeit gelingt es mir, einen guten Teil des Tages zu verbringen. Doch dann, nachdem Max aus seinem Nachmittagsschläfchen erwacht ist, kommt die schwierigste Zeit. Nervös zähle ich die verbleibenden Stunden. Es ist 15.30 Uhr. Dave kommt um 18.20 Uhr. Ich bin unruhig und erschöpft wie nach dem Abklingen eines Adrenalinschubs. Drei Stunden. Drei Stunden. Was mache ich mit diesen Kindern?

Ich breite eine alte Decke im Vorgarten aus und verteile Spielzeug darauf. Carrie baut Dörfer aus Bauklötzen. Max kaut an seinen Stofftieren. Ich sitze neben ihnen und warte. Warte darauf, dass ein Auto vorbeifährt, was nie passiert. Warte darauf, dass jemand, irgendjemand vorbeikommt. Warte darauf, dass es Abendessenszeit wird.

Ich lege für Carrie einen Videofilm ein und heize den Backofen vor. Dann setze ich mich im Wohnzimmer in einen Sessel, um Max ein weiteres Fläschchen zu geben. Als er fertig ist, nehme ich ihn mit in die Küche. Ich gehe am heißen Backofen vorbei und er macht mir Angst, wie schon so oft in diesem Sommer. Ich stelle mir vor, wie er sein Maul aufsperrt und Max zu verschlingen droht. Aber nicht aus eigener Kraft. Ich sehe nicht den Ofen, der mein Baby verschluckt. Ich sehe etwas Schlimmeres in den Bildern, die vor meinem inneren Auge auftauchen: eine Mutter, die ihr Kind in den Ofen stopft.

Kelly erzählt mir eines Tages, sie habe bei einer Tagung gehört, dass viele Frauen, die wegen postpartaler psychischer Krankheiten ins Krankenhaus eingeliefert werden, von der Furcht geplagt werden, sie könnten ihr Baby in die Mikrowelle stecken. Ich habe die gleiche Angst vor dem Ofen. Wenn ich mit Max auf dem Arm an ihm vorbeigehe und er angeheizt ist, überkommt mich die Panik, dass ich plötzlich die Kontrolle über mich verlieren und ihn hineinschieben könnte. Ich will ihm keineswegs etwas zu Leide tun. Der Gedanke, ihn zu rösten, treibt mir kalten Schweiß auf die Oberlippe. Aber er hat ungefähr die Größe eines Brathähnchens und ich glaube, dass ich keine Kontrolle mehr über irgendetwas habe. Ich habe schon so weit die Kontrolle über mich verloren, was, wenn ich noch einen Schritt weiter gehe und zur Mörderin werde? Was, wenn mein Gehirn von depressiv noch eine Sprosse tiefer zu psychotisch rutscht? Wenn in meinem Kopf ein Backofen und ein Baby zusammenkommen können, wozu bin ich dann noch im Stande?

Ich setze ihn in seine fliegende Untertasse und schalte den Ofen ab. Wir werden stattdessen etwas beim Chinesen bestellen. Ich kehre allein zu meinem Sessel im Wohnzimmer zurück und weine, bis das Zittern nachlässt. Dann kommt Dave nach Hause und übernimmt die Sache, bringt seine Kinder vor ihrer Mutter in Sicherheit. Und ich verschwinde für den Rest des Abends aus ihrem Leben, wie die Tintenfischmutter, die ich später im Fernsehen sehe.

Außer ans Essen und Schlafen kann ich mich nicht erinnern, was die Kinder und ich den größten Teil dieser Tage anfangen. Die Zeit verschwimmt für mich. Später werde ich mich recht klar und detailliert an die Aktivitäten erinnern, die die Monate vor und nach dem Zusammenbruch ausgefüllt haben. Aber diese Wochen des Kränkerwerdens, bevor es mit mir wieder aufwärts geht, verblassen wie in der Sonne verschossene Vorhänge und nehmen nie wieder leuchtende Farben an.

Doch die Bilder, die meinen Kopf anfüllen, werden nie verblassen. Ich hatte gedacht, ich hätte die dunkelste Nacht erlebt, bevor ich anfing, das Zoloft zu nehmen. Aber da muss noch irgendwo ein Nachtlämpchen gebrannt haben. Bevor der Tag wirklich wieder anbricht, wird dieses Nachtlämpchen schließlich ausgeknipst und völlige Finsternis hüllt mich ein. Die Dunkelheit nimmt die Form schreckenerregender Bilder an, die in meine Vorstellungswelt projiziert werden.

Mein Gehirn ist von einem Beil gespalten. Sein Inneres ist mit zermatschtem Wassermelonenfleisch gefüllt, auf dem schwarze Kerne in mehligen, rosa Rinnsalen treiben. Später, während ich gesund werde, stelle ich mir vor, dass ein Reißverschluss an den beiden Melonenhälften angebracht ist, dessen Zähne nach und nach ineinander greifen, um mich wieder ganz zu machen. Oder mein Kopf ist eine Dose voller Würmer, die mit der scharfen Schneide eines Büchsenöffners aufgeschnitten wird. Oder ich bestehe aus Schichten. Mein wahres Ich ist tief drinnen unter einem dicken, zusammengelegten Wattestreifen verborgen, wie sie in Medizinfläschchen die Pillen abdecken. Ab und zu denke ich rationale Gedanken, aber meistens können sie die Abdeckung nicht durchdringen. Bis die Watte entfernt wird, bleibt mein stabiles Ich außer Reichweite. Stattdessen sieht die Welt die äußere Schicht, eine zerbrechliche Frau, die nur so tut, als ob sie lebt, kaum noch menschlich ist. Und zwischen diesen beiden Schichten befindet sich das Ich, das ich am meisten fürchte.

Während meiner vier Collegejahre und noch einige Jahre danach hing ein Plakat von François Truffauts Film *Der Wolfsjunge* an der Innenseite meiner Schlafzimmertür. Ich hatte es in einem Buchladen gekauft, angezogen wohl von der Ursprünglichkeit des Gefühls, die es verkörperte. Es zeigt Kopf und Schultern eines von Wölfen aufgezogenen Jungen – ein schmutziges, nacktes Menschenkind mit langem, zottigem Haar, den Mund zu einem Heulen aufgerissen. Er ist in gelben, orangefarbenen und braunen Feuertönen gemalt. Meine engeren Freunde machten Witze über das Plakat, weil ich mir angewöhnte, in Nachahmung des Wolfsjungen mein Haar zu zerraufen und das Gesicht zur Grimasse zu verzerren. Ich konnte so tun, als sei ich er, ha ha. Aber jetzt kommt es mir so vor, als sei dies Wirklichkeit geworden. Er ist in mir, diese ungezähmte Kreatur, zuckend vor Angst, schreiend vor Schmerz, sich selbst und die Welt erschreckend, bereit, sich den eigenen Fuß abzunagen. Ich kann ihn nicht zähmen oder beherrschen. Er jault mir unzensierte Gedanken, Wörter, Sätze entgegen. *Tod, Irrenhaus, Schlaf, schlechte Mutter, unfähig,* schreit er mich an. Sein Lärm übertönt das stille, heile Ich, das unter die Watte gepackt ist.

Eine klinische Depression zu haben – und eine solche ist die PPD –, ist so, als ob man keinen Zensor für seine Gedanken oder Gefühle hätte. Alles, was hochkommt – Dinge, die normalerweise im Netz des Unterbewusstseins gefangen und in Träumen verarbeitet werden –, kommt vor Energie strotzend an die Oberfläche, drängend, hartnäckig, unmöglich zu ignorieren. Impulse. zwanghafte Gedanken. Ohne seine Serotoninschmierung kann das Gehirn die Gedanken nicht daran hindern, sich immer wieder im Kreis zu drehen. Sie sind ein Strudel von Wasser, das nicht durch den Abfluss fließen kann. Ein depressives Gehirn besitzt auch keine Qualitätskontrolle. Jede alte Angst oder Verletzung, Wut oder Trauer wird vergrößert und in den Vordergrund geschoben. Sie werden nicht sortiert und zur Seite geräumt, als irrational oder verjährt klassifiziert. Es gibt keine Abwehrmechanismen mehr, die uns vor den Widerhaken der Gefühle schützen. Das Gehirn ist zu erschöpft, um sie einzusetzen, zu erschöpft, um viel mehr als Atmung und Herzschlag zu überwachen, also kommt alles an die Oberfläche.

Impulse, mit denen sich ein gesunder Geist nie auseinander setzen müsste. Wie der Backofen. Oder der Fliesenboden am Fuß der Treppe, der mich einmal lockte, Max hinunterzuwerfen. Auf diese nur Bruchteile von Sekunden andauernden Horrorbilder folgen Anfälle von enormen Schuldgefühlen. *Was für eine widerliche Art Mensch kann so etwas auch nur denken?,* brülle ich mich selbst innerlich an, *du solltest dich schämen.* Und das tue ich. Die Scham ist so groß, dass ich niemandem von diesen Gedanken erzählen kann, nicht Kate und schon gar nicht Dave. Er denkt immer noch, ich wäre eine gute Mutter. Alles, was ich tun kann, ist, die Bilder wegzustoßen, das Baby abzusetzen und die Küche zu verlassen oder ihn fest umklammert zu halten, während ich die Treppe hinuntergehe. Zum Glück ist immer jemand mit mir im Haus, wenn mich diese Gedanken heimsuchen. Aber ich frage mich, was ich tun würde, wenn ich mit Max ganz allein wäre. Ich versuche, es nicht dazu kommen zu lassen, nur für alle Fälle.

Ich habe auch Angst, mit mir selbst allein zu sein, weil Selbstmord ein weiterer Gedanke ist, den ich nicht zurück ins Regal stellen kann. Ich fürchte inzwischen nicht mehr, dass ich durch die Tabletten selbstmordgefährdet werden könnte, sondern frage mich zwanghaft, ob ich es schon bin. Die Küchenmesser bedrohen mich. Glatte schwarze Griffe und lange silberne Klingen, die tief im Körper eines Holzklotzes vergraben sind. Ein Buch, das ich lese, teilt mir in Fettdruck mit, wenn man sich selbstmordgefährdet fühle, solle man sich sofort in die Notaufnahme eines Krankenhauses begeben. Die ungeschriebenen Worte lauten natürlich, dass man dann in eine Nervenklinik eingewiesen wird und für immer gebrandmarkt ist. Also frage ich mich: *Fühle ich mich selbstmordgefährdet?* Und ich kann es nicht sicher sagen.

Das Wort *Selbstmord* springt wie ein Tischtennisball in meinem Kopf herum, hüpft in unerwarteten Augenblicken in mein Blickfeld, jeden Tag. Es kommt nichts davor oder dahinter. Kein *Am besten tue ich's* davor oder *Es erscheint mir als einziger Ausweg* dahinter. Ich will diese Welt nicht verlassen. Ganz im Gegenteil: Ich möchte *zurück* in die Welt und anfangen, mich zu amüsieren. Aber dieses Wort *Selbstmord* kehrt immer wieder, einfach noch eines von den schmutzigen Wörtern, die der gerade abwesende Zensor in meinem Kopf durchgehen lässt. Ich denke an einen bösartigen Kobold, der in meinem Kopf lebt. *Du hast keinen Schutz gegen mich,* spottet er, *ich kann mich jederzeit erheben und dich packen.* Ich ducke mich vor ihm und seinem hässlichen Wort: Selbstmord. Geh weg, flehe ich. Hör auf, das zu denken. Aber ich kann nicht. Das Wort dreht und dreht sich im Kreis, sucht nach dem Abfluss. Vielleicht fühle ich mich selbstmordgefährdet. Vielleicht gehöre ich in eine Klinik.

Aber nein. Das nicht. Alles, nur das nicht. Ich werde mich später fragen, ob meine Genesung auf einer psychiatrischen Station leichter vonstatten gegangen wäre. Wenn ich mir erlaube, darüber nachzudenken, erscheint mir die Vorstellung eines Krankenhausaufenthalts wohltuend und elfenbeinfarben wie ein seidener Kissenbezug. Aber der Luxus einer Ruhepause hätte mich zu viel gekostet, also klammere ich mich an die paar Fasern geistiger Gesundheit, die mir noch bleiben, um das zu vermeiden.

Bis Max zur Welt kam, war die Mutterschaft mein einziger leicht errungener Erfolg im Leben. Bei Carrie war ich darin so gut, so fähig. Und jetzt kann ich mit meinen Kindern nichts anderes anfangen, als sie an warmen Sommernachmittagen vor dem Fernseher zu parken. Ich kann nicht einmal mehr mein Baby nachts mit meiner Brust trösten. Mein völliges Versagen in der Mutterrolle ist mehr, als ich ertragen kann. Wenn ich mich weiterhin um sie kümmere, wenn ich zumindest körperlich Tag für Tag anwesend bin, bin ich immer noch eine brauchbare Mutter. Wenn ich mich von Krankenschwestern und meine Kinder von ihrem Vater versorgen lassen muss, würde ich damit meinen einzigen Erfolg preisgeben. Also lasse ich es nicht zu. Der Defekt, der mein Leben so schwierig gemacht hat – die seelischen Geißelungen, denen ich mich selbst unterziehe, die Ruhepausen, die ich mir nie zugestehe –, wirkt diesmal zu meinen Gunsten. »Du würdest keinen anderen so schlecht behandeln, wie du dich selbst behandelst«, hat mir meine Freundin Lauren während der Collegezeit gesagt. Andere hätte ich mit Tee und Wiederholungen von *I Love Lucy* ins Bett gesteckt. Ich selbst halte nie inne. Und das bewahrt mich vor dem Krankenhaus. Der Masochismus triumphiert über meine Bedürfnisse.

Also erhebe ich mich jeden Morgen aus dem Bett, dusche und lege Make-up auf: cremig braune Flüssigkeit auf die weiche, verquollene Haut unter meinen Augen, rosa Puderpartikel auf meine hohen Wangenknochen, schwarze Paste auf meine Wimpern, nachdem ich sie mit einer Metallzange rund gebogen habe, und braunen Staub in zwei Farbtönen auf meine Augenlider. Ich male mich selbst aus, versuche, Glanz in meine Augen zu bringen. Aber wenn ich diese Augen, ihr Kakigrün, genauer betrachte, sehe ich eine unheimliche Stille. Da ist nichts von dem Funkeln, das meine Mutter bewegte, mich als überschwängliches Kind zu bezeichnen, nichts von dem fluoreszierenden Grün, das sie annehmen, wenn ich geweint habe. Sie sind in einer Weise hart, die mich vor mir selbst zurückschrecken lässt. Dass ich auf dem Wege der Besserung bin, werde ich später daran erkennen, dass ich wieder etwas Licht und Bewegung in meinen Augen sehe, eine Lebensregung wie ein Zucken des kleinen Fingers bei einem Komapatienten.

Die meisten Leute scheinen meine Leere nicht zu bemerken oder verlieren zumindest kein Wort darüber. Die meisten wissen nicht einmal, dass ich an einer postpartalen Depression leide. Kurz nach Beginn der Zoloft-Einnahme mache ich eine Phase durch, in der ich mich gar nicht zurückhalten kann, anderen von meiner neuen Etikettierung zu erzählen. Ich quatsche jeden voll, der mir zuhören mag: *Oh, übrigens, wussten Sie schon, dass ich eine postpartale Depression habe?* Ich erzähle es Menschen, denen ich mich normalerweise nie anvertrauen würde, weil es mir peinlich wäre. Ich versuche wohl, Mitgefühl oder Bestätigung zu erlangen. Und meine Zuhörer geben sie mir. *Sie machen einen ganz normalen Eindruck,* sagen sie. *Darauf wäre ich nie gekommen.*

Ich habe so vielen Menschen etwas vormachen können, weil ich die Dinge tue, die man von mir erwartet. Aber all meine Aktivitäten haben eine merkwürdige Schräglage. Eines Abends fahre ich zu einem Treffen des Nationalrats der jüdischen Frauen, einer Organisation, die mir einmal eine Auszeichnung als kommende Führungspersönlichkeit verliehen hat. Es soll in der Wohnung eines neuen Mitglieds stattfinden. Es gibt nur wenige Appartementsiedlungen in unserem Ort und in dieser war ich noch nie. Ich rufe Sheila, die Gastgeberin, an und bitte sie um eine Wegbeschreibung. Ich soll an der Kartonfabrik links abbiegen, unter einer Eisenbahnbrücke durchfahren, mich am Friedhof rechts halten und einen Hügel hinauffahren, wo ich ein Schild »McIntosh Farms« sehen werde. Dann muss ich nur noch ein paar Mal abbiegen, um zu ihrem Appartementblock zu gelangen. Sie redet schneller, als ich schreiben kann, deshalb notiere ich mir nur den Namen ihrer Straße, nachdem sie mir erklärt hat, wie ich zu der Siedlung komme.

Als ich an dem Schild ankomme, sehen alle Straßen und Gebäude gleich aus. Ich versuche, mich an die Namen der Straßen zu erinnern, die ich nehmen muss. Irgendwas mit Äpfeln. Ich fahre ein paar Straßen zwischen den Wohnblocks entlang, aber keines der Häuser trägt ihre Hausnummer. Die Sonne ist fast untergegangen, sodass ich die Straßennamen nicht lesen kann, ohne an jeder Ecke anzuhalten. Verärgerte Autofahrer überholen mich, obwohl ich ihnen aus dem offenen Fenster zuwinke, sie mögen anhalten und mir helfen. Mir wird schwindelig und heiß. Ich sitze in der Falle. Ich bin verstört und möchte am liebsten nach Hause fahren, aber ich habe mir selbst versprochen, zu diesem Treffen zu gehen. Ich bin bei keinem mehr gewesen, seit Max zur

Welt gekommen ist, und dabei soll ich doch eine kommende Führungspersönlichkeit sein, um Himmels willen.

Schließlich halte ich in einer Nebenstraße, um anzurufen. Ich habe Sheilas Telefonnummer nicht dabei, also rufe ich von meinem Autotelefon, einem alten Modell mit kaputter Antenne und chronisch schwachen Akkus, die Auskunft an. Dann rufe ich bei ihr zu Hause an und lasse mir von ihrem freundlichen Mann den Weg beschreiben – wieder, ohne mir Notizen zu machen. Ich fahre immer weiter in dem Irrgarten gleichartiger Häuser von der Farbe grauen Flanells herum, bis ich eine Reihe am Bordstein geparkte Autos sehe. Hier muss es sein, sage ich mir. Ich steige aus, kann aber die Hausnummern nicht finden, weil alles unscharf aussieht, als ob ich mich in einem dieser Träume befinde, in denen die Welt verschwommen ist, weil man mit leicht geöffneten Augenlidern schläft. Ich klingele bei einem Nachbarn und während ich warte, dass jemand die Tür öffnet, sehe ich ein anderes Mitglied der Organisation aus dem Auto steigen. Sie findet rasch das richtige Haus und führt uns hinein. Das Treffen ist schon halb vorbei.

An einem anderen Abend gehe ich mit meinem Mann aus. Er hat mich zu unserem fünften Hochzeitstag mit Eintrittskarten zu einem Elvis-Costello-Konzert überrascht. Es ist ein Freiluftkonzert am Bostoner Hafen und wir haben Sitze in Bühnennähe. Ich liebe Konzerte. Ich liebe Elvis Costello. Ich liebe meinen Mann. Er hält meine Hand und singt die Lieder mit. Menschen tanzen in den Gängen. Die Luft unter dem gestreiften Zeltdach ist warm und durch die Scheinwerfer zart silbern gefärbt. Ich ringe mir ein dankbares Lächeln in Daves Richtung ab und hoffe, dass er nicht bemerkt, wie schwer mir das

Sitzen fällt. Ich bin so unglaublich müde. Ich fühle mich, als ob ich die Grippe hätte. Die Musik ist für mich nur Lärm, so laut, dass mir die Zähne wehtun. Als ich aufstehe, um zu klatschen, schmerzen meine Oberschenkel. Ich hasse jede Minute des Ganzen. Das kleine Ich unter der Watte lächelt bei den Liedern, die es mag, Textzeilen wie *I know this world is killing you (Ich weiß, dass diese Welt dich umbringt)* und *I would rather be anywhere else but here today (Ich wäre heut lieber überall anders als hier)* in Elvis' ernster, gedehnter Stimme. Aber das äußere Ich fühlt sich durch sie nur gereizt.

Sogar meine Freizeitaktivitäten haben sich gänzlich verändert. Ich versenke mich in lächerliche Fernsehserien. Da ist eine über eine Ärztin des 19. Jahrhunderts mit sexy Ehemann und vielen Kindern, die alle möglichen Leute, die durch ihr Städtchen im Mittleren Westen kommen, ohne Betäubung operiert. Dann gibt es eine andere über einen Trupp Engel, die gemeine, geizige, schreckliche Menschen wieder nett machen. David macht sich lustig über mich. *Ich* mache mich lustig über mich. Aber ich schaue mir weiterhin diese kindischen Sendungen an, die irgendetwas in mir beruhigen, und sei es nur eine Stunde lang.

Ich funktioniere im Gesellschaftsleben, auch wenn ich keine Ahnung habe, wie. Ich bin wie eine Witwe, die es fertig bringt, beim Leichenschmaus mit alten Freunden belanglose Konversation zu machen. Bei den Juden dauert diese Feier eine Woche. Das »Schiwa sitzen« zwingt die Trauernden, geselligen Umgang zu pflegen, erlaubt ihnen nur nachts, sich zum Schlafen ins Bett zurückzuziehen. Und aus gutem Grund. Es ist sehr schwierig durchzudrehen, wenn man das ganze Haus voller Gäste hat. Wenn die Gäste am Ende der Woche schließlich wegbleiben und die Witwe allein ist, hat sie das schon mal erreicht: Eine Woche überlebt. »Ich habe eine Woche ohne ihn überstanden«, sagt sie sich. »Vielleicht, vielleicht kann ich auch den heutigen Tag überstehen.«

Meine Tage sind voller Verpflichtungen, die für mich wie kleine Schiwas sind. Sie zwingen mich zum Weitermachen, trotz meines dringenden Verlangens aufzugeben. Zwischen allerlei Aufgaben wie Carrie in einer Umkleidekabine herumzujagen, während sie Kleider mit applizierten Stoffäpfeln anprobiert, oder sie davon abzubringen, die Hupe und das Fernlicht zu betätigen, während ein Mechaniker mein Auto inspiziert, schaffe ich es, die Tage zu überstehen. Ich verspreche mir selbst, bis zur nächsten Erhöhung der Zoloft-Dosis oder der nächsten Sitzung mit Kate oder dem ersten Treffen der DAD-Selbsthilfegruppe durchzuhalten. Ich muss durchhalten. Ich fühle mich innerlich auf ein Nichts reduziert, aber ich kann nicht loslassen. Wenn ich loslasse, denke ich, werde ich mich nie wieder zu packen kriegen.

Einmal, eines der ersten Male in meinem Leben, erlaube ich mir, nach einer Hand zu greifen. Ich bitte eine Freundin um Hilfe.

An einem Morgen nach einer besonders ruhelosen Nacht frage ich mich, wie ich den Tag überstehen soll. Das Klonopin ist nicht narrensicher. Manchmal taumele ich immer noch durch die Nacht und finde mich morgens auf der Couch wieder, voller Sehnsucht nach mehr Schlafstunden, um die entgangenen auszugleichen. Ich kann Dave nicht schon wieder bitten, sich von der Arbeit freizunehmen, aber ich kann mir auch nicht vorstellen, wie ich die Kraft finden soll, die Kinder die nächsten zwölf Stunden zu füttern und zu unterhalten. Ich durchstöbere mein Gedächtnis nach Menschen, die ich anrufen könnte. Meine Mutter. Nein. Seine Mutter. Nein. Kelly ist in Urlaub auf Cape Cod. Liz ist ... eine Möglichkeit.

Es ist sieben Uhr morgens, als ich sie anrufe.

»Was machst du heute?«, frage ich.

»Ich wollte Emma zur Tagesmutter bringen«, sagt sie. »Warum, ist was nicht in Ordnung?«

»Ich bin nicht sicher, dass ich es schaffe, mich um die Kinder zu kümmern.«

»O. k.«, sagt sie, ohne zu zögern. »Lass mich nur die Kinder anziehen, dann kommen wir rüber. Zusammen kriegen wir den Tag schon rum.«

Ihre Stimme ist beruhigend und fröhlich, als ob es völlig normal wäre, dass sie kommt und mich babysittet.

»Was ist mit der Tagesmutter?«, frage ich.

»Mach dir keine Sorgen darum. Ich sage ihr ab. Wir machen uns nur schnell fertig. Ich bin gleich da.«

Es sind 45 Minuten Fahrzeit von ihr bis zu uns. Eine Stunde nach Auflegen des Hörers ist sie da. Ihre Tochter Emma spielt mit Carrie. Ihr Baby Eli schläft und weint wie Max den größten Teil des Tages. Sie macht uns allen etwas zum Mittagessen und befiehlt mir, mich nach dem Essen etwas hinzulegen, während sie auf alle vier Kinder aufpasst. Ich kann nicht schlafen, weil ich mich schuldig fühle, dass sie da unten ganz allein auf zwei Kinder und zwei Babys aufpassen muss. Aber ich liege ruhig da und fühle mich beschenkt und gerührt. Liz bleibt, bis Dave durch die Tür kommt. Sie hat mir durch den Tag geholfen und mir ein Abschiedsgeschenk hinterlassen: Sie hat mir beigebracht, eine Freundin für mich sorgen zu lassen.

Das nächste Mal fällt es mir weniger schwer, Hilfe anzunehmen. Es ist ein Freitag, nach dem Mittagessen, und Carrie ist bei einer Freundin zu Besuch. Ich schnalle Max in seinen Sportwagen und schiebe ihn durch die Nachbarschaft. In besseren Zeiten werden durch das Gehen oder Laufen kreative und produktive Gedanken freigesetzt. In schlimmeren Zeiten machen diese körperlichen Aktivitäten den Kopf frei für beängstigende Gedanken. Diesmal geht es wieder um Selbstmord. Nur das Wort, das wie ein Atompilz vor dem Hintergrund des Sommernachmittags aufsteigt. Ich fange an, zwanghaft zu grübeln und mich zugleich selbst zu tadeln: *Warum denke ich das? Warum kann ich nicht machen, dass es weggeht? Wann werde ich es tun?*

Ich komme verschwitzt und erschöpft zu Hause an. Ich packe Max in seine Schaukel und setze mich in die Ecke der Couch. Ich kann nicht richtig atmen. Ich kann nicht in Max' Nähe gehen. Ich habe panische Angst, die Kontrolle zu verlieren und ihm etwas anzutun. Wenn ich keine Kontrolle über meine Gedanken habe, wer sagt dann, dass ich Kontrolle über mein Handeln habe? Carrie wird erst in ein paar Stunden nach Hause kommen und ich habe nichts zu tun. Der Gedanke, diese ganze Zeit allein mit meinem Baby zu verbringen, erdrückt mich. Ich rufe meine Mutter an und sage ihr, dass ich Angst habe, in meinem eigenen Wohnzimmer zu sein.

»Ich muss dich das fragen«, sagt sie. »Fühlst du dich selbstmordgefährdet?«

Mütter verstehen es immer, einen ins Mark zu treffen. Aber ich bin froh, dass sie gefragt hat. Endlich hat jemand gefragt.

»Nein«, sage ich, »aber ich habe Angst, dass ich mich so fühlen werde.«

»O. k.«, sagt sie, als hätte ich gerade berichtet, dass alles prima ist.

»Ich habe Angst, dass es so weit kommt«, wiederhole ich.

Ich will mich nicht umbringen. Alles, was ich will, ist, wieder anfangen zu leben. Alles, was ich will, ist ein normaler Tag mit meinen Kindern. Aber es scheint, als könnte ich da nicht hinkommen. Ich rutsche näher ans Wasser, verliere immer mehr den Halt.

»Lass uns darüber nachdenken, was du machen könntest«, sagt meine Mutter. »Wo ist Andrea?«

Andrea, einer guten Freundin, die ein paar Straßen entfernt wohnt, haben die Ärzte für die letzten beiden Monate ihrer Schwangerschaft Bettruhe verordnet.

»Sie ist zu Hause. Sie darf das Bett nicht verlassen.«

»Warum rufst du sie nicht an und fragst, ob du zu Besuch kommen kannst«, sagt meine Mutter. »Und dann ruf mich gleich wieder an.«

Ich rufe an. Ich fahre hin. Max sitzt in seinem Autositz auf dem Boden und ich sitze auf einer Couch. Andrea liegt auf ihrer linken Seite auf der anderen Couch. Wir reden über Namen für Babys und postpartale Depressionen. Sie hatte eine, nachdem ihre Tochter auf die Welt gekommen war, sagt sie. Sie konnte lange Zeit nicht essen und nicht schlafen. Sie versteht, wie ich mich fühle.

Ich atme tief durch, als die Panik aufsteigt, und sie mich nicht in den Deckenventilator ihres über zwei Stockwerke gehenden Wohnzimmers zieht. Schließlich sagt mir die Uhr, dass es Zeit ist, Carrie abzuholen, Zeit, auf Daves Heimkommen und den Beginn des Wochenendes zu warten. Ich habe es geschafft – mit der Hilfe einer weiteren Freundin. Auf ihrer geblümten Couch liegend, von ihrer Klimaanlage gekühlt, hat mich Andrea durch diese zwei Stunden gebracht.

Aber mich auf meine Freundinnen zu stützen, ist nicht immer wohltuend.

Es ist ein Mittwoch und ich fühle mich allmählich etwas besser. Die Heilung von der PPD besteht zum Teil darin, das Verhältnis zwischen guten und schlechten Tagen zu verschieben. Zuerst hat man ein oder zwei gute Tage pro Woche, dann drei oder vier, und schließlich geht es einem so gut, dass man mit dem Zählen aufhört. Meine guten Tage sind den schlechten zahlenmäßig noch nicht überlegen, aber sie überraschen mich ein paar Mal pro Woche. Und wenn ich einen habe, packe ich törichterweise so viele Aktivitäten in ihn hinein, wie ich nur kann. Mein Buch über PPD rät hiervon ab, rät mir, meine neu gewonnene Energie nicht zu verschwenden, weil ich sie zur Heilung brauche. Und die Heilung ist anstrengend. Als das Zoloft zu wirken beginnt, wird die Erschöpfung des Zusammenbruchs durch die Erschöpfung des Wiederaufbaus abgelöst. Während dieser Phase fühle ich mich sogar noch schneller überfordert als vorher.

Aber der heutige Tag fühlt sich wie ein guter Tag an. Ich packe die Kinder ins Auto und fahre zu Liz. Obwohl ich mich stark fühle, bin ich etwas nervös, weil Dave bis acht Uhr abends arbeiten muss. Sie hat uns eingeladen, den Tag bei ihr zu verbringen und zum Abendessen zu bleiben. Es klingt perfekt: Ein Tag mit einer Freundin, die sich um mich kümmern wird, falls ich es brauche, und Spielgefährten für die Kinder.

Der Tag fängt angenehm an, die Mädchen spielen auf dem Boden, die Babys unterhalten sich in ihrer Gaga-

Sprache, Liz und ich plaudern auf ihrem alten, zerschlissenen Sofa. Dann fängt Emma zu schreien an und ist durch kein gutes Zureden und keinen Kompromiss mehr zu beruhigen.

»Sie hat es so schwer, seit Eli auf der Welt ist«, sagt Liz. »Sie braucht einfach Zeit mit mir.«

Sie gehen nach oben und lassen mich mit den Babys und Carrie allein. Jedes Mal, wenn sie wieder herunterkommen, geht das Geschrei wieder los und sie kehren nach oben zurück. Es endet damit, dass sie den größten Teil des Tages im ersten Stock verbringen. Liz tröstet und unterhält mich nicht. Sie ist verschwunden. Carrie langweilt sich. Die Babys wollen auf den Arm genommen werden. Am frühen Nachmittag, während ich Carrie auf der Schaukel anschubse, schwant mir allmählich, dass sich der Tag nicht wie geplant entwickelt. Ich arbeite zu hart, stehe zu lange. Meine Freundin kann sich heute nicht um mich kümmern; sie hat ihre eigentlichen Schutzbefohlenen zu betreuen. Meine Tochter erwartet, dass ich als ihre Spielgefährtin fungiere. Die Babys hören nicht auf, Theater zu machen. Die Kinderstimmen lassen meinen Kopf pochen und die dunstige Sonne brennt mir in den Augen. Ich leide an Reizüberflutung, wie jemand, der zu viele Comedy-Serien gesehen oder seine ganzen Urlaubseinkäufe an einem Tag erledigt hat. Als Liz und Emma schließlich zu uns nach draußen kommen, ist von Abendessen nicht mehr die Rede. Als ich sage, dass wir vielleicht früher nach Hause fahren, macht Liz einen erleichterten Eindruck.

Um vier gehen wir, stürzen uns in den Berufsverkehr. Max schreit im Sitz hinter mir nach einem Fläschchen. Es herrscht Stop-and-Go-Verkehr, das Leuchten der Bremslichter prallt gegen meine Augen: an, aus, an, aus.

Als wir endlich nach Hause kommen, mache ich Carrie ein Marmeladen-Sandwich und schiebe Max löffelweise Truthahn mit Apfel in Gelee in den Mund. Ich bin zu fertig, um mich an der Tortur des Ins-Bett-Bringens zu versuchen, aber ich kann mit ihnen spielen, bis Dave nach Hause kommt. Ich lese Carrie ein Buch vor. Ich lege mich auf den Rücken, setze Max auf meine Beine und hebe ihn in die Luft. Ich rede im Geist mit mir selbst, wobei aufmunterndes Zureden und Verzweiflung abwechseln. *Ich kann das nicht aushalten. Du hast es fast geschafft! Alles tut weh. Es war so ein harter Tag, aber du hast es schon fast geschafft! Wann kommt er endlich nach Hause? Braves Mädchen!*

Als Dave schließlich durch die Tür kommt, liege ich am Boden, schwindelig und schwach, als ob ich einen Unfall gehabt hätte. Das Gefühl von innerem Aufruhr ist wieder da. Das Schwirren in meinem Kopf ist wieder da. Zu Beginn des Tages habe ich mich gegen diese Qualen immun gefühlt, aber das hat sich inzwischen alles gegeben. Ich erzähle ihm von meinem Tag und er schickt mich in die Badewanne.

»Du musst dich entspannen«, sagt er.

Er hat Recht. Aber ich kann es nicht. Ich sitze in der Wanne, das aufblasbare Kissen mit Saugnäpfen am apfelgrünen Porzellan hinter meinem Kopf befestigt. Ich sitze im warmen Wasser und denke ans Sterben. Aber diesmal ist es nicht nur ein hässliches Wort. Es ist ein Gefühl. Erleichterung. Das Ende. Nie wieder einen Tag wie diesen durchmachen müssen.

Und das ist der Moment, in dem es passiert. Das ist der Moment, in dem ich loslasse, in dem sich das brüchige Band zwischen mir und der Kontrolle auflöst. Ich höre auf zu kämpfen, mir aufmunternd zuzureden, tapfer zu sein. Ich schaue in diesen Trog voll heißem Wasser und lasse mich fallen. Meine Hände öffnen sich und ich befinde mich im freien Fall. In diesem Intervall zwischen dem Loslassen und dem Ankommen auf dem Grund, am Tiefpunkt, habe ich mehr Angst als je zuvor in meinem Leben.

Ich steige aus der Wanne, ziehe einen Bademantel an, lege mich aufs Bett und warte auf Dave. Die Zeit, bis er Carrie ihre Gutenachtgeschichte zu Ende vorgelesen hat und hereinkommt, erscheint mir sehr lang.

»Was ist los?«, fragt er. Ich halte die Arme um mich geschlungen. Meine Haare sind wild zerzaust getrocknet. Ich fange an zu weinen.

»Ich glaube nicht, dass ich noch einen Tag wie heute überstehen kann«, sage ich. »Ich habe Angst. Ich glaube, ich bin selbstmordgefährdet.«

Es ist das erste Mal, dass ich das Wort laut ausgesprochen habe. Er nimmt mich in die Arme, lässt mich an seiner Brust weinen.

»Ich glaube, wir sollten Kate anrufen«, sagt er mit beruhigender Stimme. »Sie wird wissen, was wir tun sollen.«

Er ist über mein Geständnis nicht annähernd so schockiert, wie ich erwartet hatte. Später wird er mir erzählen, dass er an jenem Abend gezwungen war, ruhig zu bleiben, weil niemand sonst da war, um mit der Situation fertig zu werden. Wenn er die Nerven verloren hätte, was hätte dann aus uns werden sollen?

Er wählt Kates Piepsernummer und sagt ihrem Rufdienst, es handele sich um einen Notfall. Wir sitzen auf der Couch und warten auf ihren Rückruf.

Jetzt ist es so weit, denke ich. Das ist die Nacht, in der ich erfahren werde, wie eine Nervenklinik von innen aussieht. Ich stelle mir vor, wie sich Kate mit uns in der Notaufnahme verabredet, und es fühlt sich tröstlich an. Tatsächlich fühlt sich jetzt alles ungefährlicher an. Dave kümmert sich um mich. Ich habe meine Probleme an ihn abgegeben wie ein Ballspieler den Ball und jetzt bin ich raus aus dem Spiel. Mein Geheimnis ist heraus, das schreckliche Wort endlich ausgesprochen. Es laut auszusprechen, scheint ihm etwas von seiner Macht genommen zu haben. Selbstmord. Na und?

Jetzt sitze ich mit Dave und einer Tasse Passionsblumentee auf der Couch. Während wir auf Kates Anruf warten, wird uns das Naheliegende klarer und wir arbeiten einen Plan aus. Finanzen hin oder her, ich brauche etwas Hilfe im Haus. Was immer du brauchst, sagt Dave. Und ich fühle mich noch erleichterter. Wir reden darüber, welche Babysitter wir anrufen können, ob die Putzfrau, die wir früher hatten, wohl noch Zeit für uns hat. Die Lösungen sind alle so lächerlich einfach. Es ist, als ob wir endlich den Lösungsteil hinten im Mathebuch gefunden hätten, mit dem all unsere Hausaufgaben leicht von der Hand gehen.

Als Kate schließlich anruft, ist meine Krise im Abflauen begriffen. Ich frage mich, womit sie beschäftigt war, als ich sie unterbrochen habe. War sie bei einer Abendesseneinladung, mit ihrem Mann im Bett, im Kino?

»Ich hatte das Gefühl, etwas selbstmordgefährdet zu sein«, sage ich. »Aber jetzt geht es mir besser, weil Dave und ich beschlossen haben, mir etwas Hilfe im Haus zu besorgen.«

Sie ist über meinen ersten Satz nicht bestürzt. Sie redet überhaupt nicht von einer Klinik und scheint sich zu freuen, dass wir eine Lösung ausgearbeitet haben.

»Haben Sie Ihr Klonopin schon genommen?«, fragt sie.

»Noch nicht.«

»Wie viel nehmen Sie?«

»Eine halbe Tablette.« Sie hat mir gesagt, ich solle eine ganze nehmen, aber ich habe immer noch Angst, abhängig zu werden.

»Sie brauchen eine ganze«, sagt sie.

Nachdem ich aufgelegt habe, schlucke ich eines der gelben Scheibchen. Es lässt mich lang und tief schlafen. Als ich aufwache, fühle ich mich wie neugeboren. Die Einnahme von Psychopharmaka allein reicht nicht aus, um mich wieder gesund zu machen. Die postpartale Depression ist eine körperliche *und* psychische Erkrankung, aber ich hatte geglaubt, ich könne sie heilen, indem ich nur die körperlichen Symptome behandele.

Jetzt habe ich die größte psychologische Hürde meines Lebens genommen: Ich habe die Kontrolle aufgegeben. Nachdem ich 32 Jahre die Fäuste gegen die herannahende Depression geballt habe, habe ich mich ihr ergeben. Ich hatte gedacht, es genüge zuzugeben, dass ich nicht *alles* unter Kontrolle haben kann. Jetzt werde ich lernen, dass ich *gar nichts* unter Kontrolle habe. Und so ist es für jeden, ständig. Ich habe losgelassen und ich sinke nicht auf den Grund. Aber mit leeren Händen bin ich in der Lage, auf eine neue Art und Weise nach dem Leben zu greifen.

6

Es ist Ende August und ich gehe seit fast fünf Wochen zum Schwimmen. Max spielt mal wieder fröhlich in der Kinderkrippe. Carrie ist im Kindergarten. Und ich hole mir meine Stärke zurück.

Wenn ich unter Wasser bleibe, während ich das wie ein Aquamarin leuchtende Stückchen Pool durchschwimme, kann ich mir vorstellen, ich wäre in der Karibik. Das Meer ist warm und klar; ein nach Kokosnuss duftender Cocktail wartet auf einem aus Palmblättern geflochtenen Tischchen auf mich. Nachts brauche ich nichts zu tun, als mich der Liebe hinzugeben.

Dann tauche ich auf und sehe, was mich in diesem Schwimmbecken wirklich umgibt: Dicke Frauen, die mit den Fäusten in die Luft boxen, während sie ihre Wasser-Aerobic-Übungen absolvieren, ein Mann mit gefühllosen Beinen, der auf einem hydraulischen Stuhl zur Krankengymnastik ins Wasser herabgelassen wird, Frauen mit Badehaube zum Schutz ihrer Haare und Plastikbrille zum Schutz ihrer Augen, die mit sich selbst um die Wette schwimmen.

Trotz meiner anhaltenden Erschöpfung kann ich das Becken jetzt 22-mal in ganzer Länge durchschwimmen. Meine Lungen und Schultern sind nicht die einzigen Teile meines Selbst, die kräftiger werden. Mich mit Armen und Beinen durchs Wasser zu schnellen, scheint auch einige der Dämonen aus meinem Inneren zu vertreiben.

Den Pool des jüdischen Gemeindezentrums dreimal in der Woche aufzusuchen, ist wie ein Aufenthalt in einem Rehabilitationszentrum. Ich werde durch eine Art Miniaturgesellschaft von meinem Abgeschnittensein zu Hause in die große weite Welt geschleust.

So wie an jedem Schwimmtag, versuche ich auch heute, von Anfang bis Ende meiner Schwimmstunde einem genauen Ablauf zu folgen. Die Bademeister kennen mich inzwischen vom Sehen. Ich sitze am Rand von Bahn Drei, schiebe meine Mittelfinger unter die Gummiriemen der knallgelben Handpaddel und klemme mir eine zweiteilige Auftriebshilfe aus Schaumstoff, auch Pull-Buoy genannt, zwischen die Knie. Diese Tricks habe ich von einem hoch gewachsenen deutschen Mädchen gelernt, deren Haut und Muskeln so glatt sind, dass sie aussieht wie eine Skulptur; tatsächlich ist sie Kindermädchen. Wochenlang habe ich ihr zugeschaut, wie sie mit Handpaddeln und Pull-Buoy schwamm, bis ich sie eines Tages gefragt habe, wozu das gut sein soll.

»Man ist schneller«, sagt sie. »Und man wird stärker.«

Also probierte ich es aus. Sie hatte Recht. Außerdem schwebe ich im Wasser. Beim Schwimmen ist man mit wenig Körperfett immer im Nachteil. Man verbraucht zu viel Energie, um sich einfach nur an der Wasseroberfläche zu halten, anstatt sie in die Vorwärtsbewegung zu investieren. Mit meinen Entenpaddeln und den zwischen meinen Beinen auf und nieder wippenden Schaumstoffkugeln sinken meine Füße und mein Brustkorb nicht mehr unter Wasser. Ich schwimme effizient, mein Gesicht dreht sich ins und aus dem Wasser, um Luft ein- und Blasen auszuatmen, meine Arme durchschneiden das Wasser und schieben es mir aus dem Weg. Ich habe manchmal Schuldgefühle, weil ich diese Schwimmhilfen benutze, obwohl ich in der Lage sein müsste, ohne Hilfe die Bahn entlangzuflitzen. Aber diese Hilfsmittel fügen sich gut in das Motto ein, das ich mir allmählich zu Eigen mache: Es ist in Ordnung, sich helfen zu lassen.

An diesem Morgen entledige ich mich nach zehn Bahnen Kraulen meiner Ausrüstung und absolviere dann meine anderen Schwimmstile: Brustschwimmen wie ein Frosch im Teich, Rückenschwimmen, sodass ich den gelb-weiß gestreiften Stoff betrachten kann, der unter der Decke weit, weit über mir angebracht ist, und Wassertreten mit Schwimmbrett, wobei ich zu Atem kommen und nachdenken kann. Ich denke über die Leute im Pool nach, vertraute Gesichter mittlerweile, die mir das Gefühl geben, Teil von etwas zu sein. Da ist der lautstarke alte Mann mit dem goldenen Davidstern um den Hals, der sich immer mit der lederig gebräunten Frau am flachen Beckenende unterhält. Da ist die honigblonde Bademeisterin im Neoprenanzug, die nach Spielzeug und Pflastern auf dem Beckengrund taucht. Da ist die athletische Frau in den Siebzigern, die in ihrer Jugend eine Profischwimmerin gewesen sein muss. *Wie können sie alle so unbekümmert funktionieren?*, frage ich mich. *Wie schaffen sie es, das Leben so einfach aussehen zu lassen?* Während mich meine großen Füße durchs Wasser vorantreiben, wünsche ich mir ihr Leben. Meines schmeckt immer noch nur nach Schmerz, mit etwas Wut als Garnierung.

Der Kontrast zwischen meiner Fantasievorstellung und der Realität des Pools ist wie ein Abbild meines Lebens, während ich vom Tiefpunkt wieder aufsteige. Ich pendele zwischen dem Paradies, wenn ich mich wie mein altes Ich fühle, und der Hölle, wenn ich in jeder

Lebenssituation nur Hässliches sehe. Die Küchenmesser springen mich nicht mehr an und die Backofentür bleibt auch in meiner Vorstellung geschlossen, wenn ich mit Max an ihr vorbeigehe. Aber es gibt immer noch Panikattacken. Und als ob ich noch nicht unter genügend erdrückenden Emotionen begraben wäre, ist jetzt eine neue hinzugekommen: Eine tieferes Gefühl von Traurigkeit, als ich es je zuvor erlebt habe.

Bis ich in jener Nacht, in der ich Dave und Kate meine Selbstmordgedanken beichtete, den Tiefpunkt erreichte, habe ich mir selbst und allen anderen immer wieder versichert, dass ich glücklich sei. »Ich bin nervös und zwanghaft und habe vor allem Angst, aber ich bin nicht *traurig*«, pflegte ich zu sagen. »Ich mag mein Leben! Ich will nur endlich wieder anfangen, es zu leben.«

Jetzt aber lässt sich mein Kummer nicht mehr unterdrücken. Ich bin wie ein Alkoholiker, der seine Sucht erstmals zugibt. Endlich einzugestehen, dass ich depressiv bin, die Tarnkappe der Verleugnung endlich wegzuwerfen, hat den Heilungsprozess beginnen lassen. Aber nun kann ich der Wahrheit auch nicht mehr aus dem Weg gehen. Ich bin depressiv. Ich bin eine Depressive. Ich habe den Kampf verloren, den ich mein ganzes Leben lang geführt habe. Mein Hirnstoffwechsel ist gestört. Ich habe die Dinge nicht unter Kontrolle. Und diese Wahrheit bringt eine so tiefe Trauer mit sich, dass ich morgens nicht aus dem Bett aufstehen möchte, nicht mit meinem Mann reden möchte und nicht einmal mehr so tun möchte, als ob ich mit meinen Kindern spiele. Das Einzige, was ich noch gerne tue, ist Schwimmen.

Zumindest fühlt sich mein Körper gut an. Nach 30 Minuten im Pool steuere ich die Duschen an, verausgabt, aber ruhig. Mein Blut rauscht und mein Herz schlägt kraftvoll, nicht so nervös wie sonst. Ich spüle meinen Badeanzug aus, wasche mir die Haare und rubbele alles Schlechte mit einem Synthetikschwamm von meiner Haut ab. Ich wickele meinen Kopf in ein dickes Handtuch und meinen Körper in ein weiteres. In der Umkleidekabine verteile ich gelbe Feuchtigkeitscreme auf meinem Gesicht und rosafarbene auf meinen Beinen. Saubere Unterwäsche. Babypuder.

An diesem Morgen sind die Bänke voller grauhaariger, runzliger Frauen aus dem Wasser-Aerobic-Kurs. Während sie ihre bis zu den Rippen reichenden Schlüpfer und ihre Polyesterhosen anziehen, lausche ich ihren Unterhaltungen. Diese hat einen Mann mit Gallensteinen, jene fliegt Anfang des Jahres nach Florida, zwei weitere werden vielleicht mal das neue Feinkostgeschäft ausprobieren. Es ist beruhigend, hier zu sein, in der Gesellschaft so vieler Großmütter, aber auch einsam, weil sie nie mit mir sprechen. Nachdem ich fertig angezogen bin, würde ich gern auf einer Bank sitzen und die Weisheit und Kameradschaft aufsaugen, die sie ausstrahlen. Aber ich habe Angst, zu Mitleid erregend zu wirken. Ich verlasse die Umkleidekabine allein, bleibe im Gang stehen, um aus einem Trinkwasserspender zu trinken, und hole dann meinen Sohn aus der Kinderkrippe ab.

Max sitzt lachend auf dem Schoß einer älteren Frau. Seine Betreuerinnen nehmen ihn gern hoch, weil er ihnen im Gegensatz zu vielen anderen Babys Freude bereitet, statt sie nur auszulaugen. Er lächelt und gurrt für jeden. Ich packe ihn in seinen Sportwagen und rolle ihn hinunter ins Café. Wir teilen uns ein Brötchen, ich schlürfe warmen Kakao und er nuckelt seine Fertigmilch aus einem zusammenlegbaren Fläschchen. Manchmal bleiben Leute aus dem Schwimmbad stehen, um Hallo zu sagen, aber die meiste Zeit sind wir allein. Trotzdem fühle ich mich zufrieden, als ich seinen Sportwagen zum Auto schiebe. Es ist schon fast Zeit, Carrie aus dem Kindergarten abzuholen. Ich habe vor dem Mittagessen zwei Fliegen mit einer Klappe geschlagen: Ich habe etwas geschafft und den halben Tag herumgebracht.

Zu Hause fühle ich mich meiner selbst weniger sicher. Eines Morgens wache ich in meinem blauen Schlafzimmer auf und drehe mich den Fenstern zu. Die Stoffrollos, die sie abdecken, haben winzige Löcher, durch die die Sonne mit Laserstrahlen hindurchschießt. Es ist Sonntag und ich habe keine Lust aufzustehen. Als ich meine Depression noch abgestritten habe, hatte ich morgens manchmal die Hoffnung, dies wäre der Tag, von dem an ich wieder gesund wäre. Aber jetzt bin ich klüger und zynischer. Ich weiß, dass mir der Tag von Frieden bis zu Todesqualen alles bringen kann, und ich habe immer Angst herauszufinden, was davon es sein wird.

Ich erlebe jetzt heftige Schwankungen zwischen guten und schlechten Tagen. Seit drei Wochen nehme ich jetzt Zoloft und bin inzwischen bei einer Dosis von 75 Milligramm angelangt. Der Müll in meinem Gehirn beginnt sich zu wertvollem Dünger zu zersetzen, aber er scheint das in Wellen von je 48 Stunden zu tun. Zwei Tage lang fühle ich mich fähig und stabil und dann die nächsten beiden wieder so nervös und zwanghaft wie eh und je, was mir im Vergleich natürlich wie ein Verschlechterung vorkommt. Ich schlingere vorwärts, nur um wieder zurückzufallen. Ich frage mich, ob es mir je länger als zwei Tage am Stück besser gehen wird oder ob mein Leben von jetzt ab immer eine Wippe zwischen schlecht und noch schlechter sein wird. Mit dieser Frage im Kopf wache ich täglich mit einem Gefühl der Furcht vor dem bevorstehenden Tag und tiefer Trauer um die vergangenen Tage auf. Ich erwache auch nie ausgeruht, obwohl ich endlich lange und ungestört schlafe. Ich nehme immer noch ein ganzes Klonopin, bevor ich ins Bett gehe. Und ich habe angefangen, tagsüber zu schlafen.

Am Ende des Sommers haben wir eine Collegestudentin engagiert, die uns zu Anfang des Sommers noch zu teuer erschienen war, um vormittags mit den Kindern zu spielen. Und unsere reguläre Babysitterin, die den Sommer über als Betreuerin in einem Ferienlager gearbeitet hatte, kam nachmittags, um auf sie aufzupassen. Zwei Wochen lang musste ich nur zwei Stunden täglich mit meinen Kindern allein verbringen. Während diese jungen Frauen in Schlabberjeans und klobigen Turnschuhen meinen Job übernahmen, klappte ich zusammen. All die Teile von mir, die darum gekämpft hatten, lebendig und auf den Beinen zu blieben, fielen fast komatös ins Bett, während sich mein Gehirn kurierte. Und dieser Heilungsprozess raubt mir immer noch alle Energie, die der Schlaf erneuern mag.

Die Babysitter sind jetzt wieder im College beziehungsweise in der Schule, also geht die Suche nach geeigneter Hilfe von neuem los. Ich brauche jemanden, der ein paar Mal in der Woche vormittags kommt, damit ich mich weiter erholen kann. Vielleicht kann ich, wenn ich die richtige Person finde, sogar wieder arbeiten. Vielleicht. Aber vorerst muss ich nur allen Stress aus meinem Leben verbannen, damit die Wirkstoffe in diesen lila Pillen meinen mageren Neurotransmittervorrat weiter aufpäppeln können.

Heute haben wir ein Vorstellungsgespräch mit der ersten erwachsenen Babysitterin, seit wir Wendy engagiert und gekündigt haben, was mir einen triftigen Grund gibt, nervös zu sein, als mein Blick auf die morgendlichen Laserstrahlen fällt. Die Babysitterin kommt von einer Vermittlungsagentur. Ich habe den Namen der Agentur vom jüdischen Familiendienst, also nehme ich an, dass sie seriös ist. Die Betreiberin der Agentur hat mir gesagt, diese Frau habe beste Referenzen und eine Menge Erfahrung mit Babys. Deshalb bin ich so nervös. Sie klingt so perfekt, als könnte ich sie auf der Stelle einstellen. Aber was, wenn ich sie auch anheuere und gleich wieder feuere? Was, wenn es mich immer noch fix und fertig macht, eine Kinderfrau im Haus zu haben? Was, wenn es mir in Wirklichkeit gar nicht besser geht?

Um elf klingelt es an der Tür. Ich hatte sie eigentlich früher bestellen wollen, aber sie sagte, sie müsse erst in die Kirche gehen. Auf den Türstufen stehen zwei Frauen, deren Hautfarbe an Rinderbrühe erinnert. Die eine, die ich erwartet habe, stellt die andere vor. Sie kommen beide von der Vermittlung. Die Unangemeldete hat lange Haare und sagt nicht viel. Die andere ist gesprächig, hat aber eine verkrüppelte Hand, nur zwei Finger, die sich zum Handgelenk hin einkrümmen.

Ich stelle all die Fragen, von denen ich in Zeitschriften gelesen habe, dass man sie stellen soll. Welche Erfahrungen haben Sie? Was sind Ihre Erziehungsmethoden? Warum arbeiten Sie gern mit Kindern? Erzählen Sie mir etwas von sich. Dann geht es los. Kirchengerede. Sie sind Zeugen Jehovas, erzählen sie mir, genau wie die Betreiberin der Agentur. In ihrer Freizeit ziehen sie von Tür zu Tür und belästigen die Leute. Ich stelle mir vor, wie sie Max in seinen Sportwagen packen und ihn auf eine Bekehrungstour durch die Nachbarschaft mitnehmen. Ich stelle mir vor, wie sie Reime über die bösen alten Juden und den guten, guten Mann namens Jesus singen. Die Frauen sind absolut nett und machen im Umgang mit Max einen kompetenten Eindruck. Die mit der verkrüppelten Hand setzt sich auf den Boden und wedelt mit einem bimmelnden Hund vor seinem Gesicht herum. Aber er lächelt sie nicht an, was meine Schuldgefühle etwas vermindert, als ich die Tür hinter ihnen abschließe.

»Was sollen wir jetzt nur tun?«, frage ich Dave. Ich weine schon wieder. Ihre Agentur war die einzige, die ich finden konnte, die auch Teilzeit-Kinderbetreuung vermittelt. Niemand hat auf die Anzeige geantwortet, die wir in die Wochenzeitung gesetzt haben. Wendy, so habe ich gerüchteweise gehört, hat schon eine andere Stelle gefunden. Meine Mutter liegt immer noch flach.

»Wir finden schon jemanden«, sagt Dave. »Wir suchen weiter.«

Am Montagmorgen hänge ich nach dem Schwimmen einen Zettel ans schwarze Brett, in dem ich eine Frau vom großmütterlichen Typ suche, die auf Max aufpassen könnte. Der Laden wimmelt nur so von Kandidatinnen. Die älteren Damen drängeln sich dauernd um Max, meinen Valentino von Sohn. Ich halte an, um Max' Ärmchen in seine Jacke zu stecken, als ein Mann mit grauer Mütze auf uns zukommt.

»Wie heißt er?«, fragt er und zeigt auf Max.

»Max.«

»Hey, Maxila«, sagt er in höherer Stimmlage. »Wie geht's dir, Maxila?«

Max grinst den Mann an.

»Wie alt?«, fragt er und zeigt wieder auf ihn.

»Fünf Monate«, sage ich. »Haben Sie eigene Enkel?«

Er sagt mir, dass er keine Enkel und auch keine Kinder habe. Während wir im Mantel dastehen, im Begriff zu gehen, erzählt er mir, dass seine Frau vor vier Jahren gestorben sei.

»Sie hat sich umgebracht«, sagt er, »mit Schokolade. Sie hatte Diabetes und sie wollte einfach nicht aufhören, Schokolade zu essen.«

Sein Name ist Sol Weil. Er spricht mit osteuropäischem Akzent, erzählt mir von seinem Leben als Bedienung in einem Bostoner Feinkostgeschäft. Er lächelt und lacht viel und macht keine Anstalten, uns zu verlassen. Es ist nett, dass mal jemand stehen bleibt und wirklich mit mir spricht. Viele Leute gaffen Max an und fragen nach seinem Namen und seinem Alter, aber keiner davon bleibt länger stehen.

»Woher kommen Sie?«, frage ich, um das Gespräch zu verlängern.

»Polen.«

»Und seit wann leben Sie hier?«

»Seit 1949«, sagt er, immer noch Max anlächelnd. »Nach dem Krieg.«

Das Datum verblüfft mich. 1949. Er ist älter, als er aussieht.

»Waren Sie im Krieg?«

»Ich war in den Lagern. In allen Lagern. Hey, Maxila!«

Dann kommt seine Freundin, eine stämmige, weißhaarige russische Jüdin namens Lena, aus Richtung der Umkleidekabinen. Ich habe sie mit Schaumstoffhanteln durch den Pool marschieren sehen. Sol macht sie mit Max bekannt, dann sage ich ihr meinen Namen. Sie betrachtet mich misstrauisch, unsicher darüber, warum ich an ihrem Freund interessiert bin. Wir gehen zusammen zum Parkplatz. Sie bleiben stehen, um mit einem anderen Pärchen zu sprechen, und Max und ich verabschieden uns. Ich möchte mich gar nicht von Sol, diesem wandelnden Widerspruch von einem Mann, trennen. So herzlich und fröhlich für einen Überlebenden des Holocaust. Ich möchte mehr über ihn wissen. Ich will in seiner Gesellschaft verweilen, weil er beschützend und verletzlich zugleich wirkt. Ich will seine Freundin sein. Und so tue ich, als wir vom Parkplatz fahren und dabei an Sol vorbeikommen, der zu seinem Auto geht, etwas, wozu ich in der Schule, wenn ich einen Jungen attraktiv fand, nie den Mut hatte: Ich bitte ihn um eine Verabredung.

»Sollen wir uns gelegentlich mal zum Kaffee treffen?«, rufe ich durch das heruntergekurbelte Fenster.

»Geben Sie einen aus?«, lacht er.

»Klar. Wann sind Sie wieder hier?«

»Wir kommen am Freitag.«

»Freitag bin ich auch hier!«, sage ich. »Treffen wir uns nach dem Schwimmen. Halb elf.«

Ich bin den Rest des Tages aufgeregt. Am Abend erzähle ich Dave davon.

»Ich hab heute im Gemeindezentrum einen Typen aufgerissen.«

»Ach ja?«, sagt er und lächelt dabei zu breit, woran ich merke, dass er beunruhigt ist.

»Ja. Er ist wirklich süß. Er heißt Sol. Wir treffen uns Freitag zum Kaffee.«

»Was hat er denn da gemacht?«

»Hing nur so rum.«

»Hing nur so rum, um Frauen abzuschleppen?«

»Er ist 76.«

Ich erzähle ihm alles, was ich über Sol weiß. Es ist eine Wohltat, mal über etwas anderes als meinen Zustand zu reden, nachdem die Kinder im Bett sind. Das ist jetzt die schlimmste Tageszeit für mich. Jeden Abend sitze ich auf der Couch, tue so, als ob ich das Fernsehen genieße, während ich mir in Wirklichkeit Sorgen über die bevorstehende Nacht mache. Obwohl ich seit Wochen keine Schlafstörungen mehr gehabt habe, bleibt die panische Angst davor. Die Rückkehr der schlaflosen Nächte würde in meinen Augen bedeuten, dass dieser Absturz in die Depression ein Dauerzustand ist. Es würde heißen, dass das Zoloft nicht wirkt und niemals wirken wird. Es würde heißen, dass ich verrückt werde.

Ich beobachte die Uhr, bis es Zeit wird, das Klonopin zu nehmen. Kate hat mir nahe gelegt, es einige Stunden vor dem Zubettgehen zu nehmen, aber ich habe solche Angst, dass die Wirkung zu früh wieder nachlässt, dass ich bis eine Stunde vor dem Schlafengehen warte. Dave bringt es mir mit einem Glas Wasser wie eine Krankenschwester, die im Hospital die Medikamente austeilt, bevor wir uns eine Serie über Ärzte in Chicago ansehen. Meine Gedanken verlangsamen sich während der Sendung, die Fantasiebilder, in denen ich morgens um drei am Fenster stehe, kommen allmählich zum Stillstand. Als ich ins Bett gehe, habe ich keine Angst mehr, aber ich vertraue der Tablette immer noch nicht. Ich liege auf meinem Kopfkissen und warte ab, ob sie mich im Stich lässt.

Doch das tut sie nicht, weder heute Nacht noch in irgendeiner anderen Nacht. Mein Schlaf ist tief und befriedigend. Dave ist immer noch für Max zuständig, obwohl jetzt beide wieder oben schlafen. Manchmal weint Max, weil er möchte, dass jemand die Decke über den Hügel seines emporgestreckten Popos zieht, oder weil er ein Fläschchen und die Vertrautheit eines erwachsenen

Herzschlags braucht. Aber nicht von meinem Herzen. Ich stehe im Augenblick für niemanden auf. Die Nächte gehören mir, und mein Körper nutzt sie gierig.

Zwei Tage später sitzt Sol schon wartend in einem Sessel, als ich die Eingangshalle durchquere. Er trägt immer noch die Mütze auf seinem kahlen Schädel. Seine quadratische braune Brille ist zu groß für sein zartes Gesicht.

»Hi«, sage ich. »Lassen Sie mich nur eben Max holen.«

Er steht auf und kommt mit mir, wirft einen Blick in die Kinderkrippe und winkt, als er Max entdeckt. Max lächelt zurück. Er scheint den Mann mit der Mütze wieder zu erkennen.

Wir bestellen uns im Café eine Kleinigkeit zu essen und setzen uns an einen runden Tisch. Sol isst und trinkt nichts. Er hat Magenprobleme. Außerdem hat er seit dem Krieg Kopfschmerzen. Aber das hindert ihn nicht am Reden. Er erzählt mir noch mehr Einzelheiten aus seinem Leben. Er ist mit fünf Geschwistern in Polen auf dem Land aufgewachsen. Seine Augen werden feucht, als er die Mädchen erwähnt, alle jünger als er, die alle gestorben sind, nachdem man ihn zur Zwangsarbeit aus dem Getto geholt hatte. Nur er und ein Bruder haben den Krieg überlebt, wahrscheinlich weil sie zähe junge Männer waren, die zur Arbeit in die Kohlebergwerke geschickt wurden.

»Da bekamen wir mehr zu essen«, sagt er. »Aber ich habe trotzdem nichts gegessen. Mein Bruder, der hat alles gegessen. Ich konnte es nicht essen. Ich habe nie Appetit gehabt. Ich war immer mager. Wie Sie. Essen Sie nichts?«

Ich erzähle ihm, dass es mir seit Max' Geburt nicht so gut geht, dass ich erschöpft war und nicht viel gegessen habe. Wie ich feststellen werde, ist Sol äußerst intuitiv.

»Sie haben doch keinen Nervenzusammenbruch gehabt, oder?«, fragt er und runzelt die Stirn.

»Nein, nein, nein«, sage ich und versuche, es mit einem Lachen abzutun, während ich mich frage, woher er das wissen kann. Ist es so offensichtlich? Wirke ich so nervös oder irgendwie merkwürdig? Obwohl ich vielen Leuten von meiner postpartalen Depression erzählt habe, möchte ich nicht, dass Sol davon weiß. Er ist alt. Er würde es nicht verstehen. Vielleicht würde er mir aus dem Weg gehen, wenn er wüsste, wie Recht er hat. Ich möchte diesen neuen Freund nicht gleich wieder verlieren.

»Ich weiß, dass manche Frauen nach einem Baby verrückt werden«, sagt er.

»Oh, ja«, sage ich. »Davon hab ich auch gehört. Aber ich bin nicht verrückt.«

Lena kommt vom Schwimmen zurück und die intime Unterhaltung über Sols und meine Kriege wandelt sich zum oberflächlichen Geplauder über Max. Sol hat sich mir anvertraut und fühlt sich nicht wohl, in ihrer Gegenwart damit fortzufahren. Ich fühle mich geschmeichelt.

Wir machen Pläne, uns am Montagvormittag zu treffen. Mit der Zeit wird das Kaffeetrinken mit Sol zu einem Teil meiner Routine, der diese heilenden Vormittage abrundet. Diese Leute – die Kinderbetreuerinnen, die meinen Sohn so mögen, die Bademeister, die über mich wachen, während der Pool die Trümmer der Depression aus meinem Körper spült, und dieser reizende Mann, der mir Stücke von seinem Schmerz gibt und Stücke von meinem nimmt – werden meine Schutzengel. Es kommt so weit, dass ich nur für die Montag-, Mittwoch- und Freitagvormittage lebe.

Am nächsten Freitag kann ich mich nicht mit Sol treffen, weil Max und ich eine Krabbelgruppen-Verabredung haben. Eine Bekannte hat mich im Sommer eingeladen, daran teilzunehmen, und wir sind ein paarmal dort gewesen. Ich dachte, es wäre nett, ein paar Frauen mit Babys in Max' Alter zu treffen. All die anderen Mutter-Baby-Paare wohnen in einer Neubausiedlung mit großen Häusern. Alle haben sie Arbeitsinseln in der Küche, Arbeitsplatten, auf denen keine Zeitungen herumliegen, und saubere, helle Teppichböden. Gäste werden gebeten, ihre Schuhe an der Haustür auszuziehen.

Auch Lori, eine dünne Frau mit dunklen, umschatteten Augen, wohnt in einem dieser Häuser. Während der Krabbelgruppentreffen schaut sie meist zu Boden und sagt wenig. Aber heute antwortet sie lebhaft auf eine Frage nach ihrer Arbeit. Sie hoffe, ihren Krankheitsurlaub verlängern zu können, erklärt sie einer anderen Mutter, aber wenn sie zu ihrer Investmentfirma zurückkehre, werde sie eine neue Stelle antreten.

»Es ist der Job, den ich angefangen hatte, als diese ganzen postpartalen Anpassungsprobleme losgingen«, sagt sie.

Bis zu diesem Augenblick habe ich nur auf die Stimmen gehört, nicht auf die Worte. Jetzt platze ich mit meinem ersten Gedanken heraus.

»Sie haben eine postpartale Depression! Genau wie ich!«

Ich habe meine Geschichte Menschen erzählt, mit denen ich mich wohl fühle, aber ich hätte mir nicht vorstellen können, diesen scheinbar perfekten Frauen gegenüber eine solche Schwäche einzugestehen. Trotzdem sage ich es. Ich kann es nicht zurückhalten. Es ist, als ob man sich endlich jemandem in die Arme werfen würde, nachdem man monatelang um Hilfe gefleht hat.

Lori erzählt ihre Geschichte: Als ihr Baby drei Monate alt war, kehrte sie zu ihrer Arbeit zurück und wurde in eine neue Abteilung versetzt. Sie machte sich den ganzen Tag Sorgen darum, wie sie die Arbeit schaffen sollte, und konnte nachts nicht schlafen. Nach ein paar Wochen wurde ihr klar, dass sie der Sache nicht gewachsen war, und sie nahm sich Urlaub. Sie brachte ihr Baby weiterhin jeden Morgen zur Tagesmutter. Dann fuhr sie nach Hause, legte sich auf ein Gästebett in einer Ecke ihres noch nicht fertig eingerichteten Esszimmers, klammerte sich an ein orangefarbenes Kissen und weinte stundenlang. Eines Tages erinnerte sie sich daran, dass die Leiterin ihres Geburtsvorbereitungskurs etwas von postpartaler Depression erwähnt hatte. Sie rief sie an, wurde an eine Therapeutin verwiesen und fing ein paar Wochen vor mir mit der Einnahme von Klonopin und Zoloft an.

Dann erzähle ich ihr meine Geschichte, während all die anderen Mütter schweigend zuhören.

»Mann, oh Mann. Ich kann gar nicht glauben, dass Sie das alle beide haben«, sagt eine von ihnen. »Wie gut, dass Sie sich gefunden haben.«

»Es ist großartig, dass Sie Hilfe gefunden haben«, sagt eine andere.

Als sich die Krabbelgruppe auflöst, gehe ich mit zu Lori. Wir setzen die Babys auf den Boden und unterhalten uns. Sie schlägt für mich Zitate und Statistiken über PPD nach. Sie spricht über all die Bücher, die sie zu dem Thema gelesen hat. Einer ihrer Bewältigungsmechanismen ist das Rasenmähen, um ihre Nervosität auszuschwitzen. Ein weiterer besteht darin, sich aus ihrer Depression herauszulesen.

»Die Bücherei ist ein toller Ort«, sagt sie, als ob es sich um eine Szenekneipe handele, die sie gerade erst entdeckt hat.

Wir treffen uns einmal dort und telefonieren oft miteinander. Wir tauschen Erfahrungen über Therapie und Medikamente, Energiepegel und Gewichtszunahme aus. Jetzt sind wir zu zweit, was meine Einsamkeit mildert. Dann höre ich allmählich von weiteren Betroffenen. Kelly gibt mir die Nummer einer Zahnärztin, die nach beiden Kindern an PPD litt. Meine Schwägerin erzählt mir von einer Frau, die nach der Geburt ihres Babys mit dem Händewaschen nicht mehr aufhören konnte, offensichtliches Zeichen einer postpartalen Zwangsneurose.

Ich erinnere mich an eine Frau, die ich bei einem pränatalen Aerobic-Kurs getroffen habe, als ich mit Carrie schwanger war. Wir alberten immer zusammen in der letzten Reihe herum. Sie war die lustigste Frau dort. Als ich sie das nächste Mal sah, ein paar Jahre nach der Geburt der Babys, waren ihre Wangen und Augen tief eingesunken. Sie erzählte mir, dass sie gar nicht mehr schlafen könne und ständig gestresst sei. Ich konnte überhaupt nicht mit ihr reden, so nervös war sie. Jetzt wird mir klar, dass sie es auch hatte. Ich bin ganz und gar nicht allein mit dieser Krankheit.

Für jemanden, der nie Kinder gehabt hat, ist Sol ganz der überbesorgte Großpapa, was Max angeht.

»Holen Sie's raus«, ruft er an einem Freitagmorgen plötzlich, als Max hustet, während er an einem Stück Brötchen kaut. »Er wird ersticken!«

»Nein, es geht ihm gut. Die machen das immer so.«

»Holen Sie's raus! Holen Sie's raus!«

Er hat sich mir offenbart wie ein College-Erstsemester seinem Zimmergenossen. Zuerst bekam ich das Grundgerippe seines Lebens gezeigt. Jetzt kommen die pikanten Details. Als er nach dem Krieg in einem Flüchtlingslager in Deutschland lebte, hat er bei einer Deutschen Nylonstrümpfe gegen Sex getauscht.

»Was war denn mit den jüdischen Frauen?«, frage ich.

»Nein, nein. Mit denen konnte ich das nicht machen. Das waren anständige Mädchen. Ich wollte sie nicht ausnutzen.«

Er verliebte sich in eines der anständigen Mädchen, wollte sie aber nicht heiraten, weil er sie nicht ernähren konnte.

»Ich hatte keinen Beruf«, sagt er traurig. »Ich hatte nichts.«

Seine Augen sagen mir, wie Leid es ihm tut, dass er sie aufgegeben hat. Er hat nie wieder eine solche Liebe gefunden. Seine Frau war die Tochter des Mannes, dem das Feinkostgeschäft gehörte, in dem er in Boston gearbeitet hatte. Da hatte er einen Beruf – Sandwiches schmieren und Preise im Kopf zusammenrechnen – und sie war ein anständiges Mädchen. Aber es war nie das Gleiche wie mit dem Mädchen im Flüchtlingslager, dem süßen, mageren Mädchen, der großen Liebe seines Lebens.

»Sie war wie Sie«, sagt er.

Ich denke den größten Teil des Tages über Sols Mädchen nach und frage mich, was aus ihr geworden ist. Ist sie auch eine Vernunftehe eingegangen? Spricht sie immer noch von dem jungen Mann mit den lachenden Augen, der ohne sie nach Amerika gegangen ist? Es ist ein langer

Tag mit viel Zeit, um sich anderer Leute Leben auszumalen, während ich auf den Abend warte. Heute Abend, *endlich,* trifft sich die DAD-Selbsthilfegruppe.

Das Treffen findet in einem Krankenhaus statt, das 45 Minuten von uns entfernt liegt. Ich soll die anderen in einem an die eigentliche Cafeteria angrenzenden Speisesaal treffen. Ich komme als Letzte. Um einen Tisch mit Resopalplatte sitzen drei weitere Frauen versammelt. Alle sind unnatürlich mager für ihre Statur, alle sind verhärmt und grau im Gesicht, obwohl der Sommer gerade erst vorbei ist, alle schauen trübe drein. Meine Schwestern.

Karen, die Gruppenleiterin, ist üppig und heiter, ein völliger Kontrast zu uns anderen. Sie eröffnet die Sitzung mit ihrer Geschichte. Zehn Jahre zuvor, nach der Geburt ihres dritten Kindes, wurde sie von lähmender Nervosität ergriffen. Damals wurden bei postpartalen Depressionen noch keine Antidepressiva eingesetzt, also bekam sie Valium. Sie verbrachte ihre Tage auf zweierlei Weise: Indem sie mit ihren drei Töchtern stundenlang die Rolltreppen eines Einkaufszentrums auf und ab fuhr, weil sie wusste, dass ihre Töchter hier, von Fremden umgeben, sicherer wären als mit ihr allein. Oder weinend im Haus ihrer Mutter, bis ihr Vater nach Hause kam, für den sie ein fröhliches Gesicht aufsetzte, damit er nicht merkte, dass irgendetwas nicht in Ordnung war.

Schließlich verging die Depression und sie konnte ihr Leben weiterleben. Ihr Mann half ihr. Ihre Mutter half ihr. Und jetzt will sie anderen Frauen helfen.

»Ich weiß, dass Sie das nicht glauben, aber auch Ihnen wird es wieder besser gehen«, sagt sie.

»Haben Sie eine gute Beziehung zu ihrer jüngsten Tochter?«, frage ich.

»Oh, ja«, sagt sie. »Enger als zu den anderen. Ich denke, es liegt an dem, was wir zusammen durchgemacht haben.«

Sie lässt uns unsere Geschichten erzählen. Patty ist nach ihrem dritten Jungen depressiv geworden. Sie ist so verwirrt, dass sie eines Tages nicht mal den Weg zum Haus ihrer Mutter gefunden hat, und so von Zwangsgedanken gequält, dass sie Angst hat, ihren Kindern etwas anzutun. Sie hat die richtige Medikation noch nicht gefunden und kann immer noch nicht essen oder schlafen.

»Ich bin nicht sicher, dass ich das überstehen kann«, sagt sie.

Marie hat die PPD ebenfalls nach ihrem dritten Jungen bekommen. Sie fängt an, sich besser zu fühlen, sagt sie, jetzt, wo das Prozac anschlägt. Aber vorher habe sie manchmal aus dem Fenster auf ihre spielenden Kinder geschaut und gedacht, dass es allen ganz egal wäre, wenn sie rausspringen und sich umbringen würde. Sie fühlte nichts für ihr Baby, nur Erleichterung, als ihre Mutter ihn einmal ein paar Tage mitnahm. Sie konnte während dieser schlimmsten Phase weder essen noch schlafen.

»Aber jetzt verläuft meine Therapie besser«, sagt sie. »Mein zweiter Junge litt wirklich schlimm unter Koliken und ich hatte solche Angst, dass es bei diesem genauso würde. Ich denke, das war ein Mitauslöser. Und wenn ich mich zurückerinnere, war ich nach dem zweiten auch etwas depressiv. Aber nicht so wie diesmal.«

Lori, die Frau aus meiner Krabbelgruppe, erzählt ihre Geschichte und schließt mit der Bitte um Kontakt zu anderen Vollzeit arbeitenden Frauen mit PPD. Wir anderen sind mit unseren Kindern zu Hause.

»Ich muss bald wieder arbeiten und ich möchte nur

wissen, wie andere berufstätige Mütter damit umgehen«, sagt sie.

Ich bin als Letzte dran. Meine Stimme zittert, während ich diesen Fremden von den zwei schlimmsten Monaten meines Lebens erzähle. Als ich fertig bin, sagt Karen, wir müssten die Sitzung vorzeitig abbrechen, weil sie zu einer Überraschungsparty muss. Ich kann es nicht glauben. Wir haben den ganzen Sommer darauf gewartet, hier in diesem Raum zusammenzukommen, und sie muss die Sitzung wegen einer Party abbrechen? Soll das ein Witz sein?

Ich möchte sie alle daran hindern, ihre Stühle zurückzuschieben und ihre Handtaschen umzuhängen. Ich möchte die Tür abschließen und mich hier mit ihnen häuslich einrichten. Ich stelle mir vor, wie ich sage: *Lasst uns alle zusammenbleiben, bis es uns besser geht. Es ist alles in Ordnung, solange wir zusammen sind.*

Aber niemand bleibt auch nur einen Augenblick im Raum. Wir gehen alle zum Aufzug und verabschieden uns auf dem Parkplatz bis zum nächsten Treffen in zwei Wochen.

Da ich mit dem Zoloft an einem Samstag angefangen habe, beurteile ich meinen Fortschritt jeweils am Samstag und erhöhe meine Dosis entsprechend. Es sind jetzt fünf Wochen. Ich kann irgendeinen Unterschied in meinem Schädel fühlen, eine wirkliche körperliche Veränderung. Mein Kopf fühlt sich fester an, als ob eine Schwellung zurückgegangen und mein Gehirn wieder an seinem Platz verankert wäre. Am Morgen nach der Selbsthilfegruppe nehme ich 100 Milligram, zwei lila Pillen. Dann sage ich etwas wirklich Verrücktes zu meiner Familie.

»Sollen wir zum Apfelpflücken gehen?«

Es ist September. Die MacIntosh und Cortlands sind reif. Depression hin oder her, es gibt was zu pflücken.

»Ja! Ja!«, jubelt Carrie und hüpft im Schlafanzug auf und ab. »Äpfel! Äpfel!«

Apfelpflücken ist für mich wie Urlaub. Mein Leben lang haben meine Eltern eine Apfelpflück-Party für die väterliche Seite meiner Familie ausgerichtet. Jeden Herbst drängelten sich alle Tanten und Onkel und Cousins und Cousinen in ihre Kombis, fuhren zu einem Obstgarten und pflückten und aßen Äpfel, bis nichts mehr zu pflücken übrig war. Bei uns zu Hause backte mein Vater dann für alle Pizza. Mit Pilzen und Zwiebeln für die Kinder, die im ausgebauten Souterrain tobten. Mit Oliven und Paprika für die um den Küchentisch gedrängten Erwachsenen. Es war ein Tag, an dem bei uns zu Hause alles anders war als sonst: Meine Mutter bewirtete eine Menschenmenge, mein Vater sprudelte über vor Lachen, mein Bruder und ich fühlten uns durch die Zuneigung unserer Bostoner Cousins und Cousinen liebevoll aufgefangen. Apfelgärten sind in meiner Vorstellung etwas Gutes und Freundliches, wie eine Gratisprobe des Himmels. Es scheint frevelhaft, die Ernte zu verpassen.

»O.k.«, sagt Dave, »lasst uns fahren.«

»Lass uns die Cousins anrufen«, sage ich. »Mit mehr Kindern ist es noch besser.«

Wir nehmen ein Picknick und unseren Neffen und unsere Nichte, Sam und Meredith, mit zum Obstgarten. Auf der Fahrt fange ich an, nervös zu werden. Was, wenn ich eine Panikattacke bekomme? Was, wenn ich Durchfall bekomme? Was, wenn ich plötzlich nach Hause muss und den Kindern den Tag ruiniere?

Das Gras wogt und die Bäume sind flaumig mit grünen Blättern und roten Äpfeln wie auf einem Kinderbild.

Dave trägt Max in einer Rückentrage und benutzt einen Kirschpflücker mit langem Stiel, um Äpfel aus den Baumspitzen zu angeln. Ich hebe Carrie und Meredith hoch, damit sie die Früchte an den unteren Ästen erreichen können. Sam klettert, so hoch er kann. Als wir müde werden, setzen wir uns ins Gras, essen Erdnussbutter-Sandwiches und trinken Fruchtsaft.

»Ich bleibe bei Max«, sage ich, als die anderen weiterpflücken wollen. »Ich möchte Fotos machen.«

Mit meiner alten 35-Millimeter-Pentax-Kamera halte ich den Tag fest. Klick. Der zahnlose Max leckt an einem Apfel. Klick. Carrie, die einen pilzförmigen rosa Hut trägt, spielt mit ihrer blonden Cousine Verstecken. Klick. Sam balanciert den Pflücker mit seinen langen, braunen Armen und wirft Dave die Äpfel hinunter. Ich nehme die Kamera vom Auge und lasse sie am Riemen um meinen Hals baumeln. Die Mädchen spielen jetzt Fangen. Ich hebe Max hoch und laufe ihnen um einen Baum herum nach. Er kichert, ein Geräusch, das in meinen Ohren süßer klingt als Mozarts Flöten. Ich spüre, wie mein Gesicht lächelt. Es ist das zweite verrückte Ereignis des Tages. *Na sieh mal einer an,* flüstere ich mir selbst zu. *Ich habe Spaß.*

Sol möchte Dave kennen lernen. Wir haben beschlossen, uns am Sonntagmorgen nach Carries Schwimmunterricht im Café des Gemeindezentrums zu treffen. Sol ist eleganter als sonst gekleidet, mit sportlichem Tweedjackett und Lederschuhen. Er küsst mich zur Begrüßung und schüttelt Dave die Hand.

»Ja, Sie haben da schon eine Süße«, sagt Sol und nickt in meine Richtung. »Vor 30 Jahren hätten Sie auf mich aufpassen müssen.«

»Vielleicht muss ich immer noch auf Sie aufpassen bei all den Verabredungen, die Sie beide haben«, sagt Dave.

Sol wedelt wegwerfend mit der Hand, wie ältere Leute das so tun.

»Ach«, sagt er.

Aber für mich ist es nicht unbedingt ein Witz. Ich gehe im Geiste manchmal 50 Jahre zurück und stelle mir Sol als jungen Mann vor und mich als die junge Frau, die ihn rettet. Er verliebt sich in mich, aber ich lasse ihn nicht nach Amerika gehen. Ich heile ihn von seinen Albträumen von Nazis, die ihn mit Hunden jagen, wie er sie immer noch regelmäßig hat. Ich werde alt mit einem Mann, der mit mir über die wunden Punkte des Lebens redet, einem Mann, der mich ebenso braucht wie ich ihn, einem mir ebenbürtigen Romantiker. Oder ich denke darüber nach, ob wir uns jetzt noch verlieben könnten, im Alter von 33 und 76, eine Art Harold-und-Maude-Affäre. Und obwohl ich erwarte, dass mich die Vorstellung, mit den Händen über seine welke Brust zu streicheln, abstößt, tut sie es nicht. Sie löst etwas in mir aus. Sol löst Dinge in mir aus, Dinge, die ich sehr lange nicht gefühlt habe. Zärtlichkeit. Aufregung. Eine Schwärmerei. Gefühle nennt man das, glaube ich. Erinnerst du dich an sie?

Lena steht vom Tisch auf und zückt einen winzigen Fotoapparat. Sie lässt uns Aufstellung nehmen und knipst ein Bild von Sol und meiner Familie. Als es aus dem Labor kommt, zeigt es einen jungen Mann und einen alten Mann, ein kleines Mädchen und ein Baby und eine Frau mit breitem Lächeln und funkelnden Augen, die gerade unter einer dicken Watteschicht hervorgekrochen ist.

Kate, der andere neue Mensch in meinem Leben, hat mich nicht immer so glücklich gemacht, wie Sol es tut. Obwohl sie meine kindischen Unsicherheiten und immer wiederkehrenden Fragen geduldig ertragen hat, vertraue ich ihr noch nicht. Ebenso wie ich mich dauernd gefragt habe, ob Zoloft das richtige Medikament für mich ist, frage ich mich auch, ob sie die richtige Therapeutin für mich ist. Das ist eine verbreitete Reaktion bei PPD-Patientinnen. Weil die Genesung so langsam vor sich geht, neigen wir dazu, den äußeren Umständen die Schuld dafür zu geben, dass wir nicht umgehend gesund werden. Vielleicht stellt sie mir nicht die richtigen Fragen, denke ich. Vielleicht weiß sie überhaupt nicht, was sie tut.

Da ist eine Sache, die mich schon die ganze Zeit beunruhigt. Sie erwähnt immer wieder die kognitive Verhaltenstherapie, ein Verfahren zur Umstrukturierung von Denkprozessen. Ihr Drängen darauf würde mich nicht so sehr beunruhigen, wenn sie ein ausgewogeneres Bild von mir hätte, aber das Ich, das sie bisher behandelt hat, ist wesentlich verbogener als sonst. Also denkt sie aufgrund der Persönlichkeit, die sie die letzten beiden Monate behandelt hat, ich bräuchte eine Komplettüberholung. Aber mein relativ gesundes Ich braucht das vielleicht gar nicht.

An einem Mittwochvormittag erkläre ich ihr schließlich, wie ich die Sache empfinde. »Ich finde, Sie können mich nicht einfach so einer Kategorie zuordnen, ohne mich gänzlich zu kennen«, sage ich. »Die Person, die Sie sehen, solange ich krank bin, ist nicht mein wahres Ich. Das kennen Sie gar nicht. Wie können Sie also beurteilen, ob ich eine kognitive Verhaltenstherapie brauche?«

Ich erwarte, dass sie in die Defensive geht und etwas Heftiges antwortet, das mir einen Grund geben wird, nie mehr zu ihr zurückzukommen, mir eine passendere Therapeutin zu suchen. Aber das tut sie nicht.

»Vielleicht haben Sie Recht«, sagt sie.

»*So* durcheinander bin ich auch wieder nicht«, sage ich. »Ich weiß, dass ich von jeher Probleme mit meinem Schwarzweißdenken hatte, aber ich bin kein in jeder Hinsicht hoffnungsloser Fall.«

Sie lächelt mich an und sieht zufrieden aus, als ob sie stolz auf mich wäre.

Ich gehe jetzt nur noch einmal die Woche zu Kate. Wir haben uns mittwochs um 10.40 Uhr verabredet, weil ich endlich einen regelmäßigen Babysitter habe. Nancy, eine 28-jährige Biologin aus Venezuela, hat sich auf unsere Zeitungsanzeige gemeldet. Sie ist in die USA gekommen, um Englisch zu lernen, damit sie nach der Rückkehr in ihr Land Karriere in der Pharmaindustrie machen kann. Ihre letzte Stelle, bei der sie vier Kinder betreuen musste, hat sie gekündigt, weil die Mutter ein weiteres Kind erwartete und Nancy nicht so viel Verantwortung auf sich nehmen wollte. Trotzdem hat ihre vorige Arbeitgeberin sie wärmstens empfohlen.

Als ich sie das erste Mal mit Max allein gelassen habe (Carrie war im Kindergarten), habe ich mir Sorgen gemacht. Aber meine Angst war nicht so lähmend wie damals, als ich Wendy eingestellt habe. Ich machte mir Sorgen um Dinge, wie sie die meisten Mütter plagen, wenn sie einen neuen Babysitter allein im Haus lassen: Wird sie ihn fallen lassen? Wird sie ihn klauen? Wird sie in der Lage sein, seine Tränen zu stillen? Ich habe mir nie Sorgen gemacht, dass Nancy meinen Platz einnehmen wird. Jetzt, da mein Verstand beginnt sich zu lichten, sehe ich sie als das, was sie ist: ein Kindermädchen, das meinen Sohn entzückend findet, gut auf ihn aufpasst und mit Hilfe eines englisch-spanischen Wörterbuchs die *New York Times* liest, während er sein Nickerchen hält.

Nach meinem Aufmucken gegen Kate scheint die Sitzung glatter zu laufen. Wir beschäftigen uns mit den üblichen Fragen: wie viele gute im Verhältnis zu schlechten Tagen ich gehabt habe, wie ich mit meinen Alltagspflichten zurechtkomme, was es für mich bedeutet, dass meine Mutter und Schwiegermutter mir nicht helfen können.

»Von Dave abgesehen, habe ich das Gefühl, dass ich mich auf niemanden wirklich verlassen kann«, sage ich. »Ich kann mich nicht auf sie stützen, weil sie beide zu krank sind, um mich zu entlasten.«

Sie beugt sich in ihrem Sessel vor und sagt eines der nettesten Dinge, die je jemand zu mir gesagt hat: »Sie können sich vorerst auf mich stützen.«

»Wirklich?«

»Wirklich.«

»Obwohl ich vorhin sauer auf Sie war?«

»Oh, Susan, natürlich. Ich bin doch für Sie da.«

Für mich sieht sie in diesem Augenblick mit ihrem weißen Haar und ihrem Volantrock wie ein weiterer meiner Engel aus.

Also entwickele ich eine Beziehung zu Kate, eine, die die vielen widersprüchlichen Elemente umfasst, die ein gesundes Verhältnis kennzeichnen. Es gibt Enttäuschungen und Meinungsverschiedenheiten, wie ich sie aus den meisten meiner Beziehungen kenne. Aber es gibt auch Verlässlichkeit und Vertrauen, zwei für mich neue Zutaten. Jetzt habe ich zwei neue Menschen auf meiner Seite: Kate und Sol. Zumindest glaube ich das.

Am Freitag ist Sols Sessel leer. Er sitzt immer in einem Art-Deco-Sessel in der Nähe des Fensters zum Hof. Aber heute nicht. Vielleicht ist er schon im Café. Nein. Vielleicht ist er in der Kinderkrippe und wartet darauf, dass ich Max dort abhole. Nein.

Max und ich essen langsam unsere Brötchen, während ich in Richtung des Gangs starre, den Sol jeden Augenblick entlangkommen sollte. Aber er tut es nicht. Ich stehe in der Eingangshalle, ziehe den Reißverschluss an Max' Anorak zu und hoffe, dass Sol plötzlich auftaucht, wie an dem Tag, an dem wir uns kennen gelernt haben. Wir haben eine Dauerverabredung und er hat mich versetzt. Zumindest halte ich es für eine Dauerverabredung. Er vielleicht nicht. Vielleicht liegt ihm gar nichts an mir. Vielleicht wird er nie wieder herkommen. Vielleicht habe ich mir die ganze Freundschaft nur eingebildet. Tränen steigen mir in die Augen, während ich Max zum Auto schiebe.

Ich habe seit ein paar Wochen nicht mehr geweint. Ich dachte, es ginge mir so gut, aber hier stehe ich nun und löse mich auf, weil ein praktisch fremder Mensch nicht aufgetaucht ist. *Ich bin so verdammt verletzlich,* denke ich und werde wütend auf mich selbst. Aber dann richte ich meine Wut gegen Sol. Wie konnte er mir das antun? Wie konnte er mich im Stich lassen, wo er der Mensch ist, der mich aufrecht gehalten hat? Weiß er nicht, wie wichtig er für meine Genesung ist, wie leicht er mich zurückwerfen kann?

Ich kann keinen weiteren Verlust verkraften. Ich weiß, dass ich es nicht kann, jetzt noch nicht. Zumindest nicht, bis das Medikament richtig anschlägt. Oder vielleicht wird selbst das nicht helfen. Vielleicht werde ich Verluste nie wieder verarbeiten können.

Nachdem ich Max schlafen gelegt habe, rufe ich Sol

zu Hause an, um mich zu vergewissern, dass es ihm gut geht. Um mich zu vergewissern, dass er immer noch mein Freund ist.

»Wo waren Sie heute?«, frage ich.

»Ich hatte einen Arzttermin«, sagt er. »Zur Blutdruckkontrolle.«

»Oh«, ich versuche, ebenso unbekümmert zu klingen wie er. »Ich dachte, Sie hätten sich eine neue Freundin gesucht.«

»Ah«, lacht er. »Eine neue Freundin! Hah!«

»Na ja, vielleicht sehen wir Sie ja nächste Woche.«

»Ich werde da sein. Ich werde Sie treffen«, sagt er. »Geben Sie Maxila einen Kuss.«

Also hat er mich nicht vergessen. *Aber was, wenn es so gewesen wäre,* frage ich mich, während ich die Spülmaschine einräume, *hätte ich mich dann wirklich aufgelöst?*

Die Antwort darauf erhalte ich am Montagmorgen. Als ich durch die Eingangshalle gehe, bereite ich mich innerlich darauf vor, Sols Sessel wieder leer zu sehen. Ich versuche, meine Gefühle vorauszusehen. Wenn er nicht da ist, werde ich enttäuscht und verärgert sein. Wenn er mich auf Dauer im Stich lässt, werde ich verletzt sein. Wahrscheinlich werde ich sogar wieder weinen. Aber das scheint mir jetzt nicht mehr so beängstigend. Es ist nur ein Gefühl, keine tödliche Krankheit. Und solche Gefühle sind einfach die gesunde Grauzone zwischen meinen üblichen Gefühlsextremen von Hochstimmung und Niedergeschmettertsein. Es ist normal, traurig zu sein, wenn jemand, den man erwartet, nicht auftaucht. Und es ist normal, erleichtert zu sein, als ich um die Ecke biege und mein 76-jähriger Kavalier mir von seinem üblichen Platz zuwinkt.

Normalerweise mag ich Rosch Ha-Schana, das jüdische Neujahrsfest. Es ist einer dieser geselligen Feiertage ohne besonderen Druck. Es gibt Gottesdienste zu besuchen und gutes Essen zu verzehren. Kein Fasten. Keinen Seder. Aber dieses Jahr möchte ich es nur hinter mich bringen. Das wird mir bewusst, während ich beim Straßenverkauf eines Restaurants namens *Creative Chicken* anstehe. Heute, am Vorabend von Rosch Ha-Schana, haben wir meine Eltern, meinen Bruder mit Familie, Daves Eltern und seinen Bruder zum Abendessen eingeladen.

Das traditionelle Mahl besteht aus guter, altmodischer jüdischer Kost, süß und schwer. In Honig getunkte Äpfel, die ein süßes neues Jahr symbolisieren. Hühnersuppe mit Mehlklößchen. Zimmes, ein Schmorgericht aus Süßkartoffeln, Möhren und Backpflaumen. Rinderbraten als Hauptgang und Honigkuchen zum Nachtisch. Früher habe ich all diese Dinge selbst zubereitet und verbrachte normalerweise den ganzen Tag in der Küche, beschäftigt mit Anrösten und Kleinhacken und Kochen. Normalerweise. Aber heute bereite ich dieses Mahl nicht zu, auf das ich immer so stolz war. Heute schaue ich zu, wie ein Mensch in weißer Schürze hinter einer Verkaufstheke steht und die Speisen einpackt, die ich meiner Familie auftischen werde. Daves Eltern bezahlen das Essen. Meine Mutter bringt die Hühnersuppe und den Nachtisch mit. Ich werde nichts weiter tun, als den Tisch zu decken.

Zuerst war ich erleichtert, als Daves und meine Eltern angeboten haben, mir die Last des Kochens abzunehmen. Aber jetzt, während ich Max auf meiner Hüfte balanciere und eine Papiertüte voller Essen zum Auto schleppe, bin ich wütend. Und schäme mich. Was das ist für eine Versagerin, die im Alter von 33 zu erschöpft ist, um eine einfache Mahlzeit zu kochen? Als ob ich eine Invalide sei. Als ob ich eine alte Frau wäre, die sich von einer Operation erholen muss.

Nein, so ist es nicht, sagt eine ärgerliche Stimme in mir. *Es ist, als ob du eine junge Frau wärst, die sich von einer Krankheit erholt.* Erholen. Krankheit. Das sind Wörter, die ich in den PPD-Büchern und DAD-Broschüren immer wieder gelesen habe. All die weisen Ausführungen über die PPD betonen, dass sie eine Krankheit, kein Charakterfehler ist. Die Fachleute vergleichen sie mit Diabetes oder anderen Krankheiten, die man nicht unter Kontrolle hat und die auch nicht durch Fehlverhalten entstehen. Sie fragen, ob eine Diabetespatientin sich weigern würde, Medikamente zu nehmen oder sich ihres Leidens zu schämen. Ich habe diese Worte wieder und wieder gelesen und sie haben meinem Gehirn, nicht aber meinem Herzen eingeleuchtet. Ich suche immer noch nach Wegen, mir selbst die Schuld an meinem Problem zu geben, so wie ich mir immer die Schuld an meiner Depression gegeben habe. Ich habe mich nicht genug angestrengt, ich habe nicht darauf geachtet, menschlich zu sein, ich bin mit der stressigen Belastung durch das neue Baby nicht richtig umgegangen. Ich habe die Dinge nicht richtig organisiert oder nicht genügend Nickerchen gehalten oder mir nicht genug Hilfe bei der Betreuung der Kinder besorgt. Ich habe zu viel Kaffee getrunken.

Ich habe aufgehört, anderen von meiner PPD zu erzählen, weil ich mich zu sehr schäme zuzugeben, dass ich an einer psychischen Krankheit leide. Es ist das Wort *psychisch,* das ich höre, nicht *Krankheit.* Bis heute. Als ich nach Hause komme und das Essen in den Kühlschrank packe, steigt die innere Stimme wieder an die Oberfläche und erlaubt mir, mich auszuruhen. *Es ist in*

Ordnung, flüstert sie, freundlich diesmal, *du bist krank gewesen. Du erholst dich von etwas Realem. Es ist nicht deine Schuld. Es ist nicht deine Schuld.*

Es ist nicht meine Schuld.

Ja, ich habe mit der Depression Fangen gespielt und verloren. Sie hat mich erwischt. Aber das heißt noch lange nicht, dass ich eine Versagerin bin. Es ist kein dramatisches Ereignis, das diese Erkenntnis auslöst. Es ist einfach der Druck der Genesung, die allmähliche Abdichtung des Gehirns, die den gesunden Menschenverstand wieder an seinen richtigen Platz schiebt.

Als ich später die Aluschalen mit Essen auf den Esstisch stelle, bin ich immer noch enttäuscht, dass es nicht mein selbst zubereiteter Rinderbraten mit Zimmes ist, den ich serviere. Er wäre auf jeden Fall viel besser als dieses Zeug. *Es gibt immer noch ein nächstes Jahr,* sagt mir die Stimme. *Gib einfach Ruhe und iss.*

Ich zähle nicht mehr jede Stunde des Tages. Sie gehen jetzt schneller vorbei, sodass ich manchmal ganze Zeitblöcke gar nicht zur Kenntnis nehme. Meine Vormittage sind durch Besorgungen und Schwimmen und Treffen mit Sol ausgefüllt. Meine Nachmittage sind mit alltäglichem Mütterkram verplant, wie Verabredungen zum Spielen. Ende September begleite ich Carrie erstmals seit meiner Erkrankung zu einer solchen. Wir gehen durch die Nachbarschaft zum Haus ihrer Freundin Sarah. Die Mädchen spielen auf der Veranda mit einem Barbie-Swimmingpool. Ich sitze auf einer Rattancouch mit geblümten Kissen. Sarahs Mutter Carolyn sitzt mir gegenüber auf einer zweiten Couch. Wir haben über Max geredet und darüber, wie nett es ist, dass er jetzt aufrecht sitzen und spielen kann.

»Sie wirken jetzt viel entspannter mit ihm«, sagt Carolyn.

Ich lache. »Warum? Wie habe ich denn vorher gewirkt?«

»Sie wirkten einfach sehr gestresst von allem«, sagt sie.

»Na ja, am Anfang war es etwas schwer. Aber jetzt klappt es besser.«

In einigen Wochen werde ich ihr erzählen, dass ich eine PPD gehabt habe, und sie wird mit Neugier und Hilfsbereitschaft reagieren. Aber im Moment ist mir nicht danach, über die Sache zu sprechen. Dieser Moment ist dazu da, den warmen Schatten und die Stimmen der kleinen Mädchen zu genießen.

Die Nachmittage sind auch dazu da, das Abendessen zu kochen. Wir verlassen Carolyn und Sarah um drei, um zu Hause zu sein, wenn Jodi kommt. Jodi, die 16-jährige, die seit drei Jahren für uns babysittet, passt ein oder zwei Nachmittage pro Woche ein paar Stunden auf die Kinder auf. Da sie den ganzen Sommer in einem Ferienlager gearbeitet hat, war sie erst zu Schulbeginn wieder verfügbar. Ihre Anwesenheit gibt mir Zeit, nach oben zu gehen, um die Wäsche zu falten und Oprah Winfreys Talkshow zu sehen. Oder allein zum Einkaufen zu gehen. Oder ein Nickerchen zu halten.

An den meisten Tagen bereite ich, während Jodi noch im Souterrain mit den Kindern spielt, irgendein lächerlich einfaches Abendessen wie Nudeln mit Fertigsoße oder Hotdogs mit Bohnen zu. Aber heute Abend liegt ein aus der Zeitung ausgeschnittenes Rezept vor mir. Die Arbeitsplatte ist mit Zutaten übersät: Olivenöl, eine Zwiebel, Tomaten, schwarze Bohnen, Kartoffeln, Knoblauch, Chilipulver, Oregano und Cheddarkäse. Ich ziehe mein großes Küchenmesser aus seinem Schlitz im Messerblock und fange an, die Zwiebel zu schneiden. Meine Augen brennen. Ich habe vergessen, den Mund voll Wasser zu nehmen und die Luft anzuhalten, während ich schneide. Ich bin wie eine Schlaganfallpatientin, die ihre alltäglichen Tätigkeiten erst wieder neu erlernen muss. Mein Krankengymnast hat die Gestalt von eineinviertel pfirsichfarbenen Pillen – eine 125-Milligramm-Dosis Zoloft.

Das Essen köchelt in der Pfanne, als Dave durch die Tür kommt.

»Schau mal«, sage ich. »Ich hab richtiges Essen gemacht.«

»Du machst doch immer richtiges Essen, Schätzchen«, sagt er, nachdem er mich auf die Lippen geküsst hat, wie er es jeden Abend tut, bevor er auch nur die Aktentasche absetzt.

»Du weißt, was ich meine. Ich habe *gekocht.*«

Er lächelt, sein Gesicht leuchtet vor Erleichterung. Er ist schon seit langem nicht mehr in ein normales Zuhause heimgekommen.

Eineinhalb Wochen später nehme ich nach dem Frühstück 150 Milligramm Zoloft. Dann klingelt das Telefon. Es ist Kelly.

»Kommt ihr heute Abend?«

Sie hat einen vier Familien umfassenden »Dinnerklub« gegründet, der einmal im Monat ein Abendessen veranstalten soll, zu dem jeder etwas mitbringt. Heute ist der erste Termin: mexikanische Nacht bei Kelly. Ich habe mir noch nicht überlegt, was ich kochen will, weil ich nicht sicher bin, dass ich mich so einer Veranstaltung gewachsen fühle. Ich mag mich nicht auf gesellschaftliche

Anlässe festlegen. Jetzt, da Kelly die Wahrheit über meinen Mangel an Stabilität kennt, unterstützt sie mich in allem, was ich tun muss, um mich sicherer zu fühlen. Aber wahrscheinlich können wir sowieso nicht zu dem Abendessen gehen.

»Carrie ist erkältet, also wahrscheinlich nicht«, sage ich. »Falls sie keine plötzliche Wunderheilung erfährt.«

Das tut sie nicht. Am Abend fiebert sie. In gewisser Weise ich aber auch. Ich möchte wirklich zu dieser Party gehen. Es ist Samstagabend und ich sprudele vor überschüssige Energie.

»Macht es dir etwas aus, wenn ich mit Max zu Kelly gehe?«, frage ich Dave.

»Nein! Geht ihr beiden nur. Viel Spaß.«

Die Mitglieder des Dinnerklubs sind schon mit dem Essen fertig, als wir ankommen, aber Kelly zieht mir einen Stuhl an den Picknicktisch und ihr Mann holt mir etwas zu trinken. Die übrigen Erwachsenen küssen mich zur Begrüßung und wollen wissen, wie es mir geht. Dann verwickeln mich zwei der Frauen in eine Unterhaltung über Schwangerschaften.

Max sitzt auf meinem Schoß und untersucht einen Pappbecher und ich schlürfe starkes, kaffeefarbenes Bier. Die kühle, glatte Öffnung der Flasche liegt angenehm an meinen Lippen. Es ist Ende September, aber die Nacht ist warm. Über den Bäumen ist die Welt in ein sanftes Jeansblau gehüllt, wie die Augenfarbe meiner beiden Kinder. Der Sommer ist vorbei. Aber der Himmel zeigt sich noch einmal von seiner freundlichen Seite, vielleicht ja für mich.

7

Max braucht etwas zu kauen. Er ist sieben Monate alt, aber er hat noch nie einen Happen zwischendurch bekommen. Bislang lebt er bloß von Fläschchen mit grauweißer Fertigmilch und Babynahrung. Aber heute, an einem strahlenden Montag Anfang Oktober, nachdem ich zwei Stunden gebraucht habe, das Frühstück zu servieren und abzuräumen, die Kinder und mich anzuziehen, Max kurz schlafen zu legen, seine Windel viermal zu wechseln, mit Carrie darüber zu diskutieren, wann der Fernseher abgeschaltet wird, und uns schließlich für einen Ausflug in die Bücherei auszustaffieren, fängt er an zu weinen. *Was kann er denn jetzt noch wollen?,* frage ich mich. Er ist trocken, ausgeruht und mit flüssigen Proteinen abgefüllt. Dann dämmert es mir: Er ist alt genug für einen Vormittagsimbiss. Der arme kleine Kerl ist hungrig.

Mäntel wieder aus und zurück in die Küche. Carrie setzt sich an den Tisch, während ich Max in den Hochstuhl bugsiere und ein Winnie-Puh-Lätzchen unter sein Doppelkinn binde. Ich löffele Joghurt und Apfelmus in drei Schüsselchen, setze jedem Kind eins vor und lasse mich mit meinem zwischen den beiden nieder. Carrie langt sofort zu, aber Max sitzt nur da, bis ich ihm den ersten Löffel füttere, und schaut mich dann mit verblüfftem Gesichtsausdruck an.

»Ja«, sage ich zu ihm. »Du darfst jetzt auch mitessen.«

Noch während er den Löffel ablutscht, schaut er entzückt drein, als hätte er etwas Neues bemerkt. Ich schaue uns an, alle in einer Reihe mit unseren Breischüsselchen vor uns, und da sehe ich es auch. Etwas ist anders. Es ist das erste Mal, das allererste Mal seit Max' Geburt, dass wir ein Team sind. Nicht nur Max und ich, die versuchen, uns durch den Tag zu kämpfen. Nicht nur Carrie und ich, die versuchen, die alten Zeiten wieder aufleben zu lassen. Und nicht wir drei, die wir irgendwie überleben, während ich die Fäuste balle, bis der Tag endlich zu Ende geht. Heute sind wir ein funktionierendes Dreigespann, eine Mutter und zwei Kinder, genau wie ich es mir vorgestellt habe, als ich mit Max schwanger war. Wir sind nicht nur ein Team, sondern wir haben endlich die uns bestimmten Rollen eingenommen. Hier ist die Mutter, die dafür sorgt, dass alle etwas in den Magen bekommen. Hier ist das Vorschulkind, das sein Essen runterschlingt und die Beine unter dem Tisch baumeln lässt. Und hier ist das Baby, verschmiert und zufrieden. Niemand klappt zusammen. Niemand wird vernachlässigt. Niemand ist mehr krank.

So geht das den ganzen Morgen. Wir segeln durch den Tag, wie es gesunde Mütter und Kinder tun, wobei sich ruhige und kabbelige Momente abwechseln. Und es geht auch so weiter, als wir endlich in die Bücherei kommen. Ich benehme mich immer noch wie eine Erwachsene, und sie sind immer noch Kinder. Carrie hüpft auf den geometrisch geformten Schaumstoffkissen in der Kinderabteilung herum, und Max krabbelt von Kissen zu Kissen, um an ihnen zu nuckeln.

»Such dir ein Buch aus«, sage ich zu Carrie. »Ich werd es dir vorlesen.«

»Nein. Ich will hüpfen.«

»Ich hol dir eins. Man kann nicht in eine Bücherei gehen und nicht lesen.«

Ich sehe die Regale durch, bis mir ein rosa karierter Einband ins Auge fällt. *The Lonely Doll* von Dare Wright. Das Lieblingsbuch meiner Kindheit. Ich nehme es mit zu den Kissen und setze mich in die Mitte. Carrie lässt sich auf das grüne Kissen neben mir fallen. Ich fange an vorzulesen.

»Es war einmal eine kleine Puppe. Sie hieß Edith. Sie wohnte in einem schönen Haus und hatte alles, was sie brauchte, aber niemanden zum Spielen. Sie war sehr einsam!«

Die Schwarzweißfotos, mit denen das Buch illustriert ist, zeigen eine lebensechte Puppe im karierten Kleid und die Teddybären, die kommen, um ihr Gesellschaft zu leisten. Edith und der kleine Bär geraten in vielerlei Schwierigkeiten, unter anderem plündern sie einen versteckten Kleiderschrank und schreiben mit Lippenstift auf einen Spiegel. Herr Bär schimpft sie aus und hat sie lieb. Die Bären versprechen, immer bei Edith zu bleiben, damit sie nie mehr einsam ist.

Ich habe alle Bücher der Edith-Serie. Als kleines Mädchen – ein kleines Mädchen mit fehlerhafter Verdrahtung – konnte ich ihre Einsamkeit nachempfinden und sehnte mich nach Gefährten wie den Bären, die mich retten würden. Edith kämpfte immerzu mit ihrer Unsicherheit. Edith versuchte dauernd, den Erwartungen von Herrn Bär gerecht zu werden. Edith hätte ein paar Antidepressiva gebraucht.

Carrie ist nicht so begeistert von dem Buch, wie ich es war, was vermutlich ein gutes Zeichen ist. Schließlich leihen wir ein paar Bücher mit Katzengeschichten aus, bevor wir uns auf den Weg nach Hause zum Mittagessen machen. Und ich bleibe die ganze Zeit Teamkapitän: Selbstsicher und unterhaltsam bis zu dem Moment, in dem Max in seinem Autositz zur Seite kippt, um zu schlafen.

Es war nicht so, dass ich mich ab dem Tag, an dem ich bei 150 Milligramm Zoloft angekommen war, schlagartig besser fühlte. Aber endlich die richtige Dosierung erreicht zu haben, gab mir die Kraft durchzuhalten, bis ich sehen konnte, wie wirksam diese Dosis war. Ich hörte auf, die Wirksamkeit des Zoloft anzuzweifeln, und ich hörte auf, mir panische Gedanken darüber zu machen, ob ich meine Dosis noch weiter steigern müsse. Abgesehen von dem Augenblick nach dem Frühstück, in dem ich eine ganze glatte Pfirsichpille und eine unregelmäßig gezackte halbe schluckte, dachte ich kaum noch über meine Medikation nach. Ich sagte mir, wenn ich in zwei Wochen mehr nehmen müsste, dann würde ich das eben tun.

Das war alles Bestandteil meiner neuen Gemütsverfassung. Anstatt mich weiter mit »was wäre, wenn« zu quälen, begann ich eine »Scheißegal«-Haltung bezüglich der Dinge zu entwickeln, die mich sonst so zermürbt hatten. Es war keine feindselige, sondern eine gesunde Einstellung. Wen interessiert es, ob mich diese blonde Frau auf dem Parkplatz des Kindergartens nicht gegrüßt hat? Wen interessiert es, ob ich die Halloween-Kostüme für meine Kinder nicht selbst nähe? Wenn interessiert es, ob ich Antidepressiva nehmen muss? Und nachdem ich zwei Wochen lang die Menge des Medikaments eingenommen hatte, die mein Gehirn brauchte, ging es mir wieder gut, genau wie die Fachleute es von Anfang an behauptet hatten.

Jetzt, wo mein Kopf endlich ausbalanciert ist, fällt es mir so viel leichter, an den psychologischen Problemen zu arbeiten, die mir bislang mein Leben vermiest haben. Damit kein Irrtum entsteht: Antidepressiva lösen keine psychologischen Probleme. Aber bei mir haben sie zumindest die tiefen Furchen ausgefüllt, in denen ich immer wieder stecken geblieben bin. Jetzt fühle ich mich in der Lage, das Gelände meines Lebens viel reibungsloser zu durchqueren. Ich kann endlich vom Problem zur Lösung gelangen, ohne dabei zu stolpern.

Und das ist gut so, weil so viele Probleme zu bewältigen sind. Das Zoloft hat mich zu meinem alten Ich zurückgebracht – und damit zu demselben Bündel von Sorgen, Unsicherheiten und Bitterkeit, das ich immer mit mir herumgeschleppt habe. Aber das alte Ich ist mit ein paar wichtigen Werkzeugen im Gepäck zurückgekehrt. Ich habe überhaupt keine Panikattacken mehr, bin sogar während der Beerdigung der Mutter unseres Babysitters ruhig geblieben. Und ich bin die stolze Besitzerin eines ganz neuen Blickwinkels, was ich für das größte Geschenk des Zoloft an mich halte.

Dieser neue Blickwinkel lässt mich sagen: *Oh, ja, das verstehe ich,* als ich mit Kate über die Familienprobleme diskutiere, die ich schon mit all meinen Therapeuten durchgegangen bin. Ich bin immer auf Steine gestoßen, wenn ich mich tief genug in diese Probleme hineingewühlt habe. Und der jeweilige Therapeut half mir dann, die Steine an einen anderen Platz zu schaffen, wo sie mich nicht stören würden. Aber ein paar Jahre später stieß ich mit meiner Schaufel wieder darauf. Jetzt stoße ich auf einen Stein, grabe ihn aus und werfe ihn über die Schulter – weg damit.

»Lassen Sie es einfach auf sich wirken«, sagt Kate eines Morgens, während wir uns in den schwarzen Ledersesseln gegenübersitzen. »Erinnern Sie sich einfach daran, wie es sich angefühlt hat.«

Der Salamander schläft hinter ihrem Sessel. Die Sonne wärmt meine Ecke des Raums. Wir diskutieren einen schrecklichen Traum, den ich als Kind hatte und nie vergessen habe: Ein Mann ist in unser Haus eingebrochen und will uns umbringen. Mein Vater ist nicht da. Meine Mutter und ich verstecken uns unter ihrem Bett, aber sie kann einfach nicht aufhören zu lachen. Der Mörder wird uns finden, weil sie solchen Lärm macht. Er hebt den Bettüberwurf an und sieht uns. Dann wache ich auf.

Wir verbringen viele Stunden damit, über meine Kindheit zu reden. Ich möchte herausfinden, warum ich immer so nervös und traurig gewesen bin. Kate will immer noch meinen starren Denkmustern auf den Grund gehen, wenn auch ohne die kognitive Verhaltenstherapie. Sie drängt mich, einen Moment des Unglücklichseins zu beschreiben und mich dann dem Wolkenbruch der Emotionen zu stellen, die damit verbunden sind. Wenn ich das getan habe, kann ich mich abtrocknen und zu etwas anderem übergehen. Ich bin meinen ganzen Familienmist so oft mit Therapeuten durchgegangen: brüllender Vater, zaghafte Mutter, nervöse Tochter. Aber ich habe diese Geschichten immer nur *erzählt,* nicht gefühlt. Dieser Prozess des Auf-sich-wirken-Lassens scheint zu funktionieren.

Jetzt, wo die unangenehmen, lang verschütteten Emotionen aus dem Weg sind, kann ich meine Geschichte klarer sehen. Sie sieht jetzt anders aus. Während sie früher statisch war, wie ein Fabergé-Ei in einer Vitrine, habe ich jetzt das Glas zerschlagen und sie herausgenommen. Ich kann sie in meinen Händen drehen und all die dunklen und lichten Stellen betrachten, das glänzende Gold und das matte Blau. Es gibt viel mehr zu sehen, als ich dachte. Wenn man es in diese Richtung dreht, war der Vater gar nicht so schlimm. Wenn man es so herum rollt, war die Mutter gar nicht immer das Opfer. Und aus so vielen verschiedenen Blickwinkeln war die Tochter gar keine so gestörte Person.

Kate hilft mir, das zu sehen. Sie schließt meine Geschichten mit analytischen Nachworten ab.

»Sie waren ein kleines Mädchen, das sich nie beschützt gefühlt hat«, sagt sie, nachdem ich ihr von dem Traum erzählt habe. »Sie hatten keine echten Erwachsenen um sich. Kein Wunder, dass Sie nie ein Gefühl der Sicherheit entwickelt haben.«

Ah, die Angst des inneren Kindes. Stoff für Witze. Stoff der Wahrheit.

Es war nicht nur meine fehlerhafte Verdrahtung, die mich zu einem so unglücklichen Kind und zur perfekten Zielscheibe für die PPD gemacht hat. So ist es nie. Es hängt auch von anderen Umständen ab. Eine Mutter und einen Vater zu haben, die Fürsorge ebenso dringend brauchten wie ich. Immer diktiert zu bekommen, wie ich mich fühlen sollte, sodass ich nie gelernt habe, meinen eigenen Gefühlen zu trauen. Mich so unkontrolliert zu fühlen, dass ich versucht habe, alles und jedes unter Kontrolle zu bringen. Solche seelischen Wunden und Narben tragen viele von uns, die von jungen und fehlbaren Eltern geliebt wurden.

Später werde ich meine Eltern akzeptieren und ihnen vergeben. Aber jetzt muss ich, dem abgedroschenen Motiv des inneren Kindes entsprechend, zuerst mein schlimmes altes Ich heilen.

Es gibt einen Laden in der Nähe von Kates Praxis, der wunderschönen Krimskrams verkauft. Handbemalte Spiegel, aus Kirschholz geschnitzte Dosen, Salatbestecke aus mundgeblasenem Glas und Fotoalben mit schwarzen Seiten und weißen Ecklaschen. Seit über einem Jahr steckt in meiner Brieftasche ein von diesem Geschäft ausgestellter Gutschein über 84 Dollar. Pepper, die immer schwächer wird, hat ihn mir gegeben, als sie sich entschloss, in der ihr verbleibenden Lebenszeit nichts Neues mehr anzuschaffen. Zuerst habe ich den Gutschein nicht eingelöst, weil ich keine Ahnung hatte, wo das Geschäft war. Dann, als ich es vor oder nach meinen Terminen bei Kate zu durchstöbern pflegte, hatte ich das Gefühl, die Dinge in den Regalen nicht verdient zu haben, bis ich mich selbst geheilt hätte.

Aber heute, nach all dieser Arbeit an meiner Kindheit, brennt mir der Gutschein ein Loch in die Handtasche. Ich schlängele mich viele Male zwischen den Tischen und Regalen des kleinen Ladens hindurch, bevor ich mich entscheide, was ich kaufen will, obwohl ich schon, als ich ihn das erste Mal betrat, wusste, was es sein würde. Auf einem Regal an der Kasse sind elegante Federhalter aus edlen Hölzern ausgestellt. Es ist der blaue, den ich haben möchte, aus Birke geschnitzt, so glatt geschmirgelt wie ein alter Kiesel und mit natürlichen Pigmenten gefärbt. Gleich um die Ecke finde ich einen Gefährten für ihn: ein mit handgeschöpftem, marineblauem Papier bezogenes Buch mit leeren Seiten. Ich habe beschlossen, wieder mit dem Schreiben zu beginnen, und glaube tatsächlich, dass ich es verdient habe, mit schönem Handwerkszeug anzufangen.

Die Inhaberin des Ladens wickelt meine Geschenke in dunkelrotes Seidenpapier und packt sie in eine glänzend weiße Tüte. Draußen überquere ich die Straße und gehe den mit roten Steinen gepflasterten Bürgersteig zu meinem Auto hinunter. Zum ersten Mal fällt mir auf, dass alle paar Meter Bäume zwischen die Steine gepflanzt sind. Jetzt liebe ich die Bäume. Mein ganzes Leben lang habe ich Bäume als etwas Selbstverständliches hingenommen, aber jetzt bewundere ich sie als technische und künstlerische Wunderwerke: ihre starken Stämme, ihre Beständigkeit, ganz gleich, was um sie herum passiert, ihre Millionen flatternder Blätter, die wie zur Begrüßung winkende Hände wirken. Die Bäume an dieser Straße beginnen gerade so auszusehen, als ob ein Kind seine Finger in rote und gelbe Fingerfarbe getaucht hätte und damit über die grünen Teile gefahren wäre. Sie sterben einen wunderschönen Tod.

Auch den Himmel liebe ich jetzt, selbst wenn er das Stahlgrau eines Zaunpfahls aus Metall hat. Seit die Medikamente anschlagen, hat sich die Welt aufgehellt und geklärt, wie ein allmählich schärfer werdendes Polaroid-Foto. Das Verschwommene tritt deutlich hervor. Das Trübe ist hell. Es ist so allmählich geschehen. Erst habe ich mich selbst gesehen. Dann meine wunderbaren Kinder mit ihren Wangen wie Monde und Augen wie Kometen. Dann rote Tomaten auf weißen Steinguttellern. Jetzt machen all meine Sinne mit. Ich spüre die Wärme des Haarföhns auf meiner Kopfhaut, rieche den intentiven Ledergeruch in dem Schuhgeschäft, in dem ich neue Mokassins kaufe, nehme eine verkratzte Schallplatte aus ihrer Hülle und tanze mit meinem Baby im Arm auf einen alten Rock-Song. Ich wache jeden Sonntag so aufgeregt auf, als ob ich Geburtstag hätte, weil unten die dicke *Sunday Times* auf mich wartet. Das Einzige, das jetzt weniger scharf umrissen ist, ist mein

Körper. Meine Haut hat einen sanften Pfirsichton angenommen und meine ausgehöhlten Wangen haben sich gerundet.

Aber meine Genesung steckt noch in den Kinderschuhen. Wie die weiche Stelle auf dem Kopf eines Babys ist sie noch nicht zu hartem Knochen geworden. Depressive auf dem Weg der Besserung sollten wahrscheinlich mit einer Art Schutzkleidung für die Psyche ausgerüstet werden, Helm und Knieschonern für einen etwaigen neuerlichen Zusammenstoß mit der Depression. Denn beim nächsten Treffen der DAD-Selbsthilfegruppe laufe ich ihr wieder in die Arme.

Ich bin seit einem Monat nicht hier gewesen. Ich musste das zweite Treffen auslassen, weil es auf Jom Kippur, den höchsten Feiertag des jüdischen Jahres, fiel. Jetzt bin ich aufgeregt, wieder in dieser Krankenhaus-Cafeteria zu sein, um mit meinen Seelenschwestern in Kontakt zu treten. Aber es ist noch keine von ihnen aufgetaucht. Lori, die mir auf dem Pfad der Genesung einen Schritt voraus ist, hat beschlossen, dass sie die Gruppe nicht mehr braucht. Aber bestimmt werden Maria und Patty wiederkommen, die bei der ersten Sitzung ungefähr am gleichen Punkt waren wie ich. Ich möchte, dass sie wiederkommen. Ich möchte sehen, wie es ihnen ergangen ist, und Erfahrungen über die Knochenarbeit der Genesung austauschen: lernen, wieder gesund zu sein, sich vor dem Rückfall zu fürchten und die richtige Medikamentendosis zu ermitteln.

»Warum fangen wir nicht mit Melissa an?«, sagt Karen. »Sie ist diese Woche zum ersten Mal dabei.«

Melissa ist dünn, blass und hektisch. Während sie ihre Geschichte erzählt, springt sie von einem Thema zum anderen, als ob sie ständig vergisst, wo sie gerade war. Sie hat drei Söhne, alle unter fünf Jahre alt. Der jüngste ist schon zwei, aber sie leidet seit der Geburt des ersten an Nervosität und Schlafstörungen. Sie ist bei mehreren Therapeuten und Psychiatern gewesen, hat viele Psychopharmaka bekommen und wieder abgesetzt und glaubt immer noch die meiste Zeit, die Tage nicht durchstehen zu können. Ihr Mann, der bei der Feuerwehr ist, will nicht, dass sie überhaupt Medikamente nimmt.

»Also habe ich gedacht, vielleicht habe ich ja eine Art Wochenbettdepression«, sagt sie. »Und ich dachte, vielleicht würde es mir helfen, hierher zu kommen. Ich bin ziemlich verzweifelt. Ich fühle mich, als ob ich nie wieder normal werden würde.«

Dann ist Tanya an der Reihe. Sie sitzt neben mir und sieht aus wie eine überreife Traube, die kurz davor steht, noch an der Rebe aufzuplatzen. Sie muss ungefähr im elften Monat schwanger sein. Ihre Umstandsbluse ist eingerissen.

»Ich hab das alles schon mal durchgemacht«, sagt sie. »Karen weiß Bescheid. Ich hatte nach meinem ersten Baby PPD und jetzt versuche ich zu verhindern, dass es wieder passiert.«

Sie hat allen Grund zur Sorge. Vom Vater ihres ersten Kindes ist sie geschieden. Der Vater des Babys in ihrem Bauch ist Alkoholiker. Ihre Wohnung steht kurz vor der Zwangsräumung, die sie und ihre Kinder obdachlos machen würde.

»Ich nehme an, ich sollte ihn rauswerfen«, sagt sie über ihren Partner. »Aber dann hätten wir kein Geld.«

Ich komme zuletzt dran. Ich schildere die Grundzüge meiner Geschichte und berichte Karen von meinen Fortschritten. Aber meine Geschichte verblasst neben denen der anderen, die bald wieder im Mittelpunkt stehen. Die ganze Stunde reden wir darüber, wie Tanya mit den Sozialbehörden und ihrem Partner umgehen soll, wenn ihr Baby kommt, womit ich noch vor Ende dieses Treffens rechne, und wie Melissa einen Teil ihrer wirkungslosen Medikation absetzen und durch etwas Besseres ersetzen kann.

Die Zeit vergeht langsam. Es ist so viel Traurigkeit in diesem Raum. Ich hatte mich auf ein aufbauendes Treffen gefreut, aber das hier ist ein Rückschritt. Diese Frauen sind völlig am Ende. Sie tun mir Leid und ich möchte ihnen gern helfen, besonders Melissa, weil mir die Panik, dass es einem nie wieder besser gehen wird, nur zu vertraut ist. Aber ich bin nicht in der Lage, die Sozialarbeiterin zu spielen. Und es ist nicht gut für mich, in einem Raum zu sitzen, der mit so viel Schmerz angefüllt ist. Ich bin dabei, mich vom Schmerz zu befreien. Ich kann es mir nicht leisten, so bald schon wieder in ihm herumzuwaten.

Als uns Karen schließlich entlässt, ist mein Kopf benebelt. Ich fühle mich eingepfercht und in die Ecke gedrängt. Ich leide immer noch unter Reizüberflutung, wenn ich mit zu vielen Menschen zusammen bin oder an einem Tag zu viele Dinge erledige. Grelles Licht, laute Fernseher und Einkaufszentren, deren Unpersönlichkeit früher beruhigend auf mich wirkten, geben mir immer noch das Gefühl, als ob meine Haut zu eng für mich sei. Aber gewöhnlich sehe ich die Wand, vor die ich gerade laufen will, rechtzeitig, um ihr noch vor dem Zusammenstoß aus dem Weg zu gehen. Aber heute Abend hat sich die Reizüberflutung unbemerkt herangeschlichen. Ich hätte schon vor einer Stunde gehen sollen. Dann wäre ich jetzt vielleicht nicht so angespannt. Und wäre klug genug, Melissa meine Telefonnummer nicht zu geben, als sie mich danach fragt.

Am nächsten Morgen ruft sie an, während ich das Frühstück mache.

»Ich wollte nur fragen«, sagt sie, »haben Sie von dem Klonopin zittrige Hände gekriegt?«

Es ist eine einfache Frage und ich habe kein Problem, darauf zu antworten. Dann will sie wissen, wie viel Zoloft ich nehme. Dann fragt sie nach meiner Therapeutin. Es macht mir nichts aus, mit ihr zu reden. Es ist schön, jemandem auf die Weise helfen zu können, wie ich gewünscht hätte, dass mir jemand helfen würde. Aber der Zeitpunkt ist ungünstig. Ich sage ihr, dass ich die Kinder anziehen und Carrie zum Kindergarten bringen muss, und verabschiede mich dann.

Zwei Tage später ruft sie wieder morgens an. Ich komme gerade aus der Dusche, als Dave ans Telefon geht.

»Ich wache immer so müde auf«, sagt Melissa. »Hatten Sie das auch?«

»Oh, ja«, sage ich. Und möchte hinzufügen: *Aber jetzt nicht mehr und ich mag eigentlich auch nicht mehr daran denken.* Aber das kann ich nicht sagen. Ich kann mich genau erinnern, wie sie sich fühlt. Sie ist verängstigt und allein und möchte nur mit jemand in Verbindung sein, der das auch erlebt hat. Ein Teil von mir fühlt sich geschmeichelt, dass ich dieser Jemand bin.

Aber ich habe ein Problem mit dieser Situation. Sie zwingt mich, auf den Dämon zurückzublicken, vor dem ich fliehe. Ich wache glücklich auf und dann erinnern mich ihre frühmorgendlichen Anrufe an all die Morgen, die ich in panischer Angst zugebracht habe. Oder ich mache das Abendessen, erleichtert, dass ich einen weiteren guten Tag hinter mir habe, und sie ruft an, um ihre Angst zu beichten, dass sie sich mit den Küchenmessern etwas antun wird. Nach jedem Anruf fühle ich mich wund, als hätte mich jemand auf einen Bluterguss geboxt. Sie bringt meine unterschwellige Furcht ans Tageslicht, dass ich eines Tages wieder dahin zurückrutschen könnte, wo sie noch ist. Die psychische Krankheit hat mich schon einmal hinterrücks erwischt. Vielleicht tut sie es wieder, gerade wenn ich denke, dass es mir besser geht. Vielleicht ist meine relative Gesundheit nur vorübergehend oder eine Illusion. Aber ich bin immer noch entschlossen, dem Dämon zu entkommen. Und ich kann mir den Luxus des Zurückblickens nicht leisten. Die Erinnerung an meine schlimmsten Tage ist noch zu frisch; zu groß ist das Risiko, dass sie mich wieder einholen, wenn ich zaudere.

Ich kann das Melissa nicht sagen, weil sie zerbrechlicher ist, als ich es je war. Zuerst weiche ich ihren Anrufen aus. Ich bitte Dave, ihr zu sagen, dass ich gerade nicht ans Telefon kommen kann, oder lasse den Anrufbeantworter anspringen. Schließlich sage ich ihr, sie solle sich mit ihren Fragen an Karen, die Gruppenleiterin, wenden. Sie ist stark, hat ihre PPD lange hinter sich und ist dazu ausgebildet zu helfen.

Ich habe das letzte Kapitel von Kleiman und Raskins PPD-Selbsthilfebuch erreicht, das ich am Anfang dieser Reise gekauft hatte. Ich sitze in meinem grauen Polstersessel, lasse die Beine über die Armlehne baumeln und lese, während Dave die Kinder ins Bett bringt. Ich habe mich durch die Worte über Selbstmord, Medikation und Panikattacken hindurchgearbeitet. Ich habe von den Achterbahn-Tagen und dem mangelnden Vertrauen in die eigene Genesung gelesen. Jetzt entnehme ich den Seiten bitter-süße Glückwünsche dazu, dass ich es geschafft habe. Aber was mich an diesen letzten Absätzen wirklich trifft, ist der Satz: »Frauen mit PPD haben zweifellos einen großen Verlust erlitten.«

Dave ist oben und singt Max etwas vor. Ich bringe ihn jetzt manchmal ins Bett, aber er zieht seinen Vater vor. Und warum sollte er auch nicht? Es war sein Vater, der ihm auf den Bauch geprustet und ihn im Arm gehalten hat, wenn er weinte. Es war sein Vater, der ihm bei seinem ersten Schritt zur Unabhängigkeit geholfen hat: die Nacht durchzuschlafen. Es war sein Vater, der eine Bindung zu ihm aufgebaut hat, während seine Mutter abwesend war.

Ich fühle mich, als wäre ich einem Feenzauber erlegen und in einen langen, tiefen Schlaf gefallen. Bevor ich entschlummert bin, betete Max mich an. Er klammerte sich an meinen Kragen wie ein Gorillababy an den Pelz seiner Mutter. Er sah mir in die Augen und lächelte sein erstes Lächeln. Ich war sein Ein und Alles. Doch jetzt, nachdem ich wieder erwacht bin, macht er sich nicht mehr so viel aus mir. Er hält sich an mich, wenn Dave nicht zu Hause ist, aber sobald er da ist, bin ich nur ein schwacher Ersatz. Wenn Dave abends durch die Tür kommt, geht ein Strahlen über Max' Gesicht, das den ganzen Tag gedämpft war.

»Ich bin wie ein Kindermädchen für ihn«, sage ich zu Dave, als er ins Wohnzimmer kommt. »Max findet sich den ganzen Tag mit mir ab, aber richtig glücklich ist er erst, wenn abends sein Papa nach Hause kommt.«

»Hör auf«, sagt Dave. »Er liebt dich genauso. Und schau dir Carrie an. Die ist ganz fixiert auf ihre Mama.«

Damit hat er recht. Carrie hat während des Verfalls

meiner seelischen Stabilität keinerlei Verhaltensstörungen an den Tag gelegt. Es ist fast merkwürdig – als ob sie gar nicht gemerkt hätte, dass bei ihrem Leuchtfeuer eine Glühbirne durchgebrannt war. Sie hat nie aufgehört, mir zu vertrauen oder sich auf mich zu verlassen. Ihre innige Zuneigung ist nie ins Wanken geraten.

Aber mit Max ist es eine andere Sache. Ich habe ihn verloren, was das schlimmste Opfer dieses ganzen Martyriums ist. Ich kann es ertragen, mich von der selbstsicheren Mutter zu verabschieden, die ich einmal war, von dem Vertrauen, das ich in meinen Körper hatte, von der Arglosigkeit derer, die niemals etwas wirklich Schlimmes durchgemacht haben. Ich kann es sogar hinnehmen, Max' Säuglingszeit Lebewohl zu sagen, von der ich das meiste verpasst habe, obwohl ich körperlich jeden Tag anwesend war. Aber die Bindung zu verlieren, die wir die ersten paar Monate seines Lebens geteilt haben, ist mir nahezu unerträglich. Meine Brust schmerzt so wie damals, als ich meine Großmutter an ihrem letzten Lebenstag auf die Stirn geküsst habe. Ich hätte meine Bindung an Max niemals aufgegeben, wenn sie mir nicht entrissen worden wäre. Ich wünschte, ich könnte das ändern. Ich wünschte, ich könnte die Zeit auslöschen, die meine Genesung in Anspruch genommen hat, und zu der Beziehung zurückkehren, die wir hatten, bevor ich vom Kurs abgekommen bin.

Ich erinnere mich, wie ich auf meinem gemütlichen blau-gelben Bett saß und Max im Arm hielt, als wir gerade aus dem Krankenhaus gekommen waren. Ich sah in sein winziges Gesicht und erkannte, dass ich endlich eine unbelastete Beziehung zu einem männlichen Wesen hatte. Bei meinem Vater, meinem Bruder und sogar meinem Mann gab es immer heikle Punkte, Stellen, an denen Verurteilung oder Ablehnung oder Enttäuschung drohten. Ich hatte das Gefühl, dass ich mich bei den Männern in meinem Leben immer bewähren oder gegen sie ankämpfen musste. Aber nicht bei Max. Er liebte mich einfach, von Mensch zu Mensch, auf wundersame Art und Weise. Die sich jetzt als irdisch und vergänglich erwiesen hat. Unsere Beziehung hat ihr Gleichgewicht verloren. Ich begehre ihn mehr, als er mich. Unerwiderte Liebe. Jetzt muss ich mich doch wieder bewähren.

Ich schlage das PPD-Selbsthilfebuch zu und nehme es mit nach oben. Seit ich es gekauft habe, hat es auf meinem Nachttisch gewohnt, immer griffbereit für den Fall, dass ich einen papiernen Gefährten brauchte. Jetzt lege ich es auf die unterste Ablage des Nachttischs zu den Büchern, die ich nie zu Ende lese oder noch gar nicht angefangen habe. In ihm bleibt nichts mehr zu lesen.

Die Yoga-Lehrerin ist groß und sommersprossig mit einer roten Lockenkappe ums Gesicht. Sie hält ihren Kurs im Wohnzimmer ihres Hauses ab, einem Zimmer, das von Büchern über Yoga, die Natur und das Heilen gesäumt ist. Räucherstäbchen brennen und vom Band kommt Musik, die wie Glocken klingt. Dies ist mein dritter Samstagvormittag hier.

»Stehen Sie aufrecht«, sagt sie, »die Füße fest in den Boden gepflanzt. Sie sind ein Berg. Sie sind groß und stark. Diese Haltung wird Ihnen helfen, geistige und körperliche Stärke aufzubauen.«

Ich schließe die Augen und konzentriere mich. *Aufrecht stehen. Nicht wackeln.* Meine Hände sind über den Kopf erhoben wie die eines Schiedsrichters, der ein Tor gibt. Wir sollen unsere Yoga-Übungen mit leerem Geist ausführen, aber das habe ich nie hingekriegt. Stattdessen nutze ich die 90 Minuten dieses Kurses, um Gedanken durch meinen Kopf treiben zu lassen. Sie fangen klein an: *Was machen wir zum Mittagessen? Was besorge ich Carrie zum Geburtstag?* Aber dann nehmen sie größere Ausmaße an. Ich bin besinnlicher geworden und stelle fest, dass sich meine Weltsicht verändert. Während ich früher glaubte, die meisten Ereignisse unter Kontrolle zu haben, solange ich mich an die Regeln hielt, glaube ich jetzt an die Zufälligkeit des Lebens. Den größten Teil meines Lebens habe ich mich vor meinem Zusammenbruch, diesem völligen Kontrollverlust, gefürchtet. Ich dachte, indem ich zu einer psychologischen Beratung ging, wenn die Angst zu groß wurde, oder indem ich versuchte, mir meine Gefühle ehrlich bewusst zu machen, könnte ich ihn vermeiden. Jetzt weiß ich es besser.

»Okay, jetzt nehmen Sie sich jeder eine Decke und legen sich auf den Boden«, sagt die Lehrerin.

Die Doppelstunde ist fast vorbei. Dies ist der Abschnitt, in dem sie uns in einem Tonfall, so besänftigend wie das Meer, anweist, jeden Teil unseres Körpers wahrzunehmen und zu entspannen. Sie fängt mit dem Kopf an und hört bei den Zehen auf, aber mich hat sie schon verloren, bevor sie beim Hals angekommen ist.

Bei diesem Teil habe ich immer das Gefühl, dass ich einschlafen werde. Als ich noch klein war, ließ ich vor dem Einschlafen alle beängstigenden Dinge Revue passieren, die mir einfielen. Ich dachte, ich könnte Albträume vermeiden, indem ich die Ängste durchblätterte wie Schallplatten in einer Kiste, dass die Bewusstmachung sie außer Gefecht setzen würde. Und dasselbe dachte ich von allen schlimmen Dingen: Wenn man darüber nachdenkt, werden sie nicht passieren. Aber es kann alles passieren. Wir sind alle verletzlich.

Es gibt keine Möglichkeit, sich zu schützen, kein Quotensystem: Du hast deine schlimme Sache gehabt, damit ist sie abgehakt. Früher habe ich das auch gedacht. Ich dachte, wenn du eine Fehlgeburt gehabt hast, bekommst du keine zweite, weil du deine Schuld beglichen hast. Und wenn deine Schwiegermutter im Sterben liegt, wird niemand sonst krank. Aber jetzt kenne ich die Wahrheit. Es gibt keinen Impfstoff gegen Tragödien. Ob man festhält oder loslässt, die schlimmen Dinge passieren so oder so. Ob man mutig überlebt oder mit jedem davon ein bisschen stirbt, es werden noch mehr schlimme Dinge passieren. Ob man schlecht oder gut lebt, freundlich oder grausam ist, es werden immer schlimme Dinge passieren.

Aber es gibt einen Schutz dagegen: Stärke. Ich habe mich immer vor den schlimmen Dingen gefürchtet, weil ich wusste, dass ich nicht stark genug war, um mit ihnen fertig zu werden. Wie sich herausstellte, war ich es doch. Bin ich es. Mein schlimmster Albtraum ist Wirklichkeit geworden, und ich bin aus ihm erwacht. Ich habe diese schlimme Sache überlebt, und ich werde auch die nächste überleben. Ich bin robust, wie dieser Berg, von dem die Yoga-Lehrerin geredet hat.

»Jetzt öffnen Sie die Augen und richten sich langsam auf, wenn Sie so weit sind«, sagt sie. Sie sitzt mit zur Brezel gekreuzten Beinen vorn im Raum. Sie legt ein mit Goldfäden besticktes Tuch um ihre Schultern und fängt an zu meditieren. Wir schließen uns ihr an. Am Ende legt sie die Handflächen in Gebetshaltung aneinander, sieht jedem von uns in die Augen und sagt etwas auf Indisch. Dann übersetzt sie.

»Frieden«, sagt sie zu mir. »Frieden. Frieden.«

Ende Oktober nehme ich mein letztes Klonopin. Ich habe es im letzen Monat immer mehr reduziert. Da meine Schlaflosigkeit durch die Depression verursacht war und ich jetzt nicht mehr klinisch depressiv bin, kann ich vermutlich ohne meine Schlaftabletten auskommen. Bislang scheint mir die Einnahme immer kleinerer Mengen nicht geschadet zu haben. Doch nach meiner Periode hatte ich einen Rückschlag. Vorher fühlte ich mich ausgezeichnet und dann litt ich plötzlich zehn Tage lang an leichter Unsicherheit und Nervosität. Kate glaubt nicht, dass es mit der Reduzierung des Klonopin zu tun hat. Eher sei mein postmenstruales Syndrom ein Zeichen dafür, dass mein Hormonhaushalt immer noch etwas wackelig ist.

Ich lasse meine Angewiesenheit auf Medikamente vorsichtig ausklingen, indem ich vor dem Schlafengehen eine Tasse Passionsblumentee trinke. Die Passionsblume ist eine Pflanze, die in ähnlicher Weise dämpfend auf das Gehirn wirkt wie das Klonopin. Letzte Nacht habe ich sie benutzt, um mein tortenstückförmiges Viertel Klonopin hinunterzuspülen. Heute trinke ich den Tee pur, eine Stunde vor dem Zubettgehen. Dann sitze ich da, wie gewöhnlich, und mache mir Sorgen, ob dies die Nacht sein wird, in der meine Schlaflosigkeit zurückkehrt. Ich werde mir darüber noch lange Sorgen machen, weil ich Schlafstörungen mit Zusammenbruch assoziiere. Wenn es wieder passiert, denke ich, werde ich wieder in einer Depression versinken. Später werde ich mir nur noch Sorgen machen, wenn ich auswärts schlafe, auf einer ungewohnten Matratze. Ich werde mit meinem eigenen Kopfkissen reisen, das ich in den Koffer stopfe oder auf den Rücksitz des Autos werfe. Ich werde meine Schlafzeit sorgsam behüten und niemals riskieren, zu lange aufzubleiben, wenn ich am nächsten Morgen nicht ausschlafen kann. Wenn mir Schlaf entgeht, weil eines der Kinder krank ist, werde ich Himmel und Erde in Bewegung setzen, um am nächsten Tag ein Nickerchen halten zu können, damit ich kein neues Schlafdefizit aufbaue. Die Furcht vor der Schlaflosigkeit ist die tiefste Narbe, die ich aus dieser Erfahrung davontragen werde. Es wird fast zwei Jahre dauern, bis diese Furcht völlig verblasst.

Aber diese Sorge ist, wie die meisten Sorgen, überflüssig. In der ersten Nacht, in der ich ohne Klonopin zu Bett gehe, schlafe ich tief und lang und wache erfrischt auf. Was auch besser ist, denn ich habe Pläne für den Tag.

Heute wird Kathys Baby getauft. Meine ganze Familie ist eingeladen, aber ich beschließe, dass ich mehr Spaß haben werde, wenn ich alleine gehe. Bei ihrer Baby-Geschenkeparty war ich ein Wrack. Jetzt bin ich wieder ganz und heil. Ich möchte meine Genesung mit einem Tag für mich allein feiern. Ich trage einen kurzen schwarzen Rock und einen neuen Pulli. Ich stelle mich vor meinen Spiegel an der Schlafzimmertür und betrachte mich. Ich sehe tatsächlich hübsch aus. Ich habe den Körper einer Schwimmerin, mit straffer Taille und muskulösen Schultern. Meine Haltung ist yogamäßig aufrecht. Meine Augen tanzen, wenn ich mich anlächle.

Die Zeremonie findet in einer alten Kirche statt. Es ist zugig und düster bis auf die Sonne, die durch die Buntglasfenster und die offenen Türen hereinströmt. Die Gäste versammeln sich um das Taufbecken, wo der Priester für das Baby betet und eine Hand voll Wasser auf seine Stirn tropfen lässt. In alten Zeiten hätte ich mich in diesem Augenblick schon nach einem Ausgang umgesehen. Ich wäre nervös geworden und hätte mir Sorgen gemacht, was passieren würde, wenn ich mitten drin hinausrenne. Aber heute bin ich nur voller Rührung und Neugier auf das Ritual, das sich vor mir abspielt. Wie schön, dass all diese Menschen dieses Kind auf der Welt willkommen heißen. Wie allgemein verbreitet die Vorstellung von der Reinheit des Wassers quer durch alle Religionen ist.

In der Küche von Kathys Wohnung bereitet Linda, eine Freundin und professionelle Köchin, das Mittagessen vor. Wir stehen herum und warten auf ihre Kreationen. Die Wände bestehen aus Ziegelstein, die Schränke aus Eiche. Ich lehne an der Theke gleich neben dem Backofen, wo ich das Essen probieren darf, bevor es serviert wird.

»Mehr Salz?«, fragt Linda, während sie mir einen Löffel Winterkürbissuppe hinhält.

»Hm, hm«, murmele ich. »Perfekt.«

Nach dem Servieren schlinge ich die orangefarbene Suppe und das Krebsfleisch in Blätterteig nur so hinunter. Zwischen Kauen und Schlucken treibe ich Konversation mit Linda und ihrer Schwester und ein paar anderen alten Freundinnen. Ich fühle mich durch das belanglose Geplauder weder bedrückt noch überfordert. Es gibt mir Auftrieb, über die Leute zu sprechen, die wir von der *Syracuse University* kennen, oder über die Kochschule, die Linda besucht. Während ich früher bei Partys auf der Suche nach einem anheimelnden Fleckchen von Raum zu Raum wanderte, bleibe ich heute an einem Platz und habe das Gefühl dazuzugehören. Ich bin jetzt Teil von etwas, zu dem ich nur selten Zutritt gefunden habe: der Welt der Nicht-Depressiven.

Wenn ich auf meine 33 Jahre zurückblicke, gab es vielleicht neun, während derer ich nicht depressiv war. Im Alter von eins bis vier. In der sechsten Klasse. In der zwölften Klasse. Im ersten und im letzten Collegejahr. In dem Jahr, das ich in New Jersey verbracht habe. Während der restlichen Jahre war ich nur ein oder zwei Mal klinisch depressiv. Aber den größten Teil der Zeit war ich dysthymisch: leicht depressiv. Ich war fast immer traurig oder nervös oder wartete auf das Eine, das mich glücklich machen würde. Ich fühlte mich immer dumm und schuldig. Ich wünschte mir dauernd, mich mal richtig ausheulen zu können.

Und jetzt bin ich einfach nur eine Frau, die Hors d'œuvres isst und lacht. Es ist nett in dieser Welt. Es gibt so Vieles zu genießen. Letzte Woche erst habe ich mir einen teuren erbsengrünen Mantel aus einem Katalog bestellt. Ich habe mir fast mein ganzes Leben lang einen erbsengrünen Mantel gewünscht, aber ich bin nie auf die Idee gekommen, dass ich einfach losgehen und ihn mir selbst besorgen könnte. Er erschien mir wie einer dieser unerreichbaren Gegenstände meiner Träume, etwas Unverdientes, bis ich die Antwort auf die großen Rätsel des Lebens gefunden hätte.

»Es gibt keine Antwort«, hat mir Kate gesagt, als ich ihr zum ersten Mal begegnete. »Das werden Sie noch lernen.«

Vielleicht habe ich das jetzt.

Im November höre ich auf, die Tage zu zählen. Bis jetzt habe ich immer noch die guten im Verhältnis zu den schlechten Tagen gezählt. Meine Quote hat sich von drei guten und vier schlechten auf vier gute und drei schlechte gesteigert. Ein paar Wochen später hatte ich dann fünf gute und nur zwei schlechte Tage. Ich kann mich nicht genau erinnern, welche Woche erstmals aus sieben guten Tagen bestand, weil ich da schon nicht mehr Buch führte. Ich war zu sehr damit beschäftigt zu leben.

Was natürlich nicht heißt, dass jeden Tag alles wunderbar ist. Eines Abends sitze ich auf meinem Bett und schreibe in mein Tagebuch über einen besonders harten Tag. *»Ich fühle mich so ausgelaugt und verwässert. So unsicher, was meine Eigenschaft als Mutter und ganz bestimmt als Autorin angeht.«*

Ich weiß, dass es für mich Zeit wird, wieder zu arbeiten. Früher habe ich für die Lokalzeitung eine wöchentliche Kolumne über das Elternsein und das Vorstadtleben geschrieben. Während meiner Schwangerschaft habe ich monatlich veröffentlicht. Als ich krank wurde, habe ich damit aufgehört. Ich habe Angst, zu dieser Arbeit zurückzukehren, weil ich das Gefühl habe, meine Abwesenheit erklären zu müssen. Meine Leser halten mich für selbstbewusst und witzig. Was würden sie denken, wenn sie erführen, dass ich meinen Sommerurlaub in geistiger Unzurechnungsfähigkeit zugebracht habe? Das ist mir etwas peinlich. Ich bin in meine Einstellung zu Depressionen und Antidepressiva noch nicht ganz hineingewachsen. Vom Verstand her weiß ich, dass die PPD nicht meine Schuld und auch kein Charakterfehler war. Trotzdem sind lebenslange Stigmata schwer abzu schütteln.

Es geht doch nichts über Sex im Hotel.

Vor allem wenn das Hotel neu und das Zimmer in üppigen Rosa- und Goldtönen eingerichtet ist und es lange, lange her ist, dass man mit seinem Liebsten das letzte Mal intim war. Anfang Dezember unternehmen Dave und ich einen zweitägigen Ausflug nach Providence, während meine Eltern bei uns zu Hause die Kinder hüten. Wir verbringen den Nachmittag damit, die Geschäfte in der Thayer Street zu durchstöbern, der Haupteinkaufsstraße in der Nähe der Universität. Wir ziehen von Buchladen zu Café zu Kramladen, halten Händchen und machen uns gegenseitig auf unsere Entdeckungen aufmerksam. Dann gehen wir zurück zum Hotel.

Viele Menschen, die selektive Serotonin-Wiederaufnahmehemmer nehmen, tauschen die Funktionsstörung ihres Gehirns gegen sexuelle Funktionsstörungen ein. Männer werden impotent, Frauen orgasmusunfähig. Obwohl wir ein paarmal miteinander geschlafen haben, seit ich das Medikament nehme, bin ich dabei nicht zum Orgasmus gelangt. Ich mache mir Sorgen, dass ich nie wieder einen bekomme.

Aber jetzt haben wir die Gelegenheit, mich zu testen. Kein Kinderhusten, der uns im entscheidenden Moment stört, keine Hündin, die ihre kalte Schnauze gegen blanke Pobacken stubst. Nur Zeit und Romantik, was sich als Erfolg verheißende Kombination erweist. Es funktioniert. Es dauert doppelt so lange wie früher, aber der Orgasmus stellt sich ein. Dave scheint die zusätzliche Arbeit, die erforderlich ist, um ihn hervorzulocken, nichts auszumachen.

»Ich verhungere«, sage ich.

»Lass uns ein bisschen schlafen«, sagt Dave.

»Ich kann nicht schlafen. Ich bin danach immer aufgedreht. Das weißt du doch.«

»Oh, ja«, sagt er und schließt die Augen. »Aber ich kann.«

Nachdem wir uns schließlich geduscht und angezogen haben, wandern wir durch die kalte Nacht zu einem französischen Restaurant. Wir sitzen im Bistro, einem gemütlichen, tiefer liegenden Raum mit gemauerten Steinwänden. Wir bestellen den roten Hauswein, der so gut ist, dass er mich schon nach dem ersten Schluck von innen heraus zum Glühen bringt.

»Also, ich kann gar nicht glauben, dass es mir besser geht«, sage ich. »Findest du, dass es mir besser geht?«

»Es geht dir *so viel* besser«, sagt er. »Glaub mir.«

»Wie war ich denn?«

»Du warst immer noch du, aber irgendwie außer Kontrolle.«

»Als ob all meine schlechten Seiten noch schlimmer geworden wären?«

»So ähnlich.«

»Und wie bin ich jetzt?«

»Jetzt scheint es dir besser zu gehen als je zuvor.«

»Ich *fühle* mich besser als je zuvor. Ich bin überhaupt nicht mehr nervös. Ich habe endlich das Gefühl, etwas im Griff zu haben.«

»Nun, es ist schön, dich wiederzuhaben«, sagt er und greift über den Tisch, um meine Hand zu halten. Selbst als der Kellner mit unserem Salat kommt, lässt mich Dave nicht los.

Am nächsten Morgen rufen meine Eltern an. Max hat sich übergeben und fiebert etwas. Aber es geht ihm gut, sagen sie, und er hat etwas zum Frühstück gegessen. Wir liegen auf dem Bett, die Sonntagszeitung um uns verteilt, wie wir es zu tun pflegten, bevor wir Kinder hatten, und wozu wir bis zu unserer nächsten Flucht vermutlich keine Gelegenheit mehr haben werden. Wir sind nur eine halbe Stunde von zu Hause entfernt.

»Gebt ihm einen kleinen Schluck von dem lila Tylenol«, sage ich zu meiner Mutter. »Und ruf noch mal an, falls er sich wieder übergibt. Wenn nicht, sehen wir uns nach dem Mittagessen.«

»Meinst du nicht, wir sollten gleich nach Hause fahren?«, fragt Dave. Er fängt schon an, seine Klamotten zu sortieren.

»Die Kinder werden den ganzen Winter über immer mal wieder krank sein«, sage ich. »Wer weiß, wann wir Gelegenheit haben, so etwas noch mal zu machen?«

Ich habe keine Schuldgefühle, weil ich mich dafür entscheide, mit meinem Mann zu kuscheln. Ich fühle mich nicht als schlechte Mutter, weil ich lieber die Zeitung lesen als Erbrochenes aufwischen möchte. Ich fühle mich endlich wieder als Frau, ein Gefühl, das ich so lange wie möglich auskosten möchte.

Die Tapete in unserem Souterrain ist zwar nicht gelb. Sie ist blau und silbern, eine spiegelnde Ansammlung von Kreisen und Kringeln aus den psychodelischen Siebzigern. Aber ich kann mir gut vorstellen, dass ihre Betrachtung eine Frau wahnsinnig machen könnte, vor allem wenn sie an postpartaler Depression litte und Tag und Nacht in dieses tapezierte Zimmer eingesperrt wäre – von Menschen, die glauben, ihr zu helfen. Wie es der Heldin von Charlotte Perkins Gilmans Kurzgeschichte »Die gelbe Tapete« passiert.

»Die gelbe Tapete«, von Gilman 1892 nach ihrer PPD-Erkrankung geschrieben, erzählt von einer jungen Mutter, die von ihrem Mann, der Arzt ist, gezwungen wird, in ihrem mit einer schaurigen gelben Tapete tapezierten Schlafzimmer zu bleiben, während sie sich von einer »vorübergehenden nervösen Depression« erholt. Mit der Zeit beginnt sie zu glauben, dass eine andere, hinter der Tapete eingesperrte Frau an dieser rüttelt, um zu entkommen. Die junge Mutter fängt an, die Tapete abzureißen, um sie zu befreien. Darüber wird sie so verrückt, dass sie glaubt, *sie selbst* wäre aus der Tapete ausgebrochen, nicht die andere Frau.

Diesen PPD-Klassiker lese ich erst, als ich anfange, mein Buch zu schreiben. Hätte ich ihn früher gelesen, so hätte ich die Verbindung zwischen Gilmans Tapete und meiner erkannt. Ich verbringe den Dezember damit, die scheußliche Spiegelfolie von den Souterrainwänden abzuziehen. Ich glaube nicht, dass eine Frau dahinter lebt oder dass das Abziehen der Tapete mich von irgendetwas befreien wird. Nur dass sie hässlich ist, so wie die letzten Monate meines Lebens, und dass ich so viel Hässliches wie möglich aus meinem Leben entfernen möchte.

Mit einem dicken orangefarbenen Schwamm klatsche ich eine Mixtur aus Tapetenablöser und warmem Wasser auf die Wände. Nachdem sie eingezogen ist, kratze ich die Papierstreifen mit Tapetenmessern ab. Das ist eine anödende, kalte und nasse Arbeit. Aber es erfüllt mich mit Stolz, mich rund um den Raum vorzuarbeiten und die schlichten weißen Wände unter der Tapete freizulegen. Dave hat sich geweigert, mir bei diesem Projekt zu helfen. Er sagte, es erschiene ihm zu langweilig und zeitaufwendig. Mit beiden Einwänden hat er Recht, aber ich bin entschlossen, diesen schmuddeligen Raum in ein buntes Spielzimmer für die Kinder zu verwandeln. Ich streiche gern an. Mit einem Eimer pigmentierter Flüssigkeit kann sogar ein künstlerischer Tollpatsch wie ich ein Zimmer völlig verwandeln. Es ist ein leicht zu erringender Erfolg. Außerdem gibt es mir Zeit zur Besinnung.

Jeden Tag oder Abend beseitige ich mehr von der Tapete. Bevor ich mich auf den Weg nach unten mache, ziehe ich meine zerrissenen, farbverschmierten Jeans und ein Sweatshirt aus der High-School an. Ich stelle den Radiorekorder auf meinen Lieblingssender mit

Rockmusik ein. Und während ich meiner Arbeit nachgehe, denke ich nach. In diesen Tagen arbeite ich meine Krankheit auf. *Warum ist mir das passiert?,* frage ich mich. Ich schiebe die möglichen Antworten hin und her wie ein Hütchenspieler seine Kokosnussschalen. Ich bilde mir ein, dass unter einer davon der Grund für meinen Zusammenbruch versteckt liegt. Aber werde ich auf die Richtige tippen? Lag es am Schlafentzug oder an den Hormonen? Lag es an meiner Familiengeschichte oder an der posttraumatischen Belastung durch die Fehlgeburten und Peppers Krankheit? Hat die Geburt meines zweiten Kindes den Schmerz aufgewühlt, den ich, ebenfalls ein zweitgeborenes Kind, den größten Teil meines Lebens verdrängt habe? Vielleicht ein wenig von allem. Wahrscheinlich werde ich es nie erfahren.

Nach wochenlangem Abziehen liegt der letzte Tapetenhaufen zum Trocknen auf dem Fußboden. Ich bin endlich soweit, mit dem Streichen anzufangen. Ich schmirgele und grundiere die Wände und bedecke sie mit weißer Glanzfarbe. Dann streiche ich die Stäbe des Treppengeländers, die Fensterläden und die Seiten des quadratischen Pfeilers, der das ganze Haus trägt, mit rosa, gelber, lila und grüner Farbe. Am letzten Tag der letzten Anstrichschicht kommt Dave die Treppe herunter.

»Das ist unglaublich!«, sagt er. »Es sieht aus wie aus einer Zeitschrift.«

Das tut es in der Tat. So manche Familie beneidet uns um unser helles, buntes Spielzimmer. Mit neuen Lampen gekrönt und mit Spielzeug angefüllt, wird es zum fröhlichen Mittelpunkt unseres Heims. Und es beweist, dass ich wieder da bin. Die Energie für ein solches Projekt könnte eine depressive Frau nicht aufbringen. Meine Freudensprünge, als ich den letzten Farbeimer wegräume, sind nicht das Verhalten einer psychisch Kranken. Tapete ist, wie sich herausstellt, ein bedeutsames Symbol in der Welt der postpartalen Depression. Aber in meinem Fall symbolisiert sie nicht den Abstieg, sondern den Wiederaufstieg. Während Gilmans Protagonistin die Tapete abreißt, wird immer deutlicher, wie krank sie ist. Dadurch, dass ich die meine entferne, wird klar, wie gut es mir geht.

Ich adressiere gerade Einladungen zu einem Weihnachtsbrunch, als Marge Drake anruft. Als ich Max' Platz bei ihr im Sommer abgesagt habe, sagte sie, sie würde mir Bescheid geben, wenn sie in Zukunft wieder Plätze frei hätte. Ich hatte nicht erwartet, je wieder von ihr zu hören. Ich dachte, sie wäre zu ärgerlich auf mich, um mir noch eine Chance zu geben. Aber jetzt erzählt sie mir, dass ein Kind ausgefallen ist und sie im Januar einen freien Platz haben wird. Ob ich ihn haben möchte?

»Bis wann müssen Sie das wissen?«

»Irgendwann diese Woche, wenn es Ihnen möglich ist«, sagt sie. »Ich möchte anderen eine Chance geben, falls Sie den Platz nicht wollen.«

Ich will ihn. Ich will ihn. Ich habe die Absicht, meine Schreibarbeit wieder aufzunehmen, nie aufgegeben. Mein Gehirn hat mich nur gezwungen, diese Absicht eine Weile aufzuschieben. Aber jetzt möchte ich mein Leben zurückhaben.

Ich mache Pläne, Marge am Wochenende zusammen mit Max und Dave einen Besuch abzustatten. Dann rufe ich ein paar andere Tagesmütter an und vereinbare Besuchstermine. Wenn ich das hier tue, sollte ich systematisch vorgehen. Ich werde mich etwas umschauen, bevor ich Max bei Fremden abgebe. Ich werde mich nicht darauf einlassen, solange mir nicht völlig wohl bei der Sache ist.

Die erste Tagesmutter, die ich besuche, ist eine freundliche Frau mit schmutzigem Haus, die mit den ihr anvertrauten Kindern den ganzen Tag im Souterrain spielt. Die Zweite ist sehr professionell und bestimmend. Während ich vor ihrem Haus stehe, höre ich, wie sie ein Kind anschreit. Ihr Haus ist makellos sauber und die Kinder sind auf einen kleinen, ordentlichen Bereich beschränkt. Die Dritte ist sarkastisch und scheint sich gerade anzuschicken, die Wäsche zu waschen, während die Kinder spielen. Und dann ist da Marge.

Ihr Spielplatz, ein großer Sandkasten mit Schaukeln, Rutschen und einem hölzernen Schiff, kann mit den besten Kindergärten konkurrieren. Ihr Spielzimmer, ein großer Anbau an ihrem schönen alten Haus, ist mit rotem Teppich, weißen Wänden und Disney-Abziehbildern ausgestattet. In einer Ecke steht ein Karussell, an der Wand ein automatisches Klavier; die Regale sind mit säuberlich geordnetem Spielzeug angefüllt. Zum Mittagessen und den Zwischenmahlzeiten sitzen die Kinder an einen Bauerntisch in der mit antikem Spielzeug und Tierskulpturen dekorierten Küche. Ihr Nickerchen halten sie in mehreren Zimmern mit Spitzengardinen im Erdgeschoss. Marge und ihre Assistentin Sharon teilen sich die Arbeit, auf bis zu acht Kinder am Tag aufzupassen, sodass keine von ihnen sich zu sehr verausgabt.

Marge erzählt uns das alles bei unserem Besuch am Sonntagnachmittag.

Wir sind beeindruckt. Aber es ist ein Lied, das die Sache entscheidet. Max sitzt mit einer sprechenden Puppe von Barney, dem rosa Dinosaurier, auf dem Boden. Marge sitzt neben ihm. Er ist ihr noch nie begegnet, aber er schaut in ihr freundliches Gesicht und fängt an, ihr in Nonsenssilben den Titelsong zur Barney-Serie vorzusingen – *I love you, you love me.*

»Ich kann es gar nicht glauben, dass er schon Lieder singen kann!«, sagt Marge.

Ich kann gar nicht glauben, wie wohl er sich offenbar bei ihr fühlt. Es ist wie Liebe auf den ersten Blick. Wir sagen noch am selben Tag zu.

Bis zu Max' erstem Tag bei Marge habe ich noch zwei Wochen Wartezeit, weil sie in den Weihnachtsferien geschlossen hat. Das ist bei weitem nicht so lang wie der ganze Sommer, den ich das letzte Mal hatte, um meine Ängste hin- und herzuwälzen, nachdem ich ihn zur Tagesbetreuung angemeldet hatte. Trotzdem mache ich mir Sorgen, dass diese beiden Wochen mich zurückwerfen könnten. Ich fürchte, ich könnte so nervös werden, dass ich wieder einen Rückzieher mache, ein Signal, dass ich immer noch labil bin. Ich mache mir Sorgen, dass die Schlafstörungen wieder einsetzen und ich wieder Klonopin nehmen muss. Aber das neue flexible Ich verzeiht menschliche Schwächen wie diese nächtlichen Ängste. *Es ist in Ordnung,* sage ich mir. *Vielleicht brauchst du Schlaftabletten, weil es einfach eine belastende Situation ist, wenn man das erste Mal ein Kind zu einer Tagesmutter gibt. Es wäre in Ordnung, die nächsten beiden Wochen jeden Abend eine zu nehmen.*

Aber ich erleide keinen Rückfall. Ich finde jede Nacht Schlaf, gleite nur mit Hilfe des Passionsblumentees hinüber ins Traumland.

Ich setze Max bei Marge ab, bevor ich Carrie in den Kindergarten bringe. Er untersucht Marges Spielzeug mit Mund und Händen, beäugt die anderen Kinder, lacht wieder über die Barney-Puppe. Ich küsse ihn zweimal auf den Kopf, während er spielt, und schicke mich an, mit Carrie zu gehen. Max lächelt mich an und wendet sich wieder seinem Spielzeug zu. Keiner von uns vergießt Tränen. Im Kindergarten umarme ich Carrie zweimal, bevor ich mich von ihr verabschiede. Dann gehe ich die Treppe hoch, auf der ich mich einmal so gefürchtet habe, und in den strahlenden Wintermorgen hinein.

Meine Hände sind leer, meine Arme schwingen, und ich kann mich nicht erinnern, wann ich mich das letzte Mal so frei bewegt habe. Ich denke an die Anweisung, die mein Vater zu skandieren pflegte, als er mir das Schlittschuhlaufen beibrachte. »Arme hoch, Arme hoch«, erinnerte er mich. Und ich hob sie bis auf Schulterhöhe und glitt sicher über das Eis, solange ich daran dachte, sie oben zu halten. Das könnte ich jetzt wieder, wird mir klar. Ohne ein Kind auf der Hüfte oder im Bauch oder am Rockzipfel kann ich mich selbst vor dem Fallen bewahren. Ich möchte mit ausgebreiteten Armen über den Parkplatz laufen, nur um diese wieder entdeckte Fähigkeit auszuprobieren. Aber das brauche ich gar nicht. Ich habe mein Gleichgewicht schon wiedergewonnen.

EPILOG

Die postpartale Depression war das Beste, was mir je passiert ist.

Das klingt verrückt, ich weiß, denn sie war zweifellos eine schreckliche Erfahrung. Aber sie war auch ein Wendepunkt in meinem Leben. Ich habe fast 33 Jahre unter der Last der Depression gelebt. Seit drei Jahren lebe ich nun ohne sie.

»Es kommt mir so vor, als ob ich ein ganz neues Leben hätte«, habe ich dieses Jahr zu Kate gesagt. Ich sehe sie jetzt nur noch alle paar Monate, nur um in Kontakt zu bleiben und mir bestätigen zu lassen, dass es mir immer noch gut geht.

»Das höre ich von vielen Leuten, die wirklich dringend Antidepressiva brauchten«, sagt sie. »Es ist wie ein Neuanfang.«

Eine klinische Depression zu durchleben, war schlimmer als der Albtraum, den ich mir vorgestellt hatte. Ich verlor die Kontrolle. Ich hätte mein Leben verlieren können und fürchtete ständig, meine Kinder zu verlieren. Aber zum Glück blieb mir beides erspart. Und dann erhielt ich einen Sonderbonus für all die Quälerei. Wie sich herausstellte, lag hinter dem Fluch ein Segen verborgen. Die Krankheit gab mir die Gelegenheit, mein depressives Gehirn zu kurieren, anstatt mich dauernd vor seinem Versagen zu fürchten.

Ich denke an die Tintenfischmutter, die stirbt, nachdem sie ihrem Nachwuchs das Leben geschenkt hat, und mir wird klar, dass ich wie sie und zugleich vollkommen anders bin. Offensichtlich bin ich nicht auf den Meeresgrund gesunken und gestorben, nachdem ich Max auf die Welt gebracht hatte, obwohl es mir ein paar Mal so vorkam, als ob ich nahe daran wäre. Aber ein Teil von mir ist gestorben, ein vergifteter Teil, der mein übriges Ich krank gemacht hat. Er war wie ein Schatten, der in mir lebte. Er nahm meine Gestalt an und bewegte sich mit mir und verdunkelte die meisten lichten Momente. Er war für all die Trauer, die Selbstabwertung und die Ängste verantwortlich. Dann bekam ich eine postpartale Depression und sie wirkte wie ein Fieber, das die Krankheit ausbrannte, sodass nur mein gesundes Ich übrig blieb. Ich kann mich deutlich an den Menschen erinnern, der ich vor der PPD war: ängstlich, pessimistisch, voller Ausreden, warum ich kein erfülltes Leben lebte, wütend. Diese Version meines Ichs vermisse ich kein bisschen. Sie ist tot. Gott sei Dank. Möge mich diese Düsternis nie wieder heimsuchen.

Fast mein ganzes Leben lang habe ich mich davor gefürchtet, diesen Tiefpunkt zu erreichen, aber wie sich herausstellte, war er meine Erlösung. Die postpartale Depression verschaffte mir die Chance, ganz nach unten zu sinken und dann neu anzufangen. Heute unterteile ich mein Leben in drei Abschnitte: vor, während und nach der PPD. Vorher war es schrecklich. Währenddessen war es noch schrecklicher. Danach ist es besser denn je.

Ich bin nicht jeden Augenblick meines Lebens überschäumend glücklich, obwohl es eine Zeit lang so war. Der Kontrast zwischen Depression und innerem Gleichgewicht war so durchschlagend, dass ich etwa ein Jahr lang wie berauscht war.

»Ich liebe meine neue Kurzhaarfrisur, meine neue Brille, meine Schreibarbeit, meinen Tagesablauf, meine Hündin und mein Haus«, sagte ich eines Abends, nachdem die Kinder im Bett waren, zu Dave. »Ich liebe dich und ich liebe die Kinder.«

Auf die Dauer gewöhnte ich mich an diese Zufriedenheit, sodass der Rausch etwas nachließ. Aber ich habe die sonstigen Vorzüge seelischer Gesundheit nie als selbstverständlich hingenommen. Jetzt verfüge ich fast ständig über Klarsicht, Stärke und Hoffnung. Vor der PPD besaß ich eine solche Stabilität nur sporadisch; jetzt ist sie ein Dauerzustand. Natürlich passieren immer noch schlimme Dinge, aber sie ziehen mich nicht mehr auf den Grund. Ich kann jetzt mit ihnen fertig werden. Ich *werde* mit ihnen fertig.

Meine Medikation ist ein wichtiger Faktor meines seelischen Gleichgewichts. Ich hatte vorgehabt, die Antidepressiva ein Jahr nach Einnahmebeginn wieder abzusetzen. Ich betrachtete sie immer noch als Krücke und wollte lieber ohne sie leben, hielt die Menschen, die keine Antidepressiva brauchen, immer noch für stärker als uns, die wir sie brauchen.

Als es auf den Jahrestag zuging, senkte ich meine Dosis allmählich, nahm alle paar Wochen immer kleinere Bruchstücke der Pillen. Nach jeder Dosisreduzierung – von 150 Milligram auf 125, 100, 75 und 50 – fühlte ich mich weiterhin stark. Doch bei 25 Milligramm begann ich wieder, die Beherrschung zu verlieren. Als ich das Zoloft ganz absetzte, kehrte die Ungeduld zurück. Mein Blick für das Wesentliche schwand dahin. Mein Verhalten veränderte sich nicht drastisch, aber mein Gehirn fühlte sich sonderbar an, als ob es anschwellen und die Nähte wieder aufreißen würden, wenn ich zu lange so weitermachte. Mein Schlaf war nicht mehr so tief. Ich begann, aufzuwachen und mir Sorgen zu machen, ob ich wieder einschlafen würde. Ich brauchte oft heiße Bäder und Passionsblumenextrakt, um einschlafen zu können.

Mein altes, masochistisches Ich hätte mich gezwungen, ohne Medikamente auszukommen, bis ich wieder zusammengebrochen wäre. Aber das neue Ich hatte gelernt, sich pfleglich zu behandeln. Ich wusste, dass ich nicht gezwungen war zu leiden. Ich wusste, dass ich es nicht *verdient* hatte, je wieder so zu leiden, wie ich es während der PPD getan hatte. Also akzeptierte ich schließlich, dass ich an einer organischen Schwäche des Gehirns und nicht an einem Charakterfehler leide, den ich durch Selbstgeißelung austreiben könnte. Ich kehrte zu einer Tagesdosis von 50 Milligramm Zoloft zurück und bin seitdem dabei geblieben. Ich sehe diese Dosis jetzt als lebenslange Nahrungsergänzung an.

Mein persönliches Wachstum ist nicht nur dem Medikament zuzuschreiben. Die postpartale Depression hat mich gezwungen, einige meiner vernichtendsten psychologischen Waffen abzulegen. Ich gab endlich die Kontrolle auf, in deren Aufrechterhaltung ich so viel geistige Energie investiert hatte. Und nachdem ich sie aufgegeben hatte, erkannte ich das Offensichtliche: So etwas wie Kontrolle gibt es in Wirklichkeit überhaupt nicht. Ich trennte mich von dem Mythos, dass ich zu schwach sei, um mit den Tiefschlägen des Lebens umzugehen.

Ich habe einmal geglaubt, ich würde unter jeder Art von Schicksalsschlag zusammenbrechen. Jetzt weiß ich, dass ich, egal wie schlimm es wird, überleben kann, indem ich die Tage einfach durchstehe, bis sie vorbeigehen. Ich habe meinen schlimmsten Albtraum überlebt:

die geistige Kontrolle zu verlieren. Aber ich habe weder den Verstand verloren noch mich umgebracht. Ich habe den Wert der Verletzlichkeit schätzen gelernt. Ich habe mich selbst nicht verloren, weil ich nach Hilfe griff; ich habe tiefere Freundschaften gewonnen. Selbst meine Beziehung zu meinen Eltern ist besser als je zuvor. Sie sind nicht, wie ich früher geurteilt habe, faul oder schwach. Sie leiden einfach an fehlerhaften Verdrahtungen, so wie ihre Tochter.

Außerdem habe ich nach meiner Genesung begonnen, die verlorene Zeit wettzumachen. Ich investierte all die Energie, die früher für das ständige Ringen um Kontrolle oder die Sorgen um das Leben draufgegangen war, in produktive Tätigkeiten. Ich begann ein Aufbaustudium. Ich schrieb dieses Buch. Ich nahm Stepptanz-Unterricht, bis mir klar wurde, dass alle seelische Gesundheit einen grundlegenden Mangel an Koordination nicht ausgleichen kann. Ich nahm an einem Straßenlauf teil. Ich schloss neue Freundschaften. Ich kaufte ein altes Haus und strich die Wände himmelblau an.

Das Leben wurde nicht sofort wieder normal, als die PPD nachließ. Wir hatten alle unsere Anpassungsschwierigkeiten. Solange ich krank war, schien Carrie die Veränderungen meiner Persönlichkeit gar nicht wahrzunehmen. Das war mir merkwürdig vorgekommen, weil sie so ein einfühlsames Kind ist. Aber als ich dann wieder ganz gesund war, trübte sich ihr reizendes Wesen. Mit viereinhalb fing sie an, Trotzanfälle zu bekommen und mir zu sagen, dass sie mich hasse. Meine Freundinnen meinten, ihr Verhalten sei ein Symptom von Geschwisterrivalität, ausgelöst dadurch, dass Max zu laufen anfing und als entzückender Einjähriger die ganze Aufmerksamkeit auf sich zog. Aber im Innersten wusste ich, dass mehr dahinter steckte. Ich wusste, dass Carries Wut eine verspätete Reaktion darauf war, dass ich mich monatelang aus ihrem Leben ausgeklinkt hatte, eine Reaktion, die erst eintrat, als ich wieder da war und sie sich wieder sicher fühlte.

Dave wirkte nach außen hin nur glücklich, mich wieder ganz und heil zu haben. Aber er reagierte sehr merkwürdig auf Babys. Wir hatten immer gesagt, wir wären unentschieden, was ein drittes Kind anginge. Ich war ziemlich überzeugt, dass die Fortpflanzungsfrage für mich erledigt sei, aber ich fand, wir sollten die Sache wenigstens ausdiskutieren, um ganz sicherzugehen. Dave konnte nicht einmal darüber reden. Er bestand einfach darauf, dass wir kein weiteres Kind mehr bekommen würden, und wechselte das Thema. Er weigerte sich, anderer Leute Kleinkinder auf den Arm zu nehmen, nicht einmal einen Augenblick lang, um jemandem behilflich zu sein.

Eines Abends gingen wir mit Kelly und ihrem Mann Doron in Boston zum Essen aus. Während wir eine Flasche Merlot leerten, kamen wir auf Daves Angst vor Babys zu sprechen und machten ein paar Witze darüber. Er lachte mit uns, aber als er vom Tisch aufstand, um auf die Toilette zu gehen, sagte Kelly: »Ich glaube, er hat eine Art posttraumatisches Stress-Syndrom von deiner postpartalen Depression.« Wir sprachen noch eine Weile darüber. Ja, seine Angst vor Babys schien in der Tat etwas übertrieben. Aber das war auch nachvollziehbar. Ich hatte alle mögliche Hilfe gegen meine postpartale Depression erhalten.

Mein Mann, der durch seine eigene Hölle ging, während er sich um die Kinder kümmern und zusehen musste, wie ich mich auflöste, hatte über seine Qualen noch nicht einmal gesprochen. All diese Nächte, in denen er den weinenden Max auf dem Arm hielt und sich fragen musste, ob er den Rest seines Lebens als allein erziehender Vater verbringen würde, müssen beängstigend für ihn gewesen sein. Als er von der Toilette zurückkam, sagte ich zu ihm, er litte vielleicht an einem posttraumatischen Stress-Syndrom. »Ja«, sagte er, »das tue ich ganz sicher.« Nach diesem Abend sprachen Dave und ich oft über seine Ängste und seine Einsamkeit während meiner Krankheit, bis er Babys wieder anlächeln konnte, ohne dass sich sein Magen zusammenkrampfte. Dann entschieden wir gemeinsam, dass zwei wunderbare Kinder genug für uns sind.

Es mag Dave geschadet haben, all diese Monate die ganze Verantwortung zu tragen, aber ich halte Max' seelische Gesundheit für sein Verdienst. Viele Studien zeigen, dass bei den Babys von PPD-Müttern Verhaltens-, Lern- und Gemütsstörungen auftreten, wenn sie älter werden. Die Wissenschaftler führen diese Probleme auf den Umgang mit einer depressiven Mutter zurück, die keinen Augenkontakt aufnimmt und dem Baby nicht den benötigten Trost bietet.

Aber Max straft diese Studien Lügen. Abgesehen davon, dass er ein ziemlicher Schelm ist, ist er ein ausgesprochen ausgeglichenes, intelligentes Kleinkind. Weil ihm sein Vater in die Augen sah, ihm von seinem Tag erzählte, ihn unterm Kinn kraulte und ihm Bälle zurollte, hat Max keinen Mangel an elterlichem Kontakt gelitten. Ich glaube, Daves allmorgendliche und -abendliche Aufmerksamkeit hat alles wettgemacht, was ich ihm tagsüber nicht geben konnte.

Bis zum Alter von etwa zwei Jahren zog Max Dave

weiterhin eindeutig vor. Jeden Morgen, wenn er aufwachte, rief er nach seinem »Dada«. Sein Gesicht verzog sich enttäuscht, wenn ich ins Zimmer kam, selbst wenn ich ihm etwas vorsang und um sein Bettchen herumtanzte. Aber nach und nach änderte sich das. Er begann, mich im Auge zu behalten.

»Wo Mama?«, fragte er Dave, sobald ich den Raum verließ. »Mama schlaft?«, fragte er, während er mit Dave seinen Frühstückssaft schlürfte. Dann, wenn er die Toilettenspülung und meine Schritte in Richtung Treppe hörte, leuchteten seine Augen auf und er brüllte: »Mama!«.

Aber erst als die Enten in sein Schlafzimmer eindrangen, wusste ich, dass ich ihn wirklich wiederhatte.

Es war drei Uhr morgens, als ich seinen Schrei hörte, ein die Stille zerreißendes Brüllen, das mich an sein Bettchen trieb, bevor ich überhaupt wusste, dass ich wach war. Er setzte sich auf, als er mich sah.

»Mich Angst!«, rief er.

Er hatte einen Albtraum gehabt, die Art von schrecklichem Traum, der in der Dunkelheit aus einem tagsüber gelegten Samenkorn keimt.

»Komm her, Schätzchen«, sagte ich. »Mama ist ja da. Komm mit in Mamas Bett.«

Ich war sicher, dass er sich zu Dave rüberrollen würde, sobald ich ihn zwischen unsere Kissen auf die Matratze legte, aber das tat er nicht. Er kuschelte sich neben mich und legte seinen Kopf und Oberkörper an mein Herz. Eine kleine Faust klammerte sich so fest an mein Schlafanzugsoberteil, dass ich mich von Baum zu Baum hätte schwingen können, ohne ihn zu verlieren. Sein anderer Arm war um meine Armbeuge geschlungen. Wenn ich versuchte mich zu bewegen, klammerte er nur noch fester. Es dauerte Stunden, bis ich ihn von meiner Brust heben und neben mich legen konnte.

»Willst du bei Daddy liegen?«, fragte ich.

»Nein!«, sagte Max wie aus der Pistole geschossen und damit war der Fall erledigt.

Ich schlief in dieser Nacht nicht viel, aber es machte mir nichts aus. Ich hatte mein Baby wieder, meinen kleinen Jungen, so fest um mich geschlungen wie damals, als er seine Lebenskraft aus mir saugte. Unsere Verbindung war durch die PPD nicht abgerissen. Sie hatte nur eine Störung, eine Pause in einem langen Telefongespräch. Am nächsten Morgen erzählte mir Max, was ihn geweckt hatte.

»Enten in mein Zimmer«, sagte er.

Ein ganzes Zimmer voller Enten. Das würde jeden vor Schreck in die Arme seiner Mutter treiben. Gott sei Dank.

Ein Jahr danach ist unsere Bindung immer noch innig. Wenn wir bei Marge, seiner Tagesmutter, ankommen, rennt er zum Spielzeug und ich plaudere einen Augenblick mit ihr. Dann schicke ich mich zum Gehen an. Er kommt zu mir zurückgerannt.

»Arm und Kuss!«, sagt er, während er meinen Kopf in seine Arme nimmt und mich wieder und wieder auf die Wange küsst, feuchtwarme Küsse, die erst auf halbem Weg nach Hause wegtrocknen.

Man sagt, das erste Jahr nach dem Tod eines nahen Menschen sei das schwerste, weil die Hinterbliebenen alle wichtigen Ereignisse ohne den Verstorbenen durchleben müssen. Mein erstes Jahr nach der PPD war ähnlich schmerzlich, vor allem der darauf folgende Sommer. Jedes Mal, wenn ich an den Schauplatz eines besonders schlimmen Tages zurückkehrte, wie etwa an den See, oder dieselbe Sonnenwärme wie in jenen schlimmsten Wochen über meinen bloßen Arm streichen spürte, kamen die bitteren Erinnerungen zurück.

Eines Tages bügelte ich einen Berg Kleidung, die ich an einen Second-Hand-Laden verkaufen wollte. Während ich sie zu einem Stapel aufschichtete, fiel mir auf, dass die meisten davon aus dem Frühjahr und Sommer der PPD stammten. Hatte ich mich entschlossen, sie zu verkaufen, weil ihnen der Geruch der Traurigkeit anhaftete oder weil ich sie einfach nicht mochte, fragte ich mich. Auf jeden Fall spiegelten sie wider, wie abwesend ich in jenen Monaten war. Es war, als ob jemand anderer die wie lila Ostereier schillernde Seidenbluse oder das grell pinkfarbene Trägerkleidchen gekauft hätte, diese Sachen, die so weit von meinem normalen Geschmack entfernt waren.

Während ich jeden Ärmel, jeden Kragen und jede Naht bügelte, stiegen die Erinnerungen an jenes Jahr vor mir auf wie der Dampf, der die Knitterfalten glättete. Jeder Anlass, zu dem ich ein bestimmtes Stück getragen hatte, stand mir in Technicolor vor Augen. Die Hochzeit, auf der ich geweint hatte, weil ich die abgepumpte Milch in den Ausguss schütten musste, Andreas Examensfeier, als ich auf der Heimfahrt das Gefühl hatte, mein Leben drehe sich nur noch um Babygeschrei, eine Passahfeier, die ich größtenteils im Obergeschoss mit Stillen zubrachte, während ich durch den Nebel der Erschöpfung hörte, wie sich die anderen amüsierten. Es tat weh, diese Szenen noch einmal zu durchleben, aber ich zwang mich, sie zu betrachten und zu fühlen, weil ich wusste, dass sie nur so verblassen würden.

Die tiefste Narbe, die ich von meiner PPD-Erfahrung zurückbehielt, war meine Furcht vor der Schlaflosigkeit. Immer noch machte ich den Schlafmangel für meinen Zusammenbruch verantwortlich und assoziierte Schlaflosigkeit mit absolutem Kontrollverlust. Wenn ich wieder an Schlaflosigkeit leiden würde, so dachte ich, würde ich auch wieder depressiv werden. Um mich davor zu schützen, packte ich, wenn ich in Urlaub fuhr, etwas Klonopin und eine Entspannungskassette ein – für den Fall, dass ich nicht schlafen könnte. Ich habe die Tabletten nie gebraucht und die Kassette nur einmal angehört: in einem stickigen Zimmer einer Pension in New Hampshire. Trotzdem fürchtete ich mich vor ernsthaften Schlafstörungen. Bis sie eintraten.

Als Max zwei war, bekam er eine seltene Krankheit, das so genannte Kawasaki-Syndrom. Das Kawasaki-Syndrom, eine Hauptursache kindlicher Herzschäden, geht mit Gefäßentzündungen und Lymphknotenschwellungen einher. Zum Glück wurde Max rechtzeitig behandelt und sein Herz blieb stark und gesund. Aber er musste bis zur richtigen Diagnose und während der Behandlung mit Gammaglobulinen eine Woche im Krankenhaus verbringen. Ich lag jede Nacht neben ihm im Krankenhausbett, schlief dabei aber nur selten. Krankenschwestern platzten herein, um ihm Fieber zu messen oder die Infusionsbeutel zu wechseln. Er wachte auf und erbrach sich über das ganze Bett. Als das Fieber und der Ausschlag schlimmer wurden, stöhnte er und klammerte sich an mich. Ich war zu sehr mit meiner Sorge um Max beschäftigt, um mir große Gedanken um meinen Schlaf zu machen.

Aber als es ihm wieder besser ging, wurde mir klar, dass ich eine Woche lang praktisch nicht geschlafen hatte. Mein Geist war stabil geblieben. Ich war weder depressiv noch durcheinander. Da wurde mir klar, dass Schlaflosigkeit und Depression nicht immer zusammenhängen. Das war der Moment, in dem ich meine Panik vor schlaflosen Nächten und schlaflosen Tagen über Bord warf. Und in dem Moment wusste ich, dass ich wieder ganz gesund war.

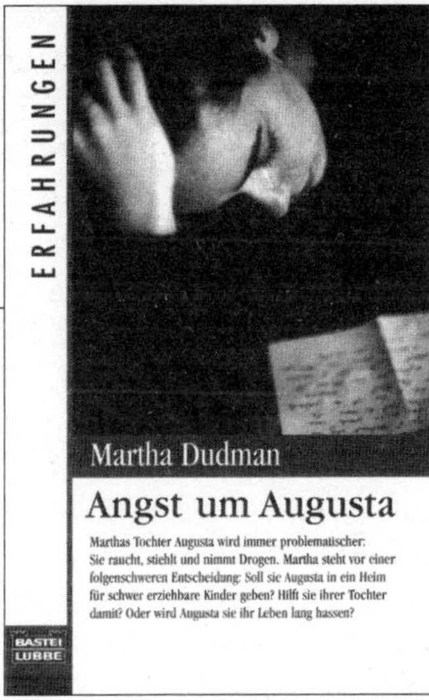

Martha Dudman ist kurz davor, völlig zu verzweifeln. Ihre 15-jährige Tochter Augusta hat angefangen zu rauchen, zu stehlen und Drogen zu nehmen. Sie lässt sich nichts mehr verbieten, bleibt tagelang von zuhause weg, geht auf wilde Partys und schwänzt ständig die Schule. Jeder Versuch mit Augusta über ihr Verhalten zu reden scheitert. Stattdessen wird sie zusehends hemmungsloser und unzugänglicher. Martha hat Angst, dass Augusta nicht mehr ins normale Leben zurückfindet. Deswegen entschließt sie sich zu handeln, auch wenn dies ungeheuer schmerzlich für sie ist. Soll sie sich wirklich von ihrer Tochter trennen? Hilft sie Augusta, wenn sie diese in ein Heim für schwer erziehbare Kinder schickt oder wird alles nur noch viel schlimmer?

ISBN 3-404-61477-1

BASTEI LÜBBE

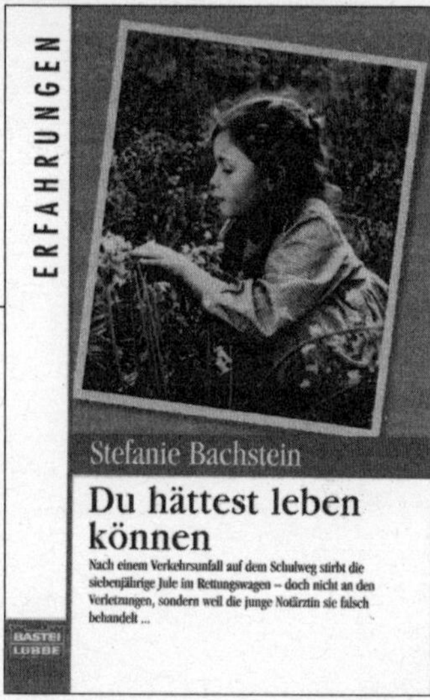

Die kleine Jule wird auf dem Schulweg von einem Auto erfasst. Noch im Rettungswagen stirbt die Siebenjährige – weil die Notärztin sie falsch behandelt. Ihre Mutter geht einen ganz eigenen Weg, um diesen tragischen Vorfall zu verarbeiten: Sie sucht das Gespräch mit der jungen Notärztin, entdeckt hinter der Maske der Medizinerin den verzweifelten Menschen und reicht ihr die Hand. Und trotz des Schmerzes um ihr geliebtes Kind beginnt Stefanie Bachstein mit viel Einfühlungsvermögen und Durchhaltekraft einen Kampf für sich, ihre Familie und die Ärztin gegen Versicherungen, Institutionen und Politiker – gegen ein System von Unwahrhaftigkeit und gegen das Mythos von der Unfehlbarkeit der Ärzte ...

ISBN 3-404-61480-1

BASTEI LÜBBE